贵州省省级骨干专业群建设教材

GUIZHOUSHENG SHENGJI GUGAN ZHUANYE QUN
JIANSHE JIAOCAI

传染病护理学

王捷　王灵　⊙　主编

U0312766

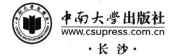

中南大学出版社
WWW.CSUPRESS.COM.CN

·长沙·

图书在版编目(CIP)数据

传染病护理学 / 王捷，王灵主编. —长沙：中南大学
出版社，2023.2(2024.12 重印)
ISBN 978-7-5487-5178-6

Ⅰ. ①老… Ⅱ. ①王… ②王… Ⅲ. ①传染病－护理
学－高等职业教育－教材 Ⅳ. ①R473.51

中国版本图书馆 CIP 数据核字(2022)第 212208 号

传染病护理学
CHUANRANBING HULIXUE

王捷　王灵　主编

□出 版 人	林绵优
□责任编辑	李　娴
□责任印制	唐　曦
□出版发行	中南大学出版社
	社址：长沙市麓山南路　　　　邮编：410083
	发行科电话：0731-88876770　　传真：0731-88710482
□印　　装	长沙印通印刷有限公司

□开　　本	787 mm×1092 mm　1/16　□印张 18.25　□字数 464 千字
□互联网+图书	二维码内容　字数41.3千字　图片9张　视频1小时54分钟50秒
□版　　次	2023 年 2 月第 1 版　　□印次 2024 年 12 月第 2 次印刷
□书　　号	ISBN 978-7-5487-5178-6
□定　　价	48.00 元

编委会

主　编　王　捷　王　灵

副主编　曾启敏　周　洁　李丹丹　光云志
　　　　赵光英

编　者　王　捷（黔西南民族职业技术学院）

　　　　王　灵（黔西南民族职业技术学院）

　　　　曾启敏（黔西南民族职业技术学院）

　　　　周　洁（黔西南民族职业技术学院）

　　　　赵光英（兴义市人民医院）

　　　　光云志（黔西南民族职业技术学院）

　　　　李丹丹（黔西南民族职业技术学院）

　　　　王家丽（黔西南民族职业技术学院）

　　　　高　莉（黔西南民族职业技术学院）

　　　　支成斌（兴义市人民医院）

前　言

　　《传染病护理学》是高职高专护理、助产专业必修的一门护理专业课程，也是全国执业护士资格考试必考内容之一。本书在编写的过程中，深入贯彻落实习近平总书记关于职业教育工作和教材工作的重要指示批示精神，全面贯彻党的教育方针，落实立德树人根本任务，强化教材建设国家事权，突显职业教育类型特色。遵循职业教育教学规律和人才成长规律，根据学生认知特点，将知识、能力和正确价值观的培养有机结合，以适应专业建设、课程建设、教学模式与方法改革创新等方面的需要，满足项目式学习、案例式学习、模块化学习等不同学习方式要求，有效激发学生学习兴趣和创新潜能。

　　本教材的内容一共八章，按传染病学总论、病毒感染性疾病、细菌感染性疾病、立克次体感染性疾病、恙虫病、钩端螺旋体病、原虫感染性疾病、蠕虫感染性疾病的顺序编写。各传染病的内容按疾病概述、病原学、流行病学、发病机制与病理、健康史、身体状况、心理社会状况、辅助检查、治疗原则及主要措施、主要护理诊断/问题、护理目标、护理措施、护理评价的结构来编写，编写中注重编写内容的系统性、适用性和创新性。其特点是：①进一步明确护理程序是临床护理工作和思维的方法，以护理程序为框架编写，培养学生主动思维、及时发现和正确解决临床护理问题的能力。②内容编写上，疾病通过病例导入，同时加入课堂互动环节，提出相关问题，可以激发学生学习的兴趣，锻炼学生的思维。加入知识链接、知识拓展环节，增加知识的趣味性和先进性。③响应习近平总书记关于学校思想政治理论课重要讲话和《关于深化新时代学校思想政治理论课改革创新的若干意见》精神，本课程授课进行了"课程思政"的实践和思考。深入挖掘课程中所蕴含的思政要素并贯穿于整个专业课教学过程，建立融入课程思政的新教学模式，形成专业课教学与思政同向同行，以润物无声的方式渗透到教学过程中，在潜移默化中提高学生思想觉悟和个人整体素质，培养学生爱岗敬业、理性思辨、明辨是非的能力和勇于担当的家国情怀。④本教材制作配套了数字化课程，通过"扫一扫"、"测一测"，插入了知识拓展、图表、图片、课程思政案例、练习题，拓展学生知识面,丰富教学内容。

本教材在编写过程中,博取了优秀教材的长处,结合多年从事传染病临床护理工作的经验、传染病护理学教学经验,贯彻了以能力为本位的教育思想,同时强调了实用、准确的原则。在教材内容的构建方面强化了基本理论、基本知识、基本技术,体现了以学生为主体的教学模式,以便激发学生学习的热情、积极性、主动性,锻炼学生对传染性疾病的护理、预防及对传染性疾病突发事件的应急处理能力。

由于编者水平有限,加之时间短促,书中难免有疏漏之处,敬请使用本教材的广大师生、同仁和读者提出宝贵意见,以期日臻完善。

王 捷

2022 年 10 月

传染病护理学

目 录

第一章

总 论

学习目标

1. 掌握传染病的概念、特征、预防方法、消毒隔离措施；传染病的流行过程、诊断与治疗以及常见症状、体征的护理。
2. 熟悉感染过程的五种表现形式。
3. 学会应用护理程序对所学传染病的预防知识、对常见传染病作出预防计划。
4. 能熟练运用常见症状的护理程序于传染病患者的整体护理中。
5. 严谨求实、爱岗敬业、尊医重患，不畏惧疾病的传染性，具有爱伤理念，具备职业道德和团队合作能力。

案例导入

　　王某某，女，62岁。曾与好友李某一起自驾去外地旅游3天，两人同住同吃。返程当天王某因脚磕伤后到旅游当地某县英雄路的私人医疗诊所进行包扎处置。旅游回来第三天出现发热，体温38.6℃，伴乏力、咳嗽、胸闷、气促等不适。入院医院以"发热原因待查"收治传染科单间病房。该县英雄路私人诊所一天前发现一名新型冠状病毒感染确诊病例，该患者密切接触、次密切接触者已被隔离管理。王某某担心自己感染新型冠状病毒，非常焦虑与恐惧。

　　问题：

　　1. 王某某是否需要隔离治疗？隔离方式为什么？怎样对患者环境进行消毒？

　　2. 李某未出现任何类似不适症状，是否需要隔离观察？

　　3. 如确诊感染了新型冠状病毒，是否需要上报？上报时间是什么？

　　4. 医护人员到病室做流调工作，应该怎样做好防护？

　　5. 护理人员应该怎么对患者进行心理疏导，消除患者的恐惧及焦虑？

　　传染病(communicable disease)是由各种病原微生物(如细菌、病毒、支原体、衣原体、立克次体、真菌、螺旋体等)或寄生虫(如原虫、蠕虫等)感染人体后所致的一组具有传染性，在一定条件下可造成流行的疾病。是能在人与人、人与动物或动物与动物之间相互传播的一类疾病。一般来说，传染病的三个环节为传染源、传播途径、易感人群，这三个环节缺一不可，病原体从已感染者体内排出，经过一定的传染途径到达易感者而形成新的感染。

感染性疾病(infectious disease)是指由病原体感染所致的疾病，包括传染病和非传染性感染性疾病。传染病一定属于感染性疾病，但感染性疾病并不都具有传染性。非传染性感染性疾病是指没有传染性的感染性疾病，和传染性病一起归纳、属于感染性疾病。

随着人类社会的进步和医学技术水平的提高，有些传染病如天花、鼠疫、霍乱、脊髓灰质炎、白喉、百日咳等已被消灭或得到控制，有些传染病，由于疫苗的广泛应用也在逐渐减少。但也有一些传染病或新发生的传染病，如严重急性呼吸综合征、艾滋病、传染性非典型肺炎、人感染高致病性禽流感、埃博拉病毒病、手足口病、新型冠状病毒感染等也开始流行，暴发流行后成为严重威胁人类健康的传染病。

传染病护理学是一门研究传染病临床护理理论与实践的科学。传染病护理是传染病防治工作的重要组成部分，不仅关系到患者能否早日恢复健康，而且对终止传染病在人群中的传播也具有重要的意义。护理专业的学生必须学习、掌握传染病的相关知识，如病原学、流行病学、护理评估、治疗要点、预防、消毒隔离等相关护理的知识，以便做好传染病患者的整体护理及控制传染病的传播蔓延，并且还应积极开展社区健康教育，使广大群众掌握传染病的防治知识，为最终控制、消灭传染病做出贡献。

课堂互动 ▶ 请思考并试着描述一下传染科与感染性疾病科的区别。

第一节　传染病概述

一、传染病的特征

传染病的致病因素是病原体(pathogen)，它在人体内发生发展的过程与其他致病因素所造成的疾病有本质上的区别。传染病与其他疾病的主要区别在于其具备以下特征。

(一)基本特征

1. 有病原体　每一个传染病都是由特异性的病原体所引起的，包括病原微生物与寄生虫。检验病原体在确定传染病的诊断时具有重要意义。

2. 有传染性　传染性(infectivity)是指病原体能通过某种途径感染他人的特性。排除病原体的时期就是传染期，不同传染病其传染期长短不一，传染期是决定患者隔离期限的重要依据。

3. 有流行病学特征　传染病的流行过程在自然因素和社会因素的影响下，表现出各种特征，称流行病学特征(epidemiologic feature)。

(1)有流行性　根据发病例数的不同可分为散发、流行、大流行和暴发流行。散发是指某种传染病在人群中每年都有一定数量的病例；流行是比散发病例有明显增多或为散发发病率的数倍；当某传染病的流行范围甚广，在一定时间内迅速波及全国各地，甚至超出国界或洲界时称为大流行；当某局部地区，在短时期内突然出现很多同类疾病的患者即为暴发流行。

（2）有地方性　有些传染病，好发于某些特定地区，与自然因素和社会因素有关。例如：血吸虫病发生于长江以南有钉螺的地方；华支睾吸虫病在广东省多见，主要与当地居民喜食生鱼的习惯有关；恶性疟疾主要流行于热带及亚热带地区，与自然条件有关。

（3）有季节性　有的传染病多发生于特定的季节，有明确的季节性。主要与病原体、传播媒介（各种节肢动物）的密度以及人体受到自然条件的影响有关。例如乙型脑炎，在我国常集中发生于7、8、9三个月份内；呼吸道传染病多发生于冬春季；肠道传染病则多发生于夏秋季等。

4.有免疫性　人体感染病原体后，均能产生针对病原体及其产物（如毒素）的特异性免疫，称为感染后免疫（postinfection immunity）。从而阻止相应病原体的侵入或限制其在体内生长繁殖或消除病原体。通过血清中特异性抗体检测可知其是否具有免疫力。感染后免疫属于主动免疫，通过抗体转移而获得的免疫属于被动免疫。由于病原体的种类不同，感染后免疫持续时间和强弱也不同。大多数病毒性感染后免疫持续的时间长，甚至可终身保持。细菌、螺旋体、原虫性传染病感染后免疫时间较短。

▶**课堂互动**▶ 请思考，同一病原体在相同环境和相同时间内感染不同的人（不同免疫力状态下），是不是一定会有相同的临床表现？

（二）临床特征

1.传染病感染过程的5种临床表现　病原体（pathogens）通过各种途径侵入机体后，引起机体不同程度的反应，感染后的表现与病原体的致病力和机体的免疫力有关。

（1）病原体被清除：病原体进入人体后，通过非特异性免疫或特异性免疫被清除，不引起临床表现。

（2）隐性感染：隐性感染（covert infection）又称亚临床感染（subclinical infection），是指病原体侵入人体后，仅引起机体产生特异性的免疫应答，不引起或只引起轻微的病理损伤，而在临床上不出现或出现不明显的临床症状、体征，只能通过免疫学检查才能发现。隐性感染过程结束以后，大多数人获得不同程度的特异性主动免疫，病原体可被清除。少数人转变为病原携带状态，病原体持续存在于体内，称为无症状病原携带者，如伤寒、菌痢、乙型肝炎等。

（3）显性感染：显性感染（overt infection）又称临床感染（clinical infection），是指病原体侵入人体后，不但引起机体发生免疫应答，而且通过病原体本身的作用或机体的变态反应，导致组织损伤，引起病理改变和临床表现。显性感染过程结束后，病原体可被清除，感染者获得特异性免疫力。小部分感染者转变为病原携带者。

（4）病原携带状态：病原携带状态（carrier state）是指病原体在体内生长、繁殖并排出体外，但人体不出现疾病的临床表现。按病原体种类不同分为带病毒者、带菌者与带虫者等。病原携带者具有传染性，如伤寒、痢疾、霍乱、白喉、流行性脑脊髓膜炎和乙型肝炎等病原携带者，可成为重要的传染源。

（5）潜伏性感染：潜伏性感染（latent infection）是指病原体感染人体后，寄生在机体中某些部位，临床上不显出任何症状体征及病理改变，但又不能将其清除，病原体可长期潜伏下来。当机体免疫功能下降时，才引起显性感染。与病原携带状态不同，潜伏性感染期间，病原体一般不排出体外成为传染源。常见的潜伏性感染有单纯疱疹、带状疱疹、疟疾、结核等。

上述感染的 5 种表现形式在不同感染性疾病中各有侧重。一般来说,隐性感染最常见,病原携带状态次之,显性感染所占比重最低,而且一旦出现,则容易识别。上述感染的 5 种表现形式不是一成不变的,在一定条件下可相互转变。

2. 传染病的病程发展　按其发生、发展和转归通常分为 4 期。

(1)潜伏期:从病原体侵入人体起,在体内繁殖、转移、定位、引起组织损伤和功能改变,导致临床症状出现之前的整个过程称为潜伏期(incubation period)。对传染病诊断与检疫有重要意义。

(2)前驱期:从起病至症状明显开始为止的时期称为前驱期(prodromal period)。在前驱期中的临床表现通常是非特异性的,如头痛、发热、疲乏、食欲缺乏、肌肉酸痛等,为许多传染病所共有,一般持续 1~3 天。起病急骤者可无明显的前驱期。

(3)症状明显期:急性传染病患者度过前驱期后,传染病患者绝大多数转入症状明显期(period of apparent manifestation),在此期间该传染病所特有的症状和体征通常都获得充分表现,病情达顶峰。

(4)恢复期:机体免疫力增长至一定程度,体内病理生理过程基本终止,患者症状及体征基本消失,临床上称为恢复期(convalescent period)。

有些传染病患者进入恢复期后,已稳定一段时间,由于潜伏于组织内的病原体再度繁殖至一定程度,使初发病的症状再度出现,称为复发(relapse)。有些患者在恢复期,体温未稳定下降至正常,又再发热,称为再燃(recrudescence)。

3. 常见症状与体征　各种传染病临床表现各异,但常表现出一些共同的症状、体征,如发热、发疹、黄疸及除发热以外的毒血症症状,如疲乏、厌食、头痛、全身不适、肌肉骨骼疼痛等,严重者可出现意识障碍、呼吸衰竭及感染性休克。由于传染病的特殊性,患者还常常产生心理障碍,出现焦虑、抑郁等症状。由于病原体及其代谢产物的作用,也可出现单核-巨噬细胞系统充血、增生性反应,临床上表现为肝、脾和淋巴结肿大。

课堂互动▶请思考,确定对传染病接触者留检、检疫或医学观察期限,主要依据该传染病的哪个时期?为什么?

◇ 二、传染病的流行过程及影响因素

(一)传染病流行过程的基本条件

1. 传染源　传染源(source of infection)是指病原体已在体内生长繁殖并能将其排出体外传染其他个体的人或动物。包括:①患者:是重要传染源,含急性期及慢性期患者。轻型患者数量多而不易被发现,作为传染源意义更大。②隐性感染者:在某些传染病(如脊髓灰质炎)中是重要传染源。③病原携带者:慢性病原携带者不显现出症状而长期排出病原体,在某些传染病(如伤寒、细菌性痢疾)中有重要的流行病学意义。④受感染的动物:某些动物间的传染病,如狂犬病、鼠疫等,可传给人类,引起严重疾病。还有一些传染病如血吸虫病,受感染动物是传染源中的一部分。

2. 传播途径　病原体离开传染源后,到达另一个易感者的途径,称为传播途径(route of

transmission）。传播途径一般可分为：①空气传播：主要有流感、麻疹、白喉、肺结核、严重急性呼吸综合征等；②经水传播：主要有伤寒、某些病毒性肝炎、血吸虫病、菌痢等；③饮食传播：有多种肠道传染病、多种肠道寄生虫病和个别呼吸道传染病，如结核、白喉等；④接触传播：可分为直接（狂犬病、性病等）和间接（通过污染的手或日常用品等）两类；⑤虫媒传播：经节肢动物如蚊、蝇、虱、蚤等媒介的传染病，有疟疾、乙脑、登革热、立克次体病等；⑥土壤传播：土壤中的感染期蚴（如钩虫）或芽胞（如破伤风、炭疽）可钻入皮肤或污染皮肤伤口而引起感染；⑦其他还有血液、医源性传播，有乙型肝炎、丙型肝炎、艾滋病等。

3. 人群易感性 易感者（susceptible person）是指对某种传染病缺乏特异性免疫力的人。儿童特别是婴幼儿由于缺乏特异免疫，青壮年男子由于职业、工作时与病原微生物接触多而易获感染。免疫缺陷者对多种病原微生物易感，易感者在人群中达到一定数量时，则传染病的流行很容易发生。

(二)影响流行过程的因素

自然因素：自然环境中的各种因素，包括地理、气候和生态等条件对流行过程的发生和发展有重要的影响。如我国北方有黑热病地方性流行区，南方有血吸虫病地方性流行区；寒冷季节多发生呼吸道传染病，炎热夏季多发生消化道传染病。

社会因素：人群营养水平、居住条件、劳动环境、卫生设施、防疫工作等对传染病的发生和流行起着比自然因素更为重要的作用。

第二节 传染病的诊断与治疗概述

一、传染病的诊断

对传染病必须在早期就能作出正确的诊断，正确诊断是及时隔离和采取有效治疗的基础，从而防止其扩散。特别是甲类或按甲类管理的乙类传染病，对首例的诊断具有重要意义。诊断要综合分析下列三个方面的资料。

(一)临床特点

包括详询病史及体格检查。病史询问应了解发病的诱因和起病的方式，体格检查时应注意有诊断价值的体征加以综合分析。依其潜伏期长短，起病的缓急，发热特点、皮疹特点、中毒症状、特殊症状及体征可作出初步诊断。如猩红热的红斑疹、麻疹的口腔黏膜斑、百日咳的痉挛性咳嗽、白喉的假膜、流行性脑脊髓膜炎的皮肤瘀斑、伤寒的玫瑰疹、脊髓灰质炎的肢体弛缓性瘫痪、流行性出血热的"三红"及球结膜渗出等。

(二)流行病学资料

包括发病地区、发病季节、既往传染病情况、接触史、预防接种史；还包括年龄、藉贯、职业、流行地区旅居史等，结合临床资料的归纳分析，有助于临床诊断。

(三)实验室检查及其他检测

1. 一般检查

(1)血液常规：大部分细菌性传染病白细胞总数及中性粒细胞增多，唯伤寒减少、布鲁氏菌病减少或正常。绝大多数病毒性传染病白细胞数减少且淋巴细胞比例增高，但流行性出血热、流行性乙型脑炎总数增高。血中出现异型淋巴细胞，见于流行性出血热。原虫病白细胞总数偏低或正常。

(2)尿常规：流行性出血热、钩端螺旋体病患者尿液有异常蛋白、白细胞、红细胞。黄疸型肝炎尿胆红素阳性。

(3)粪常规：菌痢、肠阿米巴病，呈黏液脓血便和果浆样便；细菌性肠道感染多呈水样便或血水样便或混有脓及黏液。病毒性肠道感染多为水样便或混有黏液。

(4)血液生化检查：血清酶学检测、血清蛋白检测、血尿素氮检测等有助于病毒性肝炎、肾综合征出血热等疾病的诊断。

2. 病原体检查

(1)直接检查：脑膜炎双球菌、疟原虫、微丝蚴、溶组织阿米巴原虫及包囊，血吸虫卵，螺旋体等病原体可在镜下查到，及时确定诊断。

(2)病原体分离：依不同疾病取血液、尿、粪、脑脊液、骨髓、鼻咽分泌物、渗出液，活检组织等进行培养与分离鉴定。细菌能在普通培养基或特殊培养基内生长，病毒及立克次体必须在活组织细胞内增殖，培养时根据不同的病原体，选择不同的组织与培养基或动物接种。

3. 免疫学检查

免疫学检查是一种特异性的诊断方法，广泛用于临床检查，以确定诊断和流行病学调查。血清学检查可用已知抗原检查未知抗体，也可用已知抗体检查未知抗原。抗体检查抗原的称为反向试验，抗原抗体直接结合的称直接反应，抗原和抗体利用载体后相结合的称间接反应。测定血清中的特异性抗体需检查双份血清，恢复期抗体滴度需超过病初滴度4倍才有诊断意义。免疫学检查包括：

(1)特异抗体检测：①直接凝集试验；②间接凝集试验；③沉淀试验；④补体结合试验；⑤中和试验；⑥免疫荧光检查；⑦放射免疫测定；⑧酶联免疫吸附试验。

(2)细胞免疫功能检查常用的有皮肤试验，E玫瑰花形成试验，淋巴细胞转化试验，血液淋巴细胞计数，T淋巴细胞计数及用单克隆抗体检测T细胞亚群以了解各亚群T细胞数和比例。

4. 分子生物学检测

利用同位素32P或生物素标记的分子探针可以检出特异性的病毒核酸。聚合酶链反应技术(PCR)是利用人工合成的核苷酸序列作为"引物"，在耐热DNA聚合酶的作用下，通过变化反应温度，扩增目的基因，用于检测体液、组织中相应核酸的存在，在扩增循环中DNA片段上百万倍增加是很特异和非常灵敏的方法。随着分子生物学技术的进步发展，可以设想分子生物学技术在传染病诊断方面有着光辉的前景。

5. 其他 有气相色谱、鲎试验、诊断性穿刺、乙状结肠镜检查、活体组织检查、生物化学检查、X线检查、超声波检查、同位素扫描检查、电子计算机体层扫描(CT)等检查。

➡ 二、传染病的治疗

传染病的治疗是治疗与预防相结合，一经确诊就应早期彻底治疗。治疗传染病的目的不仅在于促进患者的康复，还在于控制传染源，防止进一步传播。

（一）治疗原则

1.有利于防止疾病转为慢性，有助于消灭病原体，控制传染病的流行。治疗本身也是控制传染源的重要预防措施之一。在治疗患者的同时，必须做好隔离、消毒、疫情报告、接触者的检疫与流行病学的调查。

2.病原治疗与支持、对症治疗相结合。消灭病原体、中和毒素是最根本的有效治疗措施。支持与对症治疗是增强病原治疗，提高治愈率，促使患者早日恢复的重要措施，亦是实施病原治疗的基础。

3.中西医治疗相结合，我国医学几千年来对传染病的治疗积累了丰富的经验，近几十年来发展可谓日新月异，两者结合必然互为补充、促进，甚至对某些单用西药不能解决的疾病，中药可能表现出治疗效果。

课堂互动 ▶ 传染病的治疗方法有哪些？其中与护士有关的最关键的护理措施是什么？

（二）治疗方法

1.**一般治疗**　是指非针对病原而对机体具有支持与保护作用的治疗。

（1）隔离　根据传染病传染性的强弱，传播途径的不同和传染期的长短，收住在相应隔离病室。隔离分为飞沫隔离，空气隔离，接触隔离等。隔离的同时要做好消毒工作。

（2）护理　病室保持安静清洁，空气流通新鲜，使患者保持良好的休息状态。良好的基础与临床护理是治疗的基础。对休克、出血、昏迷、抽搐、窒息、呼吸衰竭、循环障碍等专项特殊护理，对于降低病死率，防止各种并发症的发生有重要意义。

（3）饮食　保证一定热量的供应，根据不同的病情给予流质、半流质软食等，并补充各种维生素。对进食困难的患者需喂食，鼻饲或静脉补给必要的营养品。

2.**病原与免疫治疗**

（1）抗生素疗法　病原疗法中抗生素的应用最为广泛。选用抗生素的原则是：①严格掌握适应证，选用针对性强的抗生素。②病毒感染性疾病使用抗生素无效，不宜选用。③用抗生素前需要作病原培养，并按药敏试验选药。④多种抗生素治疗无效的不明发热原因患者，不宜继续使用抗生素。因抗生素的使用发生菌群失调或严重副作用者，应停用或改用其他合适的抗生素。⑤对疑似细菌感染又无培养结果的危急患者，或免疫力低下的传染病患者可试用抗生素。⑥预防性应用抗生素必须目的性明确。

常用的抗生素有：①青霉素族：青霉素 G 主要用于溶血性链球菌、肠球菌、金黄色葡萄球菌、肺炎球菌、脑膜炎球菌、炭疽杆菌等。半合成耐青霉素的甲氧苯青霉素（methicillin）、苯唑青霉素（oxacillin）、邻苯青霉素（cloxacillin）、双氯青霉素（dicloxacillin）、乙氧萘青霉素（nafcillin）等用于耐青霉素 G 的金葡菌引起的感染。氨苄青霉素（ampicillin）用于流感杆菌、奇异变形杆菌、沙门氏菌等。羧苄青霉素（carbenicillin）用于铜绿假单胞菌、变形杆菌、大肠埃希菌、其他革兰阴性杆菌。②头孢菌素族：主要用于耐青霉素 G 的金葡菌、溶血性链球菌、肺炎球菌，肠道内各种革兰阴性杆菌的感染。③氨基苷类抗生素主要用于肠杆菌、产气杆菌、变形杆菌、结核分枝杆菌等。④四环素族：主要用于立克次体病，布鲁氏菌病，霍乱、支原体肺炎等。⑤氯霉素族：用于伤寒、副伤寒、沙门氏菌感染、厌氧菌感染、立克次体病等。⑥大环内酯族：用于金黄色葡萄球菌、溶血性链球菌、肺炎球菌、肠球菌感染。⑦多粘菌素族：用于铜绿假单胞菌、大肠埃希菌、产气杆菌引起的感染。⑧林可霉素(lincomycin)和氯林可霉素(lindamycin)：对革兰阳性球菌及厌氧菌引起的感染有效。⑨抗真菌抗生素和制霉菌素(nysTATin)、二性霉素 B(amphotericin B)、酮康唑(Ketoconazole)、咪康唑(miconazole)、益康唑(Econazole)，球红霉素(globoroseomycin)用于各种真菌感染。

(2)免疫疗法　①抗毒素(sntitoxin)用于治疗白喉、破伤风、肉毒杆菌中毒等外毒素引起的疾病。②免疫调节剂(immunomodulator)，用于临床的有左旋咪唑，胎盘肽，白细胞介素-α 等。

(3)抗病毒疗法　①金钢烷胺、金钢烷乙胺可改变膜表面电荷，阻止病毒进入细胞，用于甲型流感的预防。②碘苷、阿糖腺苷、病毒唑等用于疱疹性脑炎、乙型脑炎、乙型肝炎、流行性出血热等治疗，此类药可阻止病毒基因的复制。③干扰素、聚肌胞等药用于乙型肝炎，流行性出血热等疾病的治疗，此类药物通过抑制病毒基因起作用。

(4)化学疗法　常有磺胺药治疗流行性脑脊髓膜炎，氯化喹啉、伯氨喹啉治疗疟疾，吡喹酮治疗血吸虫病和肺吸虫病，灭滴灵治疗阿米巴病，海群生治疗丝虫病。喹诺酮类药物如吡哌酸、甲氟哌酸、丙氟哌酸、氟嗪酸、氟啶酸等对沙门氏菌，各种革兰阴性菌、厌氧菌、支原体、衣原体有较强的杀灭作用。

3. 对症与支持治疗

(1)降温　对高热患者可在头部放置冰袋，酒精擦浴，温水灌肠等物理疗法，亦可针刺合谷、曲池、大椎等穴位，超高热患者可用亚冬眠疗法，亦可间断使用肾上腺皮质激素。

(2)纠正酸碱失衡及电解质紊乱　高热、呕吐、腹泻、大汗、多尿等所致失水、失盐酸中毒等，通过口服及静脉输注及时补充纠正。

(3)镇静止惊　因高热，脑缺氧，脑水肿，脑疝等发生的惊厥或抽搐，应立即采用降温、镇静药物、脱水剂等处理。

(4)心功能不全　应给予强心药、改善血循环、纠正与解除引起心功能不全的诸因素。

(5)微循环障碍　补充血容量、纠正酸中毒、调整血管舒缩功能。

(6)呼吸衰竭　去除呼吸衰竭的原因，保持呼吸道通畅，遵医嘱给予吸氧，呼吸兴奋药，人工呼吸器。

4. 中医中药治疗

传染病在中医学属温病范畴。卫、气、营、血分别代表传染病的病期，病程发展的不同阶段。依次用解表宣肺、清气泻下、清营开窍及滋阴化瘀的治则施以治疗。常用的方剂有银翘散、桑菊饮、白虎汤、至宝丹、安宫牛黄丸、紫雪等。许多中草药具有抗菌、抗毒、调节免疫功能的作用。中西医结合治疗流行性乙型脑炎、病毒性肝炎、流行性出血热、晚期血吸虫病等都取得了较好的效果。

针灸疗法在传染病的治疗中应用范围广泛，对退热、止惊、止痛、肢体瘫痪及其他后遗症的治疗，均有不同程度的效果。

第三节 传染病的预防

要有效地预防传染病的流行，关键在于管理传染源、切断传播途径、保护易感人群。做好传染病的预防工作对减少传染病的流行、发生，最终达到控制和消灭传染病有重要意义。预防工作采取综合性的预防措施，主要针对传染病流行过程的三个重要环节。

一、管理传染源

（一）传染病患者管理

对患者应尽量做到五早：早发现、早诊断、早报告、早隔离、早治疗。建立健全的医疗卫生防疫机构，开展传染病卫生宣传教育，提高人群对传染病识别能力，对早期发现、早期诊断传染病有重要意义。一旦发现传染病患者或疑似患者，应立即隔离治疗。隔离期限由传染病的传染期或化验结果而定，应在临床症状消失后进行2~3次病原学检查（每次间隔2~3天），结果均为阴性方可解除隔离。

《传染病信息报告管理规范》规定的40种传染病报告时限。责任报告单位和责任疫情报告人发现甲类传染病和乙类传染病中的肺炭疽、传染性非典型肺炎、人感染高致病性禽流感等按照甲类管理的传染病患者或疑似患者时，或发现其他传染病和不明原因疾病暴发时，应于2小时内将传染病报告卡通过网络报告。对其他乙、丙类传染病患者、疑似患者和规定报告的传染病病原携带者，在诊断后应于24小时内进行网络报告。不具备网络直报条件的医疗机构及时向属地乡镇卫生院、城市社区卫生服务中心或县级疾病预防控制机构报告，并于24小时内寄送出传染病报告卡至代报单位。

2004年12月1日起施行的《中华人民共和国传染病防治法》将法定传染病分为三类。2020年1月20日，国家卫健委发布公告，经国务院批准，将新型冠状病毒感染的肺炎纳入《中华人民共和国传染病防治法》规定的乙类传染病，并采取甲类传染病的预防、控制措施。2022年12月26日，国家卫生健康委员会发布公告：将新型冠状病毒肺炎更名为新型冠状病毒感染。经国务院批准，自2023年1月8日起，解除对新型冠状病毒感染采取的《中华人民共和国传染病防治法》规定的甲类传染病预防、控制措施；新型冠状病毒感染不再纳入《中华人民共和国国境卫生检疫法》规定的检疫传染病管理。截至2023年1月8日，法定传染病共40种，其中甲类传染病2种，乙类传染病27种，丙类传染病11种（表1-1）。

表1-1 中华人民共和国传染病分类

分类	种类	名称
甲类传染病	2种	鼠疫、霍乱
乙类传染病	27种	传染性非典型肺炎、艾滋病、病毒性肝炎、脊髓灰质炎、人感染高致病性禽流感、麻疹、流行性出血热、狂犬病、流行性乙型脑炎、登革热、炭疽、细菌性和阿米巴性痢疾、肺结核、伤寒和副伤寒、流行性脑脊髓膜炎、百日咳、白喉、新生儿破伤风、猩红热、布鲁氏菌病、淋病、梅毒、钩端螺旋体病、人感染H_7N_9禽流感、新型冠状病毒感染、血吸虫病、疟疾

续表1-1

分类	种类	名称
丙类传染病	11种	流行性感冒、流行性腮腺炎、风疹、急性出血性结膜炎、麻风病、流行性和地方性斑疹伤寒、黑热病、包虫病、丝虫病，除霍乱、细菌性和阿米巴性痢疾、伤寒和副伤寒以外的感染性腹泻病、手足口病

(二)传染病接触者管理

接触者是指与传染源发生过接触的人。接触者可能受到感染而处于疾病的潜伏期，有可能是传染源。对接触者应根据具体情况采取检疫措施、医学观察、预防接种或药物预防。检疫期限由最后接触之日算起，至该病最长潜伏期。

(三)病原携带者管理

在人群中发现病原携带者，应对其采取管理治疗、随访观察、调整工作岗位等措施，特别是对于饮食、服务行业及托幼机构工作人员应定期检查，及时发现病原携带者。

(四)动物传染源管理

如属于有经济价值的家禽、家畜，应尽可能加以治疗，必要时宰杀后加以消毒处理；如无经济价值的动物则设法宰杀，动物尸体焚烧或深埋。

二、切断传播途径

切断传播途径的方法，要根据具体的疾病来进行制定，目的是为了阻止疾病的传播。根据各种传染病的传播途径采取措施，如消化道传染病，应着重加强饮食卫生、个人卫生及粪便管理，保护水源，消灭苍蝇、蟑螂、老鼠等。对呼吸道传染病，应着重进行空气消毒，提倡外出时戴口罩，流行期间少到公共场所。教育群众不随地吐痰，咳嗽和打喷嚏时要用纸巾捂住口鼻。对虫媒传染病，应大力开展卫生运动，采用药物等措施进行防虫、驱虫、杀虫。加强血源和血制品的管理，防止医源性传播是预防血源性传染病的有效手段，做好隔离和消毒工作，是切断传播途径的重要措施。

三、保护易感人群

易感人群是指对某种传染病缺乏免疫力，易受该病感染的人群和对传染病病原体缺乏特异性免疫力，易受感染的人群。人群中易感者多，则人群易感性高，容易发生传染病流行。

（课堂互动）▷ 生活中我们常见的易感人群有哪些？对于他们又应如何进行保护？

(一)增强非特异性免疫力

非特异性免疫是机体对进入体内异物的一种清除机制，不牵涉对抗原的识别和免疫应答的增强，可以通过天然屏障作用(如皮肤、黏膜、血-脑屏障和胎盘屏障等)、单核-巨噬细胞系统的吞噬作用、体液因子作用(如补体、溶菌酶、各种细胞因子)而清除病原体。增强非特异性免疫力的措

微课：传染病的
流行过程及影响因素

施包括改善营养、加强体育锻炼、形成规律的生活方式、养成良好的卫生习惯等。

(二)增强特异性免疫力

特异性免疫力是指由于对抗原特异性识别而产生的免疫。特异性免疫通常只针对一种传染病，感染后免疫都属于特异性免疫，而且是主动免疫。增强特异性免疫力可采用人工免疫法，其中包括人工自动免疫和人工被动免疫两类。

1.人工自动免疫 是根据病原微生物及其产物可激发特异性免疫的原理，用病原微生物或其毒素制成生物制品给人预防接种，使人主动地产生免疫力。预防接种后，人体免疫力可在1~4周内出现，维持数月至数年。人工自动免疫用的生物制品有活菌(疫)苗、死菌(疫)苗、类毒素三种：活菌(疫)苗由毒力减弱的活病原体(如细菌、螺旋体、病毒、立克次体等)制成，亦称减毒活菌(疫)苗，目前常用的有卡介苗、麻疹疫苗、脊髓灰质炎疫苗等。死菌(疫)苗亦称灭活菌(疫)苗，如目前常用的伤寒副伤寒联合菌苗、流脑多糖菌苗、流行性乙型脑炎疫苗等。细菌所产生的外毒素经甲醛处理后，去其毒性而保留其抗原性即为类毒素，如白喉类毒素、破伤风类毒素等。目前已从完整病原体疫苗发展到基因工程合成的蛋白质或肽链疫菌。

2.人工被动免疫 是用含特异性抗体的免疫血清给人注射，以提高人体免疫力。注入人体后免疫立即出现，但持续时间仅2~3周，主要用于治疗某些由外毒素致病原引起的疾病，或与某些传染病患者接触后的应急预防措施。人工被动免疫用的生物制品有抗毒素与丙种球蛋白、特异性高价免疫球蛋白等。

第四节 传染病的隔离与消毒

一、传染病的隔离

隔离是把传染病患者、病原携带者安置在指定地方，与健康人和非传染病患者分开，进行集中治疗和护理，以防止病原体的扩散和传播的措施。

(一)传染病科设置、隔离要求及工作流程

1.传染病科门诊的设置及隔离要求

(1)清洁区：指未被患者接触、未被病原污染的区域，如值班室、配餐室、会议室等。

隔离要求：①患者和患者接触过的物品不得进入清洁区。②工作人员不得穿工作服、戴口罩、戴帽子、穿隔离鞋进入清洁区。

(2)污染区：指有可能被病原微生物污染的区域，如内走廊、医护办公室、治疗室、处置室等。

隔离要求：①工作人员进入污染区时需按要求穿工作服、戴帽子、戴口罩、戴手套、穿隔离鞋、穿隔离衣。②不同的病区要穿不同的隔离衣。③离开病室时严格清洗、消毒双手。④污染区的一切用物必须经严格消毒后方可进入半污染区。

（3）半污染区：指有可能被病原污染的区域，如内走廊、医护办公室、治疗室、消毒室等。

隔离要求：①工作人员进入半污染区时穿工作服、戴口罩、戴帽子，不穿隔离衣。②患者不得进入半污染区。③治疗室内已消毒的医疗器械、药品及其他清洁物品要与污染的物品严格区分放置，由病室带回的物品应先消毒后放入室内一定位置。

2. 工作流程

更衣（穿工作服）→洗手→戴口罩、帽子→进入半污染区工作→穿隔离衣、隔离鞋、戴手套→进入污染区工作→脱手套、隔离衣→出污染区→洗手、消毒双手→脱工作服→洗手→脱口罩、帽子→洗手→下班。

传染病科门诊应与普通门诊分开，并应附设挂号收费处、小药房、治疗室、化验室、观察室等，以便将传染病患者和普通门诊患者分开；传染病科门诊分别设置消化道传染病、呼吸道传染病等诊室，每个诊室为1个隔离单位，分别接诊不同种类的传染病患者。

3. 传染科病房设置

（1）病房的区域划分：①清洁区：指未与患者接触、未被病原微生物污染的区域，如更衣室、值班室、库房、配餐室、会议室等；②半污染区：指有可能被病原微生物污染的区域，如内走廊、医护办公室、治疗室、处置室等；③污染区：指常与患者接触、经常被病原微生物污染的区域，如病室、患者洗浴间、入院处置室、污衣污物间等。

（2）病房的设置：①传染病病房有患者生活区与医护人员工作区两部分，由较宽的内走廊与之隔开。患者生活区面向开放式外走廊，其中包括病室、厕所、患者洗浴间。所有污染衣物、送检标本和尸体等均经外走廊送出。医护人员工作区包括卫生间、医护办公室、治疗室、储藏室等，供工作人员使用。每个病室均应附设缓冲间，供工作人员穿脱隔离衣、洗手、进出病室之间。每个病室与内走廊之间设置供递送药品和器材用的传递柜，柜门有里外两层，使用后要随时将柜门关闭，以保持内走廊少受污染。每个病室通向外走廊的窗下分别设置传递窗和污衣、标本存放柜。②传染病房应有消毒设备，如消毒柜、紫外线灯、甲醛蒸气箱等并应有污物处理、污水净化装置，以及完善的防蚊、蝇和空调设备（图1-1）。

（二）隔离原则与方法

1. 在标准预防的基础上，根据疾病的传播途径，制定相应的隔离与预防措施。一种疾病可能有多种传播途径时，应将多种防护措施结合使用。

2. 隔离病室应有隔离标志，并限制人员的出入。如黄色标志为空气隔离、粉色标志为飞沫隔离、蓝色标志为接触隔离。

3. 传染病患者或可疑传染病患者应安置在单人隔离房间，受条件限制的医院，同种病原体感染者可安置于一室。

4. 隔离的传染病患者或疑似传染病患者产生的医疗废物，应严格执行医疗废物管理条例，防止病原体扩散和传播。

5. 解除隔离原则：已满隔离期者、连续多次病原检测阴性者，确定被隔离者不再排出病原体，即可解除隔离。

课堂互动▶ 传染病隔离的种类有哪些？不同种类的隔离措施有什么区别？

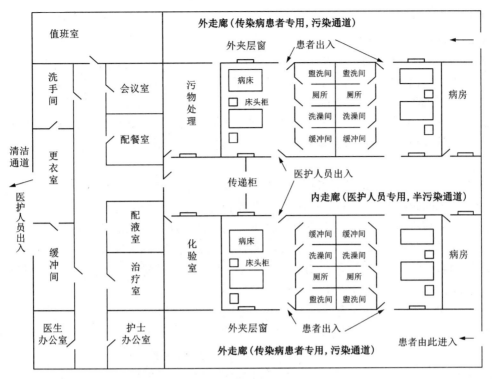

图 1-1 传染病院的设置

(三) 隔离种类

根据传染病传染的强度及传播途径的不同, 采取不同的隔离方法。隔离(B 系统)通常分为接触隔离、飞沫隔离、空气隔离。

1. 接触隔离(蓝色标识) 主要通过接触传播的疾病, 适用于预防通过直接或间接接触患者或患者的医疗环境而传播的感染源。比如皮肤的直接接触传播性疾病, 包括水痘、疥疮。而间接接触传播主要是指被病原体污染的物品, 比如日常的生活用品、毛巾、餐具、门把手造成的传播, 这种接触大都是由手来完成的, 当手去触摸自己的口鼻眼部位时, 就会帮助病原体完

A系统隔离分类

成粪—口、呼吸道、黏膜等传播, 包括新型冠状病毒、大肠埃希菌、轮状病毒、诺如病毒, 都可以通过间接接触的方式进行传播。

患者安置: ①应限制患者的活动范围。②患者应安置在单间内或同种多重耐药菌感染患者安置在同一病室内。床间距应≥1 m, 并拉上病床边的围帘。③应减少转运, 如需要转运时, 应采取有效措施, 减少对其他患者、医务人员和环境表面的污染。④避免与感染后可能预后不良或容易传播感染的患者安置于同一病房, 例如: 免疫功能不全、有开放性伤口或可能长期住院的患者。

个人防护: ①在接触同一病房内不同患者之间, 都应更换个人防护用品及执行手卫生。②接触隔离患者的血液、体液、分泌物、排泄物等物质时, 应戴手套; 离开隔离病室前, 接触污染物品后应摘除手套, 洗手和(或)手消毒。手上有伤口时应戴双层手套。③进入隔离病室, 从事可能污染工作服的操作时, 应穿隔离衣; 离开病室前, 脱下隔离衣, 用后按医疗废物

管理要求进行处置。④脱卸隔离衣后，应确保衣服及皮肤不接触污染的环境表面。

物品消毒：①遵循标准预防的原则处理相关医疗装置和仪器(设备)。②一般诊疗用品，如听诊器、血压计、体温计、压舌板、止血带等应专用，不能专用的医疗装置应在每一位患者使用前后进行清洁和消毒。③病房环境表面，尤其是频繁接触的物体表面，如窗栏杆、床旁桌、卫生间、门把手以及患者周围的物体表面，应经常清洁消毒，每班至少1次。

2. 飞沫隔离(粉色标识)　适用于接触经飞沫传播的疾病，如百日咳、白喉、流行性感冒、病毒性腮腺炎、流行性脑脊髓膜炎等，在标准预防的基础上，还应采用飞沫传播的隔离预防。

患者安置：①同感染源的患者可安置在同一病房。②有条件时，重度咳嗽且有痰的患者住单间。③床间距应≥1 m，并拉上病床边的围帘，避免与免疫功能不全的感染者安置于同一病房。④应减少转运，当需要转运时，医务人员应注意防护。⑤患者病情容许时，应戴外科口罩，并定期更换。应限制患者的活动范围。⑥患者之间，患者与探视者之间相隔距离在1 m以上，探视者应戴外科口罩。⑦加强通风及进行空气的消毒。⑧门急诊应尽快将患者安置于隔离间，并且建议患者遵循呼吸卫生(咳嗽)礼仪。

个人防护：①接触同一病区内不同患者之间，都应更换个人防护用品及执行手卫生。②密切接触患者时，除了戴口罩以外，需佩戴护目镜或防护面罩。③针对疑似或确诊H_7N_9、禽流感、流感大流行等新发传染病，患者应遵循最新感染控制指南。

3. 空气隔离(黄色标识)　适用于经空气传播的疾病，如肺结核、麻疹、水痘等，在标准预防的基础上，还应采用空气传播的隔离与预防措施。

患者安置：①在病情许可情况下，应尽快将患者转运至传染病院。②患者安置于负压病房。③当患者病情容许时，应戴外科口罩，定期更换，并限制其活动范围。④应严格空气消毒。⑤应尽可能安排具有特异性免疫的医务人员进入病房。⑥确需转运时，应指导患者佩戴外科口罩，并遵循卫生(咳嗽)礼仪。⑦门急诊发现通过空气传播疾病的患者或疑似患者，指导患者佩戴外科口罩，并引导至感染性疾病门诊。

个人防护：①医务人员无论是否具有特异性免疫，当进入病房时，均应佩戴医用防护口罩。②应严格按照区域流程，在不同的区域，穿戴不同的防护用服，离开时按要求摘脱，并正确处理使用后物品。③进入确诊或可疑传染病患者房间时，应戴帽子、医用防护口罩。进行可能产生喷溅的诊疗操作时，应戴防护目镜或防护面罩，穿防护服，当接触患者及其血液、体液、分泌物、排泄物等物质时应戴手套。④防护用品使用的具体要求应遵循《个人防护用品使用管理制度》。

知识链接

空气传播与飞沫传播的区别

空气传播：带有病原微生物的微粒(≤5微米)通过空气流动导致的疾病传播。主要预防方法：负压病房隔离治疗、N95防护口罩等。

飞沫传播：带有病原微生物的飞沫核(>5微米)，在空气中短距离(1米内)移动到易感人群的口、鼻黏膜或眼结膜等导致的传播。主要预防方法：呼吸卫生/咳嗽礼仪、外科口罩、保持社交距离(>1米)。

➡ 二、传染病的消毒

狭义的消毒是指用物理、化学的方法消灭、清除污染环境的病原体，广义的消毒则包括消灭传播媒介在内。从而切断传播途径，控制传染病的传播。

(一) 消毒种类

1. 预防性消毒　对可能受到病原体污染的物品、场所和人体所进行的消毒。如饮用水消毒、餐具消毒、空气消毒、手术室及医务人员手的消毒。

2. 疫源地消毒　指对有传染源存在或曾经有过传染源的场所进行的消毒。包括：①随时消毒：随时对传染源的排泄物、分泌物和污染物品进行消毒，以便及时杀灭从传染源排出的病原体，防止传播。②终末消毒：指传染源已离开疫源地所进行的最后彻底的消毒措施，以便杀灭残留在疫源地内各种物体上的病原体。如患者出院、死亡、转科，其所住病室和物品等的消毒即是终末消毒。

知识链接

病原体的种类

不同传染病病原体各有特点，对不同消毒方法的耐受性不同。如细菌芽胞对各种消毒措施的耐受力最强，必须用杀菌力强的灭菌剂、热力或辐射处理，才能取得较好效果。故一般将其作为最难消毒的代表。其他如结核分枝杆菌对热力消毒敏感，而对一般消毒剂的耐受力却比其他细菌为强。真菌孢子对紫外线抵抗力很强，但较易被电离辐射所杀灭。肠道病毒对过氧乙酸的耐受力与细菌繁殖体相近，但季胺盐类对之无效。肉毒杆菌素易被碱破坏，但对酸耐受力强。至于其他细菌繁殖体和病毒、螺旋体、支原体、衣原体、立克次体对一般消毒处理耐受力均差。常见消毒方法一般均能取得较好效果。

(二) 消毒方法

1. 物理消毒法

(1) 热力灭菌法：如煮沸消毒、高压蒸汽灭菌、预真空型压力蒸汽灭菌、焚烧消毒、巴氏消毒法等，可以通过高温使病原微生物的蛋白质及酶发生变性或凝固，新陈代谢发生障碍而死亡。

(2) 辐射消毒法：辐射消毒有非电离辐射与电离辐射二种。前者有紫外线、红外线和微波，后者包括丙种射线的高能电子束(阴极射线)。红外线和微波主要依靠产热杀菌。电离辐射设备昂贵，对物品及人体有一定伤害，故使用较少。应用最多为紫外线，可引起细胞成分、特别是核酸、原浆蛋白和酸发生变化，导致微生物死亡。但紫外线穿透力差，照射人体能发生皮肤红斑，紫外线眼炎和臭氧中毒等。故使用时人应避开或用相应的保护措施。

2. 化学消毒法　是指用化学消毒药物使病原体蛋白质变性而致其死亡的方法。常用的化学消毒剂有以下几种。

课堂互动 ▶ 你知道传染病病房常用的消毒液有哪些吗？患者使用后的体温计及精密仪器应该用哪种消毒方式？

(1) 含氯消毒剂：常用的有含氯石灰(漂白粉)、次氯酸钠、氯胺及二氯异氰尿酸钠等。这类消毒剂在水中产生次氯酸，有杀菌作用强、杀菌谱广、作用快、余氯毒性低及价廉等特点，但对金属制品有腐蚀作用，适用于餐(茶)具、环境、水、疫源地等消毒。

(2) 氧化消毒剂：如过氧乙酸、过氧化氢、臭氧、高锰酸钾等。主要靠其强大的氧化能力灭菌，其杀菌谱广、速效，但对金属、织物等有较强腐蚀性与刺激性。

(3) 醛类消毒剂：常用的有甲醛和戊二醛等，有广谱、高效、快速杀菌作用。戊二醛对橡胶、塑料、金属器械等物品无腐蚀性，适用于精密仪器、内镜消毒，但对皮肤黏膜有刺激性。

(4) 杂环类气体消毒剂：主要有环氧乙烷、环氧丙烷等。为广谱高效消毒剂，杀灭芽胞能力强，对一般物品无损害。常用于电子设备、医疗器械、精密仪器及皮毛类等消毒。

(5) 碘类消毒剂：常用 2% 碘酊及 0.5% 碘伏，有广谱、快速杀菌作用。碘伏对有害细菌及繁殖体等具有较强的杀灭作用，并对创伤具有消毒、止血、加快黏膜再生的功能，对皮肤及黏膜无刺激性、易脱碘。适用于手术前手消毒、手术及注射部位的清洗，皮肤烧伤、烫伤、划伤等伤口的清洗消毒，还包括妇产科黏膜冲洗、感染部位消毒、器皿消毒等。

(6) 醇类消毒剂：主要有 75% 乙醇及异丙醇。乙醇可迅速杀灭细菌繁殖体，但对 HBV 及细菌芽胞作用较差。异丙醇杀菌作用大于乙醇，但毒性较大。

(7) 其他消毒剂：酚类如甲酚皂、苯酚(石炭酸)等。季铵盐类为阳离子表面活性剂，如苯扎溴铵(新洁尔灭)、消毒净等。氯己定可用于手、皮肤、医疗器械等消毒。

第五节 传染病常见症状体征的护理

◆ 一、发热

绝大多数传染病都伴随有发热症状，它是各种急性传染病共有的最常见、最突出的症状。

传染病的发热过程可分为 3 个阶段：①体温上升期：体温骤然上升，产热大于散热。常伴有寒战、皮肤苍白、无汗、全身不适、肌肉酸痛，如疟疾、登革热等。患者体温亦可缓慢上升，呈阶梯曲线，见于伤寒。②发热持续期：体温上升至一定高度，然后持续数天至数周，产热和散热在较高水平上趋于平衡。患者皮肤潮红而灼热，呼吸和脉搏加快。如典型的伤寒极期。③退热期：机体散热增加而产热趋于正常。患者大量出汗，皮肤温度降低。退热方式有骤退和渐退两种，体温缓慢下降，几天后降至正常，如伤寒。患者体温亦可在 1 天之内降至正常，此时多伴有大汗，如间日疟、败血症等。

传染病常见热型有：①稽留热，体温持续在 39℃ ~40℃，达数天或数周，24 小时内体温波动不超过 1℃。见于伤寒、斑疹伤寒等。②弛张热，体温在 39℃ 以上，但是波动幅度较大，24 小时内大于 2℃，体温最低时一般也高于正常水平。见于伤寒缓解期、流行性出血热等。

③间歇热，高热期与正常期交替出现，体温波动可达数度。见于疟疾等。④回归热，昼起高热，持续数日，高热重复出现。见于回归热、布氏菌病等。⑤不规则热，无一定规律，热度高低不等，不规则变动。见于流行性感冒、阿米巴肝脓肿、肺结核、败血症等。

1. 护理评估

(1)病史：了解患者发病的地区、季节、接触史等流行病学资料。观察发热时间、起病急缓、热型的特点、持续时间、伴随症状及热退情况。发热是否伴有皮疹、腹泻、黄疸、全身酸痛、食欲缺乏、呕吐、尿少、出汗等症状，小儿高热时应关注有无惊厥和抽搐的发生。

(2)身体评估：全面的体格检查，重点评估生命体征、意识状态、营养状况、颜面色泽弹性、有无皮疹、全身浅表淋巴结有无肿大、扁桃体大小及有无分泌物、颈部软硬度、心率快慢及心音强弱、肺部叩诊音、呼吸音及啰音、腹部压痛及肝脾大小、神经系统检查等。

(3)实验室及其他检查：对感染性发热的患者进行血、尿、粪便常规及细菌学、病原血清学检查，还可以进行脑脊液、肝功能检查，必要时作胸部 X 线及超声检查等。

2. 主要护理诊断/问题

(1)体温过高　与病原体感染后释放致热源，导致体温调节中枢功能紊乱有关。

(2)体液不足　与发热机体水分消耗或出汗过多有关。

3. 护理目标

(1)体温得到有效控制，并逐渐恢复正常。

(2)及时有效补充水分。

(3)患者或家属了解发热的相关知识，学会实施简单物理降温措施。

4. 护理措施

(1)休息与环境：传染病患者在高热时，应卧床休息。病室应保持适宜的温湿度，注意通风、避免噪声。

(2)饮食护理：保证足够的热量和液体的摄入，给予高热量、高蛋白、高维生素，易消化的流质饮食。每日不小于2000 mL液体摄入，维持水、电解质平衡，必要时静脉输液以保证入量。

(3)病情观察：严密监测患者的生命体征，重点观察体温的变化，根据病情确定体温测量的频率，实施降温措施后，及时评价降温的效果，观察患者有无虚脱等不适表现。

(4)降温措施：以物理降温为主，药物降温为辅。物理降温主要有冰袋、冰帽、冷湿敷、乙醇擦浴、温水擦浴、冰水灌肠以及针灸等，应根据病情加以选择。化学降温主要指应用退热药，以抑制体温调节中枢，减少产热，加速散热。30 min 后必须再次测量体温，将结果记录于体温单上。中枢神经系统传染性疾病引起高热者，可用冰帽、冰袋冷敷头部或大动脉行走处降温；对高热、烦躁、四肢肢端灼热的患者可用25%～50%的酒精擦浴；对高热伴寒战、四肢肢端厥冷的患者采用32%～35%的温水擦浴；冷(温)盐水灌肠适用于中毒性痢疾患者；幼儿、年老体弱者可用50%安乃近滴鼻，应防止用药过量致大量出汗而引起循环衰竭；体温过高者可遵医嘱给予小剂量肾上腺皮质激素治疗；持续高热伴惊厥抽搐者可遵医嘱采用冬眠疗法或亚冬眠疗法，密切观察生命体征变化。

(5)口腔、皮肤护理：协助患者在饭后、睡前漱口，病情危重者给予口腔护理，避免口腔内感染。患者大量出汗后，应及时用温水擦拭，更换内衣，保持皮肤清洁、干燥，防止发生皮肤感染。

（6）安全护理：高热患者有时会躁动不安、谵妄，应注意防止坠床、舌咬伤，必要时用床档、约束带固定患者。

（7）心理护理：患者在发热期间会有寒战、面色苍白、头痛、出汗等导致患者紧张、恐惧的心理，护士应经常巡视患者，耐心解答患者提出的问题，作好心理护理。对于长期高热的患者更应该注意其心理反应。健康教育，针对患者的病情制定相应的健康教育计划，给予相关的知识教育。

5. 护理评价

（1）体温逐渐恢复正常，未发生并发症。

（2）患者或家属已能说出发热的相关知识，并能正确执行1~2种物理降温措施。

二、皮疹

许多传染病在发热的同时还伴有皮疹，皮疹的形态、出现时间、分布部位及出现的先后顺序因病种不同而异，对传染病的诊断和鉴别诊断有重要参考价值。如水痘和风疹多发生在发热第1天出疹，猩红热在发热第2天出疹，天花多发生在发热第3天出疹，麻疹在发热第4天出疹，斑疹伤寒多发生在发热第5天出疹，而伤寒在发热第6天出疹，当然都有例外。水痘的皮疹主要集中在躯干，呈向心性分布；麻疹和猩红热的出疹顺序相似，均从颈部、耳后开始，自上而下迅速遍及全身。

传染病皮疹的常见形态有：①斑丘疹：为红色充血性，与皮肤表面相平或略高于皮肤表面，见于麻疹、伤寒、猩红热等；②出血疹：为点状或片状的皮下出血，压之不褪色，见于流行性脑脊髓膜炎、流行性出血热等；③疱疹或脓疱疹：多见于水痘、带状疱疹等病毒性传染病；④荨麻疹：多见于急性血吸虫病、病毒性肝炎。发生皮疹时患者皮肤常有瘙痒，引起搔抓，使皮肤造成损伤，进一步可造成感染。

1. 护理评估

（1）病史：了解患者发病的地区、季节、接触史等流行病学资料。仔细询问皮疹出现的时间、初发部位、发展情况、损害性质，有无发热、瘙痒、乏力、食欲缺乏、恶心、呕吐等伴随症状，有无出现并发症。

（2）身体评估：评估患者生命体征、意识状态及全身情况。观察皮疹的部位、形态、大小，有无融合或出现溃疡、合并感染，出疹的进展及消退情况。

（3）实验室及其他检查：进行血、粪便常规及病原学检查，注意血清学检查中抗原、抗体的检测结果。

2. 主要护理诊断/问题

皮肤完整性受损　与病原体和（或）代谢产物造成皮肤血管损伤有关。

3. 护理目标

（1）皮疹消褪，皮肤不发生继发性损伤及感染。

（2）患者或家属会实施有效的皮肤护理。

4. 护理措施

（1）休息与环境：皮疹较重、伴有发热等症状者应卧床休息。病室应保持整洁，定时通风，定时空气消毒。

（2）饮食：应避免进食辛辣刺激性食物。

（3）病情观察：密切观察生命体征、意识状态，注意出疹的进展情况和消褪情况，皮疹消褪后有无脱屑、脱皮、结痂、色素沉着等变化。

（4）皮肤护理：①注意保持皮肤清洁，每日用温水轻擦皮肤，禁用肥皂水、酒精擦拭皮肤。②衣着应宽松，内衣裤应勤换洗。床褥应保持清洁、松软、平整、干燥。③有皮肤瘙痒者应避免搔抓，注意修剪指甲，幼儿自制能力差，可将手包起来，防止抓伤皮肤造成感染。皮肤剧痒者可涂5%碳酸氢钠或炉甘石洗剂等。因过敏反应皮肤瘙痒者，可遵医嘱给予抗组胺药物治疗。④疹褪后若皮肤干燥可涂以液体石蜡油润滑皮肤，皮肤结痂后让其自行脱落，不要强行撕脱，翘起的痂皮可用消毒剪刀剪去。⑤对大面积瘀斑的坏死皮肤应注意保护，翻身时应注意避免拖、拉、拽等动作，防止皮肤擦伤。使用保护性措施，如海绵垫、气垫等，防止大小便浸渍，避免皮肤发生破溃。⑥若皮疹发生破溃，小面积者可涂以抗生素软膏，大面积者用消毒纱布包扎，防止继发感染。⑦伴有口腔黏膜疹者，应每日用温生理盐水或洗必泰漱口液彻底清洗口腔2~3次，每次进食后用温水漱口，以保持口腔清洁、黏膜湿润。

（5）向患者及家属讲解皮肤护理的重要性及加重皮肤损伤的因素，并教会其上述皮肤护理的方法。

5. 护理评价

（1）皮疹完全消褪，受损组织恢复正常，无继发损伤及感染。

（2）患者或家属能正确实施皮肤护理。

⬥ 三、腹泻

腹泻是某些传染病的主要症状，如霍乱、细菌或阿米巴痢疾、沙门菌属感染等。在某些传染病的病程中可出现腹泻，如伤寒、艾滋病、血吸虫病等。不同种类的传染病腹泻次数、大便性状、每次大便量及伴随症状等均有所不同，如霍乱为急性起病，先泻后吐，大便次数多，每次排泄量大，典型大便呈米泔水样，不伴有发热及腹痛。细菌性痢疾的典型表现为腹痛、腹泻、脓血便、伴有发热及里急后重感。

急性腹泻可在短时间内丢失大量水分及电解质，而引起水、电解质紊乱和代谢性酸中毒，严重时还可造成低血容量性休克；排便频繁及粪便刺激，可造成患者脱肛及肛门周围皮肤糜烂。长时间腹泻，可导致营养障碍，出现体重下降、维生素缺乏等表现。

1. 护理评估

（1）病史：了解患者发病的地区、季节、接触史、不洁进食史等流行病学资料。观察患者起病缓急、病程、每日大便次数、大便量、性状、颜色、气味及有无异常成分；有无发热、腹痛、里急后重、恶心、呕吐和体重减轻等伴随症状；有无口渴、疲乏无力、尿量减少等失水表现；有无精神紧张、焦虑不安等异常表现。

（2）身体评估：全面的体格检查、重点评估生命体征、意识状态、营养状况、皮肤弹性、体重、心搏速率及节律、腹部压痛、肠鸣音、肛门周围皮肤情况等。

（3）实验室及其他检查：采集新鲜粪便标本做显微镜检查，进行细菌培养，测血清钾、钠、氯等电解质，测二氧化碳结合力，必要时做X线钡剂灌肠及纤维结肠镜检查。

2. 主要护理诊断/问题

(1)腹泻　与病原体引起肠道感染有关。

(2)有体液不足的危险　与大量腹泻引起失水有关。

3. 护理目标

(1)患者的腹泻及不适减轻或消失。

(2)患者不发生水、电解质平衡紊乱。

4. 护理措施

(1)休息与活动：腹泻频繁、全身症状明显者应卧床休息，并应避免精神紧张、烦躁，必要时按医嘱应用镇静剂，有利于减轻腹泻伴随症状。腹泻症状不重者可适当活动。

(2)饮食护理：频繁腹泻并伴有呕吐的患者可暂时禁食，病情好转后给予少渣、少纤维素、高蛋白、高热量、易消化的流质或半流质饮食，忌食生冷及刺激性饮食，少量多餐，以后逐渐增加饮食量。

(3)病情观察：密切观察生命体征、营养状况，准确记录出入量、体重变化。观察伴随症状有无改善，有无口渴、口唇干燥、皮肤弹性下降等脱水表现，有无四肢无力、腹胀、肠鸣音减弱、心律失常等低钾表现，肛门周围皮肤有无糜烂等。

(4)保持水、电解质平衡：根据每日泻吐情况，及时遵医嘱给予补充液体、电解质及营养物质，恢复和维持血容量，以满足患者的生理需要量。一般可经口服补液，严重腹泻伴呕吐者经静脉补充。

(5)肛门周围皮肤护理：对排便频繁者，便后宜用软纸擦拭，用温水清洗肛周，保持肛周清洁干燥，局部涂以无菌凡士林油膏保护局部皮肤。有脱肛者可用手隔消毒纱布轻揉局部，以助肠管回纳。

(6)用药护理：肠道感染的治疗常使用抗生素，应注意药物剂量、使用方法、疗效及不良反应。如奎诺酮类药物易引起恶心、呕吐、食欲缺乏等胃肠道反应，与食物同服可减轻不良反应。如应用活性炭、复方地芬诺酯、复方苯乙哌啶等止泻药时，注意观察患者排便情况，腹泻得到控制应及时停药；如应用解痉止痛剂阿托品，注意口干、心动过速及视物模糊等药物不良反应。

(7)标本采集：腹泻患者常需留取粪便标本做常规检查及培养，留取标本的容器应清洁，标本应新鲜，选取脓血、黏液部分，及时送检，以提高粪便检查阳性率。还应向患者说明留取标本的目的、方法及注意事项。若服用油类、钡剂及铋剂者，应在停药3天后留取标本。

(8)慢性腹泻患者常需做纤维结肠镜检查，给予常规护理。

5. 护理评价

(1)患者的腹泻及其伴随症状减轻或消失。

(2)患者生命体征正常，无失水、电解质紊乱表现。

四、意识障碍

意识障碍是指人对周围环境以及自身状态的识别和觉察能力出现障碍。意识是大脑功能活动的综合表现，即对环境的知觉状态。有些传染病易出现意识障碍，如流行性乙型脑炎、流行性脑脊髓膜炎、中毒性菌痢、伤寒、重型肝炎、脑型疟疾、脑囊虫病等。

意识障碍一种是以兴奋性降低为特点，表现为嗜睡、意识模糊、昏睡、昏迷；另一种是以兴奋性增高为特点，称为谵妄，表现为高级中枢急性活动失调的状态，如定向力丧失、躁动不安、言语杂乱等。

昏迷是意识障碍中最严重的一种，按其程度可分为 3 个阶段：①轻度昏迷：意识大部分丧失，无自主运动，对声、光刺激无反应，对疼痛刺激尚可出现痛苦表情或肢体退缩等防御反应，角膜反射、瞳孔对光反射、眼球运动、吞咽反射等可存在，生命体征无变化。②中度昏迷：对周围事物及各种刺激均无反应，对于剧烈刺激可出现防御反应、角膜反射减弱、瞳孔对光反射迟钝、眼球无转动。③深度昏迷：全身肌肉松弛，对各种刺激全无反应，深、浅反射均消失，大、小便失禁，血压、脉搏、呼吸等生命体征出现不同程度异常。

1. 护理评估

(1)病史：了解患者发病的地区、季节、接触史等流行病学资料，分析意识障碍的原因及诱因。重点询问意识障碍发生的时间、过程、起病缓急，有无服用药物、毒物或酗酒等。有无发热、头痛、恶心、呕吐、腹泻、抽搐、肢体运动障碍和大小便失禁等伴随症状。

(2)身体评估：进行全面的体格检查，评估患者的生命体征、意识状况，皮肤有无皮疹、黄疸；瞳孔大小、形状、对光反射；心肺情况、肝脾大小，有无腹水征。进行肢体运动、神经系统检查，如神经反射、脑膜刺激征、病理反射等。

(3)实验室及其他检查：进行血、尿、粪便常规，肝、肾功能检查，必要时做脑脊液检查、血清学检查，或脑电图、B 超、CT 和 MRI 检查等。

2. 主要护理诊断/问题

(1)意识障碍　与传染性疾病引起脑实质病变、抽搐、惊厥有关。

(2)有受伤的危险　与意识障碍有关。

3. 护理目标

患者的生命体征保持稳定，重要器官未受损害。患者不发生安全损伤，如碰撞、摔伤等。

4. 护理措施

(1)休息与环境：患者应卧床休息，病室内安静、光线柔和，防止声音、强光刺激。

(2)病情观察：注意患者的意识状态、瞳孔大小、对光反射、血压、呼吸的改变，及早发现脑疝的临床表现。观察有无惊厥发作先兆，如烦躁不安、口角抽动、指(趾)抽动、两眼凝视、肌张力增高等表现。及时记录发作次数、持续时间、抽搐的部位。准确记录出入液量。

(3)对症护理：根据意识障碍不同的原因，给予相应的护理：①脑水肿所致者以脱水为主，使用 20% 甘露醇静脉滴注或推注时，应注意 30 分钟内脱水完成。②呼吸道分泌物堵塞者，应取仰卧位，头偏向一侧，松解衣服和领口，如有义齿应取下，清除口咽分泌物，以保持呼吸道通畅。吸氧氧流量 4~5 L/min，以改善脑缺氧，如有舌后坠者用舌钳将舌拉出并使用简单口咽通气管，必要时行气管切开。③高热所致者以物理降温为主。高热伴抽搐者可使用亚冬眠治疗，期间应避免搬动患者。④脑实质炎症患者可遵医嘱使用镇静药。常用镇静药有地西泮，肌内注射或缓慢静脉滴注，还可使用水合氯醛鼻饲或灌肠。

(4)生活护理：①皮肤护理：需给患者 2~3 小时翻身 1 次，用热湿毛巾擦洗骨突起处，并作局部按摩，至少每天 2~3 次，如有排泄物污染床褥，应及时清洗、更换，保持床单清洁、干燥、平整无折，搬动患者应将患者抬离床面，不要拖、拉、拽，以免擦伤皮肤；骨突起处应垫海绵垫或睡气垫床，注意观察受压部位皮肤，有无发红、苍白。②口腔护理：需口腔清洗每天2次，张口呼吸者，可用双层湿纱布盖于口鼻部，避免口腔及呼吸道黏膜干燥，口唇涂以甘油以防干裂，若发现口腔或上呼吸道感染时应及时处理。③眼睛护理：如眼睑闭合不全者，清洗眼睛每天1~2次，并用生理盐水湿纱布或眼罩进行保护。④安全护理：注意患者安全，防止坠床，必要时使用床栏或约束带。⑤其他：昏迷患者一般需留置导尿管，应每4小时放尿1次，定时更换导尿管及集尿袋，定时清洗尿道外口，女性患者定时冲洗外阴，大便后肛门及其周围皮肤也应冲洗干净。

5.护理评价　患者重要脏器功能维持正常，未发生严重并发症。

【思考题】

1.传染病与感染性疾病的区别是什么？

2.简述传染病发热、皮疹的护理措施。

3.传染科病区哪些是清洁区、污染区、半污染区？进入这些区域应该注意些什么？

4.为传染病患者实施护理，应如何做好自我防护？

测一测

第二章

病毒感染性疾病患者的护理

第一节　病毒性肝炎患者的护理

学习目标

1. 掌握：病毒性肝炎的流行病学特征；病毒性肝炎患者的主要临床特征、护理诊断及护理措施。
2. 熟悉：病毒性肝炎的实验室检查要点；病毒性肝炎患者的预防宣教。
3. 学会应用护理程序对病毒性肝炎患者实施整体护理。
4. 具有爱伤理念，尊重传染病患者的身心需求；具备理论联系实践的技能。

案例导入

　　患者，男性，55岁，因"尿黄15天，伴皮肤瘙痒、食欲缺乏、乏力7天"入院。患者15天前出现尿色加深，为茶水样。皮肤瘙痒，伴食欲减退。

　　护理体检：T 36.3℃，P 78次/分，R 20次/分，BP 120/80 mmHg。皮肤巩膜轻度黄染，无蜘蛛痣及肝掌。

　　实验室检查：ALT 450 U/L，总胆红素 58 μmol/L，直接胆红素 32 μmol/L，白蛋白 30 g/L，HBVAb(+)，HBV RNA(+)。

　　问题：

　　1.结合患者的临床表现，请考虑该患者的初步医疗诊断及诊断依据。

　　2.目前患者存在的主要护理诊断/问题及具体护理措施有哪些？

【疾病概述】

　　病毒性肝炎(viral hepatitis)是由多种肝炎病毒引起的，以肝脏损害为主的一组传染病。目前已证实的病毒性肝炎病原体是肝炎病毒，按病原学分为甲型、乙型、丙型、丁型、戊型五型。临床上以乏力、食欲减退、肝肿大、肝功能异常为主要表现，部分病例可出现黄疸。甲型和戊型肝炎主要表现为急性肝炎，乙、丙、丁型肝炎易变成慢性，少数可发展为肝硬化，甚至导致原发性肝癌发生。

(一)病原学

1. 甲型肝炎病毒(hepatitis A virus，HAV)　属于微小 RNA 病毒科的嗜肝病毒属，呈球形，直径 27~32 nm，无包膜。HAV 对外界抵抗力较强，耐酸和碱，室温下可生存 1 周，加热至 80℃ 5 分钟或 100℃ 1 分钟才能完全灭活。对紫外线、氯、甲醛等敏感。

2. 乙型肝炎病毒(hepatitis B virus，HBV)　属于嗜肝 DNA 病毒科。电镜下可见 3 种形式的病毒颗粒：①大球形颗粒；②小球形颗粒；③丝状或核状颗粒。

HBV 的抵抗力很强，能耐受热、低温、干燥、紫外线及一般浓度的化学消毒剂，煮沸100℃ 10 分钟、0.5%过氧乙酸、2%戊二醛和含氯消毒剂、高压蒸汽消毒均可使其灭活。

3. 丙型肝炎病毒(hepatitis C virus，HCV)　HCV 基因组为单股正链 RNA，为多变异病毒，是五种肝炎病毒中最易变异的一种，同一患者血中的 HCV 间隔数月即可出现变异。HCV对有机溶剂敏感，10%氯仿、煮沸、紫外线等可使其灭活。

4. 丁型肝炎病毒(hepatitis D virus，HDV)　是一种缺陷病毒，在血液中必须有 HBV 或其他嗜肝 DNA 病毒辅助才能复制、表达抗原及引起肝损害。HDV 可与 HBV 同时感染人体，但多是在 HBV 感染基础上引起重叠感染，当 HBV 感染结束时 HDV 感染随之结束。

5. 戊型肝炎病毒(hepatitis E virus，HEV)　其基因组为单股正链 RNA。HEV 主要在肝细胞内复制，通过胆道排出，可在患者潜伏期末和急性期初的粪便中检出 HEV，在 HEV 感染者血中可检出抗-HEV，HEV 在碱性环境下较稳定，对高热、氯仿、氯化铯敏感。

(二)流行病学

1. 传染源

(1)甲型、戊型肝炎：甲型肝炎无病毒携带状态，甲型和戊型肝炎的传染源是急性肝炎患者和隐性感染者为其传染源，尤以后者多见，是最重要的传染源。甲型肝炎患者在发病前 2 周和起病后 1 周，在患者粪便中排出的病毒数量最多，传染性也最强。

知识链接：甲肝暴发

(2)乙、丙、丁型肝炎：分别是急性和慢性(含肝炎后肝硬化)的乙、丙、丁型肝炎患者和病毒携带者为其传染源。丁型肝炎也以慢性患者和携带者为主要传染源。

2. 传播途径

(1)甲型、戊型肝炎：以粪-口传播为主。水源或食物污染可引起暴发流行，日常生活接触多散在发病。

(2)乙型肝炎：①血液和体液传播：是主要传播方式，血液中 HBV 含量很高，微量的污染血进入人体即可造成感染，如输入染有病毒的血和血制品、染有病毒的注射器、针刺、共用剃刀和牙刷、血液透析、器官移植等均可传播；唾液、汗液、精液、阴道分泌物、乳汁等体液含有 HBV，通过密切的生活接触、性接触等亦是获得 HBV 感染的可能途径。②母婴传播：主要经胎盘、产道及分娩、哺乳和喂养等方式传播。

(3)丙型肝炎：主要通过输血、注射途径、血液透析等方式传播，密切生活接触、性接触也是可能的传播途径。

（4）丁型肝炎：与乙型肝炎传播途径相似。输血和血制品是最重要的传播途径之一。生活密切接触也可传播，母婴传播少见。

3. 人群易感性

人群易感性对各型肝炎普遍易感。甲型肝炎以幼儿、学龄前儿童发病最多，暴发流行时各年龄组均有发病。HBV 感染多发生于婴儿及青少年。丙型肝炎多见于成年人。戊型肝炎以青壮年发病居多。

4. 流行特征

甲型肝炎有明显的秋冬季发病高峰，戊型肝炎多发生于雨季或洪水后。乙型、丙型、丁型肝炎的发病无明显季节性。我国是病毒性肝炎高发区，以乙型、丙型肝炎为主。男性多于女性，农村高于城市，南方高于北方。

课堂互动 ▶ 为防止疾病传播，在日常生活中我们可以采取哪些方法阻断乙肝病毒的传播？

知识链接

病毒性肝炎是全球性疾病

每年约有 140 万人死于各类病毒性肝炎。据估计，全球共有 5 亿人受到乙型或丙型肝炎病毒慢性感染，WHO 一直在加紧努力协助各国处理病毒性肝炎问题。根据世界卫生大会决议，WHO 于 2011 年设立了全球肝炎规划，每年的 7 月 28 日被定为"世界肝炎日"。

【发病机制与病理】

目前对各型病毒性肝炎的发病机制尚未完全阐明。

1. 甲型肝炎　HAV 经口由肠道进入血液，引起短暂的病毒血症，然后进入肝细胞内复制，再由胆汁排出体外。HAV 引起肝细胞损伤的机制尚未完全阐明，可能与免疫反应有关。

2. 乙型肝炎　乙型肝炎的发病机制非常复杂，肝细胞病变主要取决于机体的免疫应答。HBV 进入机体后，迅速通过血液到达肝脏和肝外组织，引起相应病理改变和免疫功能改变，大多以肝脏病变最为突出，因其在清除病毒的同时也导致了肝细胞损伤，甚至诱导病毒发生变异。乙型肝炎的肝外损伤主要由免疫复合物而引起。乙型肝炎的慢性化可能与免疫耐受有关，还可能与免疫抑制、遗传等因素有关。

3. 丙型肝炎　HCV 进入人体后首先引起病毒血症，且病毒血症间断存在于整个病程。HCV 引起肝细胞损伤的机制有 HCV 的直接致病作用、宿主免疫因素、自身免疫等。HCV 的直接致病作用可能是急性丙型肝炎中肝细胞损伤的主要原因，而慢性丙型肝炎则以免疫损伤为主要原因。

4. 丁型肝炎　HDV 的复制效率高，感染的肝细胞内含有大量 HDV。目前认为 HDV 本身及其表达产物对肝细胞有直接作用。另外，宿主免疫反应参与肝细胞损伤。

5. 戊型肝炎　目前认为其发病机制与甲型肝炎相似。除了甲型肝炎和戊型肝炎无慢性肝炎的病理改变外，其他各型肝炎的基本病理改变为肝细胞变性、坏死，伴有不同程度炎症细胞的浸润。慢性肝炎可见肝纤维增生形成纤维间隔，重型肝炎可见肝细胞大量坏死。

【护理评估】

(一)健康史

询问患者是否有进食过未煮熟海产品，尤其是贝壳类食物等，或饮用受污染的水和食用其他不洁食物史，有助于甲、戊型肝炎病史采集。有不洁注射史、手术史及输血和使用血制品史、肝炎患者密切接触史等，有助于乙、丙、丁型肝炎病史采集。

(二)身体状况

各型病毒性肝炎潜伏期不同：甲型肝炎 2~6 周，平均 4 周；乙型肝炎 1~6 个月，平均 3 个月；丙型肝炎 2~26 周；丁型肝炎同乙型肝炎；戊型肝炎 2~9 周，平均 6 周。

1.**急性肝炎**　各型肝炎病毒均可引起急性肝炎，急性甲、戊型肝炎不转为慢性，急性乙、丙、丁型肝炎可转为慢性。包括急性黄疸型肝炎和急性无黄疸型肝炎。

(1)急性黄疸型肝炎：典型临床表现有阶段性，分三期，总病程 2~4 个月。

①黄疸前期：甲、戊型肝炎起病较急，大多数患者有发热、畏寒。乙、丙、丁型肝炎起病较缓，发热少见。此期主要症状有乏力、食欲减退、厌油、恶心、呕吐、腹胀、肝区痛、尿色加深等。本期持续 5~7 天。

②黄疸期：自觉症状好转，发热消退，尿黄加深，巩膜和皮肤出现黄疸，1~3 周内黄疸达高峰，部分患者可有一过性粪色变浅、皮肤瘙痒等梗阻性黄疸表现。部分病例有轻度脾大。本期持续 2~6 周。

微课：急性黄疸型肝炎典型临床表现和护理措施

③恢复期：症状逐渐消失，黄疸消退，肝、脾回缩，肝功能逐渐恢复正常。本期持续 1~2 个月。

(2)急性无黄疸型肝炎：较黄疸型肝炎多见。除无黄疸外，其他临床表现与黄疸型相似，通常起病较缓慢，症状较轻，主要表现为全身乏力、食欲下降、腹胀、恶心、肝区痛、肝大、有叩击痛及轻压痛等。病程多在 3 个月以内。

2.**慢性肝炎**　是指急性肝炎病程 6 个月以上，或原有乙、丙、丁型肝炎或有 HBsAg 携带史而因同一病原再次出现肝炎症状、体征及肝功能异常者。轻度病情较轻，症状不明显；重度主要表现为全身不适、乏力、食欲减退、厌油、腹胀等，体检见肝病面容、肝掌、蜘蛛痣、脾大，实验室检查 ALT、AST 反复或持续升高。A/G 比例异常；中度病情严重程度居于轻、重度之间。

3.**重型肝炎(肝衰竭)**　是病毒性肝炎最严重的一种类型，病死率高。

(1)临床表现：①黄疸进行性加深；②肝进行性缩小，出现肝臭；③出血倾向；④迅速出现腹水、中毒性鼓肠；⑤神经精神系统症状(肝性脑病)：早期可出现计算能力下降、定向力障碍、精神行为异常、烦躁不安、嗜睡、扑翼样震颤等，晚期可发生昏迷；⑥肝肾综合征：出现少尿甚至无尿，电解质酸碱平衡紊乱，血尿素氮升高。

(2)分类：可分为四类，以慢性重型肝炎最为常见。

①急性重型肝炎(急性肝衰竭)：亦称暴发型肝炎。起病急，早期即出现上述重型肝炎的临床表现。发病多有诱因，本病病死率高，常达 70% 以上，病程不会超过三周。

②亚急性重型肝炎(亚急性肝衰竭)：又称亚急性肝坏死，起病较急，发病 15 天~26 周内

出现肝衰竭症候群。首先出现Ⅱ度以上肝性脑病，称脑病型；首先出现腹水及相关症候(包括胸水等)者，称为腹水型。此型病程可长达数月，易发展成为肝炎后肝硬化。

③慢加急性(亚急性)重型肝炎：是在慢性肝病基础上出现的急性或亚急性肝功能失代偿。

④慢性重型肝炎(慢性肝衰竭)：是在肝硬化或乙肝表面抗原携带病史基础上，肝功能进行性减退导致的以腹水或门脉高压、凝血功能障碍和肝性脑病等为主要表现的慢性肝功能失代偿，预后差，病死率高。

(3)重型肝炎发生的诱因：①病后未适当休息；②并发各种感染，常见胆系感染、原发性腹膜炎等；③长期大量嗜酒或在病后嗜酒；④服用对肝脏有损害药物；⑤合并妊娠。

4.其他类型

(1)淤胆型肝炎：亦称毛细胆管炎型肝炎，是以肝内淤胆为主要表现的一种特殊临床类型。临床表现类似急性黄疸型肝炎，有梗阻性黄疸临床表现，可出现皮肤瘙痒，粪便颜色变浅或灰白色，肝肿大和梗阻性黄疸的实验室检查指标异常。

(2)肝炎肝硬化：根据肝脏炎症情况分为活动性与静止性两型。①活动性肝硬化：有慢性肝炎活动的表现，伴有腹壁及食管静脉曲张、腹水、肝缩小及质地变硬、脾进行性增大及门脉高压征表现。②静止性肝硬化：无肝炎活动的表现，症状轻或无特异性，可有上述体征。根据肝组织病理及临床表现分为代偿性肝硬化和失代偿性肝硬化。

(三)心理-社会状况

周围人群对病毒性肝炎患者的隔离治疗及歧视态度会增加患者心理压力，导致患者孤独、自卑，患者担心患病后对家庭、学习、工作、生活等的影响，及对疾病预后的焦虑；家庭经济状况不佳、社会支持系统作用缺失等，导致患者情绪低落、悲观失望。

(四)辅助检查

1.肝功能检查

(1)血清酶测定：丙氨酸氨基转移酶(ALT)是目前临床上肝功能检查最常用的指标，急性肝炎时明显升高，黄疸出现后开始下降。慢性肝炎和肝硬化时轻至中度升高或反复异常，重型肝炎患者可出现 ALT 快速下降，胆红素不断升高的"胆酶分离"现象，提示肝细胞大量坏死。天门冬氨酸氨基转移酶(AST)升高提示线粒体损伤。且与肝病严重程度呈正相关，急性肝炎时 AST 持续在高水平则可能转变为慢性肝炎。胆碱酯酶降低提示

慢性肝炎肝功能检查
异常程度参考标准

肝细胞损伤，其值越低表明病情越严重。其他血清酶类，如乳酸脱氢酶(LDH)、氨酰转肽酶(AGT)、碱性磷酸酶(ALP)在肝病时可升高。

(2)血清蛋白测定：中度以上慢性肝炎、肝硬化、重型肝炎时白蛋白下降，球蛋白升高，A/G 比值下降甚至倒置。

(3)胆红素测定：胆红素含量是反映肝细胞损伤严重程度的重要指标，黄疸型肝炎时，直接和间接胆红素均升高。

(4)凝血酶原活动度(PTA)测定：PTA 高低与肝损程度成反比。<40%是诊断重型肝炎的重要依据，也是判断重型肝炎预后最敏感实验室指标，PTA 越低，预后越差。

(5)血氨浓度测定：重型肝炎、肝性脑病患者可有血氨升高。

2.尿常规检查

肝细胞性黄疸时尿胆红素和尿胆原均为阳性,溶血性黄疸以尿胆原为主,梗阻性黄疸以尿胆红素为主,深度黄疸或发热的患者尿胆红素呈阳性,尿中还可出现少量蛋白质及红细胞、白细胞或管型。

3.病原学检查

(1)甲型肝炎:①血清抗 HAV IgM 阳性表明有近期感染,是早期诊断甲型肝炎最简便和可靠的血清学指标;②血清抗 HAV IgG 为保护性抗体,见于甲型肝炎疫苗接种后或曾感染过 HAV 的患者。

(2)乙型肝炎:血清病毒标记物的临床意义见表2-1。

表2-1　血清病毒标记物的临床意义

血清病毒标记物	临床意义
乙型肝炎表面抗原(HBsAg)	阳性见于 HBV 感染者,阴性不能排除 HBV 感染,无症状携带者和慢性患者 HBsAg 阳性可持续多年,甚至终生
乙型肝炎表面抗体(抗-HBs)	抗-HBs 为保护性抗体,阳性表明对 HBV 有免疫力,见于乙肝疫苗接种后、乙肝恢复期或既往感染
乙型肝炎 e 抗原(HBeAg)	阳性表明 HBV 处于复制状态,有传染性,持续阳性预示趋向慢性
乙型肝炎 e 抗体(抗-HBe)	阳性有两种可能性:一是 HBV 复制减少或停止,病情稳定,ALT 多正常,传染性较弱。二是 HBV 前 C 区基因发生变异,病毒复制仍活跃,传染性较强,病情加重
乙型肝炎核心抗原(HBcAg)	血液中游离的 HBcAg 极少,因此很少用于临床常规检测,有很强的免疫原性,阳性表示病毒呈复制状态,有传染性
乙型肝炎核心抗体(抗-HBc)	抗-HBc IgM 是 HBV 感染后较早出现的抗体,阳性见于急性期或慢性乙肝急性发作期;抗-HBc IgG 阳性是既往感染的标志,保持多年

(3)丙型肝炎:①抗 HCV IgM 阳性表明现症 HCV 感染,抗 HCV IgG 阳性提示现症感染或既往感染;HCV RNA 阳性表明病毒感染和复制。

(4)丁型肝炎:血清或肝组织中 HDV RNA 和(或)HDV Ag 阳性可以确诊为 HDV 感染,抗 HDV IgG 阳性是现症感染的标志,高滴度抗 HDV IgG 表明感染的持续存在,见于慢性丁型肝炎。

乙肝两对半的
临床意义分析

(5)戊型肝炎:抗 HEV IgM 和抗 HEV IgG 阳性均可诊断为 HEV 感染。

(五)治疗原则及主要措施

目前尚无特效治疗方法,治疗原则以充足休息、补充营养为主,辅以适当药物治疗,避免饮酒、过劳、使用肝损害药物。

1.急性肝炎　以一般治疗和对症、支持治疗为主。应卧床休息,辅以适当药物,如各种维生素 B 族和维生素 C。除急性丙型肝炎外,一般不主张应用抗病毒药物,急性丙型肝炎则以应用干扰素联合利巴韦林进行抗病毒治疗为宜。

2.慢性肝炎：药物治疗

(1)改善和恢复肝功能药物。常用药物有：①非特异性护肝药：如各种维生素、葡醛内酯(肝泰乐)、还原型谷胱甘肽等；②降酶药：如垂盆草、五味子制剂等。

(2)免疫增强剂：常用药物有胸腺素、胸腺肽等。

(3)抗肝纤维化：主要有丹参、冬虫夏草、核仁提取物等。

(4)抗病毒治疗

1)干扰素 a：可用于慢性乙型肝炎和丙型肝炎抗病毒治疗。治疗慢性丙型肝炎时联合利巴韦林可提高疗效。

2)核苷类似物：主要用于乙型肝炎抗病毒治疗。常用的药物有拉米夫定、替比夫定，其他核苷类药物有阿德福韦酯、恩替卡韦等。

3.重型肝炎

以支持、对症治疗为基础的综合治疗，促进肝细胞的再生，预防和治疗并发症，有条件时可采用人工肝支持系统，争取行肝移植。

(1)一般支持疗法：可补充足量维生素、输入人血白蛋白或新鲜血浆。注意维持水、电解质及酸碱平衡和热量供应。

(2)促进肝细胞再生：肝细胞生长因子等。

(3)并发症治疗：

1)肝性脑病：①氨中毒防治：静脉滴注谷氨酸钠、盐酸精氨酸等。口服乳果糖以酸化肠腔，减少氨吸收及保持大便通畅。②维持氨基酸比例平衡：可用氨基酸制剂。③治疗脑水肿：快速滴注 20%甘露醇和呋塞米(速尿)脱水治疗。

2)出血：使用止血药物，也可输入新鲜血、血小板或凝血因子等。

3)继发感染：根据药物敏感试验及临床经验选用抗生素。

4)肝肾综合征：避免使用肾损害药物及血容量不足等诱因，目前尚无有效治疗方法。

(4)其他治疗：有条件时可行人工肝治疗、进行肝移植。

【主要护理诊断/问题】

1.活动无耐力　与肝功能受损、能量代谢障碍有关。

2.营养失调：低于机体需要量　与食欲下降、呕吐、腹泻、消化和吸收功能障碍有关。

3.潜在并发症　上消化道出血、肝性脑病、肝肾综合征。

4.体温过高　与肝炎病毒感染、继发感染、重型肝炎引起大量肝细胞坏死有关。

5.有皮肤完整性受损的危险　与胆盐沉着刺激皮肤神经末梢引起瘙痒、重型肝炎大量腹水形成、长期卧床有关。

6.有感染的危险　与免疫功能低下有关。

课堂互动▶请为案例导入中的患者提出相应护理诊断/问题及护理目标。

【护理目标】

1.患者活动耐力增强。

2.患者食欲增加，营养状况改善。

3.患者能正确认识疾病,主动有效控制焦虑等紧张情绪。

4.患者无并发症发生,或出现并发症能被及时发现并得到有效处理。

【护理措施】

(一)一般护理

1.隔离措施　甲型和戊型肝炎患者采取消化道隔离,乙型、丙型、丁型肝炎患者采取血液、体液隔离。室温维持在20℃~24℃,湿度55%~60%为宜,经常通风换气。急性肝炎、慢性肝炎活动期、重型肝炎应卧床休息,协助患者做好生活护理。当症状减轻、黄疸好转、肝功能改善后,逐步增加活动量,以不感到疲劳为度。肝功能正常1~3个月后可恢复日常活动及工作,仍应避免过度劳累和重体力劳动。

2.饮食护理　补充营养及液体。各型肝炎患者都应避免长期摄入高糖、高热量饮食,腹胀时控制产气食物(如豆制品)摄入,禁饮酒。①急性期患者:宜进食清淡、易消化、富含维生素的流质饮食。进食不能满足生理需要时,可遵医嘱静脉补充葡萄糖、脂肪乳和维生素。黄疸消退期患者可逐步增加饮食,少食多餐,避免暴饮暴食。②慢性期患者:以优质蛋白为主,如鸡肉、瘦猪肉、牛肉、牛奶、鱼等;碳水化合物要每天保证足够热量;脂肪每天多选用植物油;多食水果、蔬菜等富含维生素食物。③肝炎后肝硬化、重型肝炎患者:如血氨升高、有肝性脑病倾向及症状时应限制蛋白质摄入,供给足够热量和维生素,以碳水化合物为主,可进食葡萄糖、果汁、蜂蜜、面条、稀饭等。昏迷患者可鼻饲25%葡萄糖液供给热量,以减少体内蛋白质分解,患者神志清楚后,应逐步增加蛋白质饮食,每天20 g,以后每3~5天增加10 g,注意短期内不能超过每天40~50 g,以植物蛋白为宜。因脂肪延缓胃排空,应尽量少用。

课堂互动▶ 作为慢性重型乙型肝炎患者的责任护士,你该如何做好患者的饮食护理?

(二)病情观察

监测生命体征及肝功能。对急性肝炎患者应评估其消化道症状、黄疸情况,观察尿液颜色变化。密切观察重型肝炎患者精神和意识状况,凝血酶原时间、血小板、血红蛋白计数、血尿素氮、血肌酐、血清钾、钠、24小时尿量、尿比重等。

(三)用药的护理

遵医嘱使用改善和恢复肝功能药物、降酶药、免疫增强剂、抗肝纤维化药、抗病毒药物等。注意观察药物不良反应。

1.干扰素a常见不良反应及处理　①类流感综合征,如发热、头痛、肌肉痛等症状,应嘱患者多饮水、卧床休息,必要时遵医嘱给予解热镇痛药对症处理,多数患者体温在24小时内均能恢复正常,不必停用干扰素。②骨髓抑制,表现为粒细胞及血小板计数减少,一般停药后可自行恢复,当中性粒细胞<$0.5×10^9$/L,或血小板<$30×10^9$/L时,应停药。待血常规恢复后可重新恢复治疗,但需密切观察。③神经精神症状,如焦虑、抑郁、易怒、兴奋等,出现抑郁及精神症状时应停药。④脱发、失眠、轻度皮疹,如出现癫痫、肾病综合征、间质性肺炎和心律失常时应停药观察。⑤诱发自身免疫性疾病,如出现甲状腺炎、血小板减少性紫癜、溶血性贫血、风湿性关节炎、1型糖尿病时应停药。

2. 核苷类似物 不良反应主要有头痛、疲乏、胃痛、腹泻等,偶见过敏反应。

(四)对症护理

1. 黄疸的护理 患者出现黄疸时应卧床休息,注意观察黄疸的变化。保持皮肤清洁,剪短指甲,嘱患者不要搔抓,以免皮肤破损引起感染和皮下出血。用温水清洗皮肤,忌用刺激性洗浴用品。

2. 腹水的护理 大量腹水患者应取半卧位,记录24小时出入量,限制水钠摄入,定期测量患者的体重、腹围,监测尿量变化,注意维持水、电解质酸碱平衡。

3. 腹胀的护理 观察患者腹胀程度,避免进食产气食物,如豆制品、牛奶等,协助患者在床上变换体位,鼓励患者在床上做肢体的屈伸活动,指导并协助患者进行腹部按摩,必要时遵医嘱行肛门排气。

4. 上消化道出血的护理

(1)病情监测:监测生命体征,严密观察患者出血部位、表现、程度,及时发现新的出血及其先兆征象,记录出血量。监测凝血酶原时间、血小板计数、血红蛋白,必要时备血。

(2)一般护理:急性出血期给予禁食,出血停止后遵医嘱给予冷流质,逐步改为半流质。指导患者稳定期进食易消化软食,避免过硬、过粗糙、刺激性食物。保持大便通畅,排便时不可过于用力,以防腹压骤增诱发出血。便秘者遵医嘱使用开塞露或缓泻剂促进通便。

(3)用药护理:遵医嘱使用维生素K等止血药物,给予新鲜血浆或凝血因子复合物补充凝血因子,必要时使用生长抑素,慎用肝素。

(4)肝性脑病的护理:

1)病情监测:监测患者生命体征及瞳孔变化,密切注意肝性脑病早期征象,如患者性格、行为异常,扑翼样震颤,观察患者思维及认知是否改变,评估患者意识障碍程度,定期复查血氨、肝功能、肾功能、电解质,若有异常应及时通知医生并协助处理。

2)一般护理:绝对卧床休息,专人守护,躁动患者谨防坠床等意外;肝昏迷时禁蛋白饮食,病情好转后予低蛋白饮食,如不能进食者可鼻饲流质;注意口腔、皮肤护理;保持大便通畅,忌用肥皂水灌肠。

3)用药护理:遵医嘱给予口服新霉素、诺氟沙星等抑制肠道细菌药物;在合理应用抗生素基础上,及时应用微生态制剂,调节肠道微环境;用谷氨酸钠、精氨酸、门冬氨酸钾镁降血氨;用左旋多巴纠正假性神经递质;用20%甘露醇和呋塞米快速静滴减轻脑水肿,注意维持电解质平衡。

(五)心理护理

观察患者心理变化及情绪反应,关心体贴患者,多给予安慰和鼓励。同时对家属进行预防疾病、预防接种的指导。

(六)健康指导

1. 对患者的指导 向患者及家属讲解病毒性肝炎的家庭护理和自我保健知识。慢性乙型和丙型肝炎反复发作的诱因常为过度劳累、感染、酗酒、暴饮暴食、不合理用药、不良情绪等。患者应保持乐观情绪,正确对待疾病,生活规律,劳逸结合,恢复期患者可参加散步、体操等轻微体育活动,待体力完全恢复后再参加正常工作。加强营养,适当增加蛋白质摄入,但要避免长期高热量、高脂肪饮食。戒烟酒,不滥用药物,如吗啡、苯巴比妥类、磺胺类及氯丙嗪等药物，以免加重肝损害。实施适当的家庭隔离，如患者的食具、用具和洗漱用品应专用，患者的排泄物、分泌物可用3%漂白粉消毒后弃去。患者应自觉注意卫生，养成良好卫生习惯，防止唾液、血液及其他排泄物污染环境。家中密切接触者，可预防接种。定期检查：急性肝炎患者出院后第一个月复查1次，以后每1~2个月复查1次，半年后每3个月复查1次，定期复查1~2年。慢性肝炎患者出院后遵医嘱定期复查肝功能、病毒血清学指标、肝脏B超和与肝纤维化有关的指标，以及时调整治疗方案。

2. 疾病预防指导

（1）管理传染源：肝炎患者和病毒携带者是本病的传染源。急性患者应隔离治疗至病毒消失，对供血者进行严格筛查。做好血源监测，现症感染者应禁止从事托幼、餐饮等工作。

（2）切断传播途径：甲型和戊型肝炎应预防消化道传播，加强粪便管理，保护水源，严格饮用水消毒，加强食品卫生和食品消毒。乙型、丙型、丁型肝炎应预防通过血液和体液传播。凡接受输血、大手术及应用血制品的患者，定期检测肝功能及肝炎病毒标记物，以便早期发现由血液和血制品所致的各型肝炎。推广一次性注射用具，重复使用的医疗器械要严格消毒灭菌，生活用具应专用。接触患者后用肥皂和流动水洗手。采取主动和被动免疫以阻断母婴传播。

知识链接：甲肝疫苗

（3）保护易感人群：甲型肝炎易感者可接种甲型肝炎疫苗，对接触者可预防注射人丙种球蛋白进行被动免疫。我国预防和控制乙型肝炎流行最关键措施是接种乙型肝炎疫苗，新生儿应进行普种，易感者均可接种。与HBV感染者密切接触者、医务人员、保育员、同性恋者、药瘾者等高危人群及从事餐饮服务、食品加工等职业的人群为主要接种对象。

知识链接：乙肝疫苗
接种意义重大

课堂互动▶ 作为慢性重型乙型肝炎患者的责任护士，你该如何做好患者的健康宣教？

【护理评价】

1. 患者活动耐力是否恢复正常。
2. 患者食欲是否增加，营养状况有无改善。
3. 患者焦虑等紧张情绪有无缓解和消失。
4. 患者有无并发症发生，出现并发症能否被及时发现并得到处理。

【思考题】

1. 评估急性肝炎和慢性肝炎的身体状况应注意有哪些区别？
2. 乙型肝炎病毒标志物检测，各项血清标志物的临床意义是什么？
3. 如何预防甲型和戊型肝炎？乙、丙、丁型肝炎又应如何预防？

测一测

第二节 艾滋病患者的护理

学习目标

1. 掌握：艾滋病患者的临床特征、护理诊断、护理措施的操作步骤。
2. 熟悉：艾滋病的流行病学特点、实验室检查及用药要点。
3. 了解：艾滋病的发病机制。
4. 学会应用护理程序对艾滋病患者实施整体护理。
5. 遵守职业道德，严格执行保密制度；具有爱伤理念，尊重艾滋病患者的身心需求，具备良好的沟通能力。

案例导入

患者，男，26岁。因"发热、胸闷、咳嗽、咳痰2月余"拟"肺部感染"入院。患者痰多、黏稠难以咳出，食欲、睡眠欠佳，有多次输血史，护理体检：T 38.5℃，P 101次/分，R 23次/分，BP 120/80 mmHg，两肺呼吸音粗，可闻及双肺弥漫性细湿啰音。实验室检查：HIV抗体阳性，胸部CT示肺部感染。

问题：

1. 若该男子是HIV感染者，初步推断可能的感染的途径有哪些？
2. 为明确诊断，需要为该男子做哪些检查？
3. 目前患者存在的主要护理诊断/问题及具体护理措施有哪些？
4. 患者家属询问患者的疾病诊断及相关注意事项时，医护人员该如何进行指导？能否直接告诉家属患者疾病诊断？

【疾病概述】

艾滋病又称获得性免疫缺陷综合征（acquired immunodeficiency syndrome，AIDS），是由人免疫缺陷病毒（H1V又称艾滋病病毒）引起的慢性传染病。临床上有明显的后天获得性免疫缺陷表现，以发生各种机会性感染或恶性肿瘤为特征。患者和无症状病毒携带者是本病传染源，主要经性接触、血液及母婴传播。

HIV主要侵犯、破坏CD4$^+$ T淋巴细胞，导致机体细胞免疫功能严重缺陷，最终并发各种严重机会性感染或肿瘤。体内有HIV病毒，未出现艾滋病临床表现者称为HIV感染者；同时有艾滋病表现者称为艾滋病患者。本病传播迅速、发病缓慢，目前无特效治疗，死亡率极高，以预防为主。属于我国法定乙类传染病，需严格管理。

自1981年美国首次报道艾滋病以来，至少199个国家和地区发现艾滋病病毒感染者。我国于1985年发现首例艾滋病患者，现进入快速增长期，艾滋病正由高危人群向普通人群传播。

(一)病原学

HIV 是单链 RNA 病毒,属反转录病毒科,分两型,HIV-1 型和 HIV-2 型,均能引起艾滋病。我国流行的艾滋病主要由 HIV-1 型引起。HIV 抵抗力弱,对酸、热和常用消毒剂较敏感,加热 100℃ 20 分钟、75% 的乙醇、0.2% 次氯酸钠及含氯消毒剂可使其灭活,但对紫外线不敏感。HIV 进入人体后可刺激机体产生抗体,但保护作用很弱,血清同时存在抗体和病毒时仍有传染性。

(二)流行病学

1.传染源　艾滋病患者和 HIV 感染者是本病的传染源。艾滋病患者传染性最强,但 HIV 感染者(无症状的病毒携带者)更具有流行病学的意义。血清病毒核酸(HIV-RNA)阳性而抗-HIV 阴性的窗口期感染者也是重要传染源,窗口期通常为 2~6 周。我国疾控中心将"窗口期"暂定为三个月。

2.传播途径　传播途径主要通过性接触传播、血液传播及母婴传播。

(1)性接触传播:是主要传播途径,HIV 存在于血液、阴道分泌物和精液中,眼泪、唾液及乳汁等体液中也含 HIV。HIV 感染者或艾滋病患者 70% 以上有性接触传播引起,故性接触传播是本病最主要传播途径。

(2)血液传播:共用针具注射、输注含病毒的血液及血制品、被污染针头刺伤或破损皮肤意外接触病毒污染物等可传播。另外,手术、拔牙、介入治疗、共用剃刀等可导致感染。

(3)母婴传播:感染病毒的妊娠妇女可通过胎盘、产道及产后血性分泌物或哺乳传给婴儿,HIV 阳性孕妇 11%~60% 会发生母婴传播。

(4)其他:此外,接受病毒感染者的器官移植或人工授精也可造成感染。

因病毒在外界干燥环境下抵抗力很弱,短时间内将会失去活性和感染力,所以握手、拥抱、共用办公用具、共用卧具及浴池等不易传播艾滋病。

3.人群易感性

人群普遍易感,以 50 岁以下青壮年居多,占 80% 以上,高危人群是男同性恋者、静脉注射吸毒者、性乱交者、多次接受输血或血制品治疗者、HIV 感染的母亲所生的婴儿等。

4.流行特征

据调查,在每日新增艾滋病患者比例中尤以非洲最为严重,亚洲也出现了快速增长势头。我国 2017 年统计报告有 HIV 感染者 57194 例,2013—2017 年期间,艾滋病患者的报告死亡数均居我国乙类传染病死亡数的首位。全国艾滋病疫情正在从高危人群向一般人群扩散。

课堂互动 ▷ 医护人员与艾滋病患者日常接触,是否需要做严格防护? 为什么?

知识链接

人类正面对着两个威胁,恐怖主义和艾滋病。与恐怖主义相比,艾滋病在过去一年里夺走了更多人的生命。

——联合国前秘书长安南

【发病机制与病理】

HIV 主要侵袭人体的免疫系统，即人体抵抗各种外来感染的自然防御系统。CD4$^+$ T 淋巴细胞是人体免疫系统中的重要免疫细胞，也是受 HIV 攻击的主要靶细胞。HIV 在 CD4$^+$ T 淋巴细胞内大量复制导致细胞溶解或破裂，使 CD4$^+$ T 淋巴细胞不断减少，细胞免疫功能下降，最终并发各种机会性感染和肿瘤，直至死亡。此外，受 H1V 感染的巨噬细胞可携带 HIV 透过血脑屏障，引起中枢神经系统感染造成神经系统病变和精神障碍。

【护理评估】

(一)健康史

询问患者：①有无与艾滋病患者或无症状病毒携带者的密切接触史，有无性乱史；②有无输血、使用血制品史，有无血友病病史，有无器官移植及血液透析史等；③有无间歇或持续性发热史；④有无体重持续下降；⑤有无慢性咳嗽、反复腹泻或头痛症状，持续多长时间；⑥有无反复出现带状疱疹的表现等。

(二)身体状况

潜伏期一般认为 2~10 年，可短至数月，也可长达 15 年。临床表现十分复杂，在不同阶段临床表现各不相同，根据我国关于艾滋病的诊断标准，将艾滋病分为急性感染期、无症状感染期和艾滋病期三期。

1. 急性感染期　通常发生在初次感染 HIV 后的 2~4 周，表现以发热最常见，可伴有全身不适、头痛、盗汗、恶心、呕吐、咽痛、腹泻、肌肉关节疼痛、淋巴结肿大及神经系统症状等，易与感冒混淆。症状持续约 1~3 周后缓解或自然消失。此期症状常较轻微，易被忽略。此时血清中可检出 HIV RNA 及 P24 抗原，但检测不到 HIV 抗体，此时处于艾滋病窗口期(从 HIV 进入人体到外周血中能检出 HIV 抗体的这段时间)，在感染 5 周左右，血清 HIV 抗体可呈阳性反应。部分患者可出现轻度白细胞和(或)血小板减少或肝功能异常。

2. 无症状感染期　多由急性感染期症状消失后延伸而来，也可无明显症状而直接进入此期，临床无任何症状。血清学检查可检出 HIV 以及核心蛋白和包膜蛋白抗体，CD4$^+$ T 淋巴细胞逐渐下降。此期一般持续 6~10 年或更长，具有传染性。

3. 艾滋病期　是艾滋病病毒感染最终阶段，主要临床表现为 HIV 相关症状、各种机会性感染及肿瘤。

(1)HIV 相关症状：出现持续 1 个月以上的发热、盗汗、腹泻及体重明显减轻。另可出现全身淋巴结肿大，表现为除腹股沟淋巴结以外，全身其他部位两个或两个以上淋巴结肿大，直径在 1 cm 以上，无黏连，无压痛，淋巴结肿大一般持续 3 个月以上。

(2)各种机会性感染及肿瘤：因免疫功能严重缺陷，易发生各种机会性感染及恶性肿瘤，并可累及全身各个系统及器官，临床表现极其复杂。①呼吸系统：人肺孢子虫引起肺孢子菌导致的肺孢子菌肺炎最常见，是本病机会性感染死亡主要原因，表现为慢性咳嗽、发热、血氧分压下降等；②消化系统：白色念珠菌、疱疹和巨细胞病毒引起的口腔和食管炎及溃疡最常见。疱疹病毒、隐孢子虫、鸟型分枝杆菌和卡波西肉瘤侵犯胃肠黏膜常引起腹泻、体重减轻、感染性肛周炎、直肠炎；③中枢神经系统：结核性脑膜炎、脑弓形虫病及各种病毒性脑膜炎，原发性脑淋巴瘤和转移性淋巴瘤，HIV直接感染中枢神经系统可引起艾滋病痴呆综合征、无菌性脑炎；④皮肤黏膜：带状疱疹、传染性软疣、尖锐湿疣等。⑤眼部：弓形虫性视网膜炎、巨细胞病毒、眼部卡波西肉瘤等；⑥口腔：可见鹅口疮、舌毛状白斑、牙龈炎等；⑦继发肿瘤：常见卡波西肉瘤和恶性淋巴瘤。

(三)心理-社会状况

由于人们对本病的恐惧心理和特殊的流行病学特征，患者往往受到他人回避，甚至歧视，加之本病无特效治疗及预后不良，极易产生恐惧、孤独、焦虑、悲伤、失落、罪恶感甚至自杀念头。

(四)辅助检查

1. 一般检查　出现不同程度贫血，血红蛋白、红细胞计数、白细胞及血小板不同程度降低，红细胞沉降率加快；尿蛋白阳性。

2. 免疫学检查　T细胞总数降低，$CD4^+$ T淋巴细胞减少。

3. 病毒抗体检测　为诊断HIV感染的金标准，用酶联免疫吸附试验、免疫荧光法筛查，灵敏度达99%，筛查后的结果经蛋白印迹实验确认。

4. 病毒抗原检测　用酶联免疫吸附试验检测血清HIVP24抗原，常用于疾病早期诊断。

知识链接

艾滋病的"四免一关怀"政策

2004年我国卫生部提出：

1. 免费为农村和城镇经济困难的艾滋病患者提供抗病毒药物；

2. 免费为自愿检测的人员提供初次检测；

3. 免费为感染艾滋病病毒的孕妇提供母婴阻断药物及婴儿检测试剂；

4. 免收艾滋病致孤儿童上学费用。

各级政府及有关部门将生活困难的艾滋病患者纳入政府救助范围，按照国家有关规定给予必要的生活救济。

(五)治疗原则及主要措施

目前尚无特效疗法，因而强调综合治疗，包括抗病毒、免疫调节、控制机会性感染和抗肿瘤治疗等。早期抗病毒是治疗艾滋病的关键，它既能缓解病情，又能预防和延缓艾滋病相关疾病的出现，减少机会性感染和肿瘤发生。

1. 抗病毒治疗　因HIV在抗病毒治疗过程中易发生突变，从而产生耐药性，目前主张联合用药，称为高效抗反转录病毒治疗(HAART，俗称"鸡尾酒"法)。国内使用抗HIV的药物有四大类12种，包括核苷类反转录酶抑制剂(NRTIs)、非核苷类反转录酶抑制剂(NNRTIs)、蛋白酶抑制剂(PIs)、整合酶抑制剂，即①核苷类反转录酶抑制剂，如齐多夫定(AZT)、拉米夫定等，可抑制病毒复制，对减轻症状、延长生命有一定效果；②非核苷类反转录酶抑制剂，如奈韦拉平、依非韦仑等；③蛋白酶抑制剂，如奈非那韦、沙奎那韦等；④整合酶抑制剂，如拉替拉韦、埃替格韦。对成人和青少年初次治疗，推荐使用2种NRTIs+1种NNRTIs，或者2

种 NRTIs+1 种加强型 PIs。三类抗病毒药物以特定的方式组合应用称为高效抗反转录病毒治疗(HAART)，这就是"鸡尾酒"法。HAART 可使艾滋病患者体内的病毒降至检测不到的水平，延长患者生存期。

2. 免疫调节治疗 应用免疫增强剂，如干扰素、白细胞介素Ⅱ、胸腺肽等，以提高患者免疫功能。

3. 并发症治疗 根据机会性感染的病原体和肿瘤不同类型采用相应治疗方法。例如，卡氏肺孢子虫肺炎可用复方磺胺甲基异恶唑等治疗；弓形虫病可用螺旋霉素治疗；病毒感染可用阿昔洛韦治疗；鸟分枝杆菌感染可用阿奇霉素或克拉霉素治疗；卡波西肉瘤可用阿霉素与干扰素联合治疗。

【主要护理诊断/问题】

1. 有感染的危险 与免疫功能受损有关。

2. 营养失调：低于机体需要量 与食欲缺乏、慢性腹泻及艾滋病期并发各种机会性感染和肿瘤消耗有关。

3. 恐惧 与艾滋病预后不良、疾病折磨、担心受到歧视有关。

4. 活动无耐力 与 HIV 感染、并发各种机会性感染和肿瘤有关。

5. 腹泻 与并发胃肠道机会性感染和肿瘤有关。

6. 社交孤立 与艾滋病患者实施强制性管理，采取严格血液和体液隔离有关。

【护理目标】

患者恐惧感减轻，学会自我护理，延长生命；患者营养失调得到恢复；活动能力增强；皮肤清洁、完整；机会性感染减少。

【护理措施】

(一)一般护理

1. 隔离措施 艾滋病期患者应在执行血液/体液隔离的同时实施保护性隔离，在急性感染期和艾滋病期应卧床休息，以缓解症状；无症状期可以照常工作，但应避免过度劳累。

2. 饮食护理 给予高热量、高维生素、高蛋白、易消化饮食，保证营养的供给，以增强机体抵抗力。根据患者的饮食习惯，注意食物的色、香、味，少食多餐，设法促进患者的食欲。呕吐者饭前 30 分钟给予止吐药。腹泻者忌食生冷及刺激性食物，应给予少渣、少纤维素、高热量、高蛋白、易消化的流质或半流质饮食，并鼓励患者多饮水。不能进食者给予鼻饲饮食，必要时可给予静脉补充营养物质。

(二)病情观察

严密观察有无肺、胃肠道、中枢神经系统、皮肤黏膜等机会性感染的发生，以便及早发现、及时处理。监测营养状况，如皮下脂肪、皮肤弹性、体重变化及血红蛋白等。

(三)用药护理

遵医嘱使用抗病毒药及治疗并发症的药物。至今无特效抗病毒药物，只能暂时抑制病毒复制。本病的主要治疗药是 AZT，副作用大，主要是严密观察其严重的骨髓抑制作用，早期可出现巨幼红细胞性贫血，晚期可有中性粒细胞及血小板下降，也可见恶心、头痛和肌炎等症状。应定期检查血象并做好输血准备。

（四）对症护理

加强口腔和皮肤清洁护理，防止继发感染所引起的不适。长期腹泻患者应加强肛周皮肤护理，每次大便后用温水清洗，擦干后可局部涂抹润肤油以保护皮肤。

> **课堂互动** ▶ 在经患者允许后家属知晓本疾病基本情况，但担心生活中与患者一起吃饭、聊天会被传染，作为当班护士，该如何对患者及家属进行指导？

（五）心理护理

多与患者进行沟通，运用倾听技巧，了解其心理状态。由于艾滋病缺乏特效根治法，预后不良，加之疾病折磨，患者易出现焦虑、抑郁、恐惧等心理障碍，部分可出现报复社会、自杀等行为。护士要真正关心体谅患者，并注意保护其隐私，了解患者的社会支持资源状况及对资源的利用度，鼓励亲属、朋友给其提供生活上和精神上的帮助，解除孤独、恐惧感。

（六）健康指导

1. 对患者的指导

指导患者充分认识本病的传播方式、预防措施、保护他人及自我健康监控方法，HIV 感染者应做到：①定期或不定期的回访及医学观察；②患者的血、排泄物和分泌物应进行消毒处理；③性生活使用避孕套；④严禁捐献血液、器官、精液等；⑤出现临床症状、感染或恶性肿瘤者，应积极住院治疗；⑥育龄期妇女应避免妊娠、生育，哺乳期妇女应人工喂养婴儿。

2. 疾病预防指导

（1）管理传染源：本病是我国法定传染病分类中的乙类传染病，发现 HIV 感染者应尽快向当地疾病预防控制中心报告。同时加强艾滋病防治知识宣传教育，使群众了解艾滋病传播途径，积极采取自我防护，并加强国境检疫。

（2）切断传播途径：加强性道德教育，严格打击制止卖淫、嫖娼活动。高危人群需使用避孕套，规范治疗性病。加强血制品使用规范，使用一次性医疗器具，严格筛查血液及血制品，注意个人卫生，避免共用针头、注射器、牙具、刮须刀等。

（3）保护易感人群：注射、手术、拔牙等应严格无菌操作，防止医源性感染。加强对高危人群的艾滋病疫情监测。

> **课堂互动** ▶ 艾滋病患者普遍存在营养失调问题，作为一名护理人员，我们如何来帮助患者改善其营养状况？

【护理评价】

1. 患者恐惧感是否减轻，是否学会自我护理。
2. 患者营养失调是否得到恢复。
3. 患者活动能力是否增强。
4. 患者皮肤是否清洁、完整。
5. 患者机会性感染是否减少。

案例分析

1.艾滋病主要临床表现有哪些?

2.艾滋病患者用药护理的重点是哪些?

3.如何做好艾滋病预防指导?

测一测

第三节　手足口病患者的护理

学习目标

1.掌握:手足口病患者的流行病学特征、身体状况、常见并发症、护理措施及预防方法。

2.熟悉:手足口病的常见并发症的防治及治疗原则。

3.具有博爱的工作态度,善于通过患儿的家属了解患儿的生活习性,兴趣爱好等,以便更好地根据其特点,制定护理方案,做到因人施护。

案例导入

　　患者,女,1岁,因"发热、腹泻2天"入院,查体:口腔黏膜、舌面有数颗小疱疹,手、足部可见数颗米粒样斑丘疹、疱疹。护理体检:T 38.2℃,P 112 次/分,R 23 次/分,BP 90/60 mmHg。实验室检查:WBC $7×10^9$/L,N 70%;血清学检查特异性 IgM 抗体阳性。

　　问题:

　　1.根据本节内容,请考虑该患儿的可能的诊断是什么?依据有哪些?

　　2.目前存在的主要护理诊断/问题及具体护理措施有哪些?

【疾病概述】

　　手足口病(hand foot and mouth disease,HFMD)是由肠道病毒(EV)感染引起的一种儿童常见传染病。典型临床表现为手、足、口、臀等部位出现皮疹、疱疹和溃疡。多数患儿预后良好,少数病情进展迅速,出现中枢神经系统损害和心肺功能衰竭,病情危重者可导致死亡。

　　手足口病主要通过呼吸道或消化道侵入机体所致,其中主要以柯萨奇病毒 A 组 16 型

(CV-A16)和肠道病毒 71 型(EV-A71)感染最为常见。人群对引起手足口病的肠道病毒普遍易感,以 5 岁以下儿童为主,3 岁以下发病率最高,潜伏期多为 2~10 天,平均 3~5 天。

(一)病原学

引起手足口病的病原体主要为小 RNA 病毒科、肠道病毒属的一组肠道病毒,包括柯萨奇病毒 A 组的 4、5、9、10、16 型,柯萨奇病毒 B 组及埃可病毒和肠道病毒 71 型,以柯萨奇病毒 A 组 16 型及肠道病毒 71 型最为常见。肠道病毒适合在潮湿、低温的环境下生存和传播,在 4℃可存活一年,在-20℃可长期保存,在自然环境中病毒可长期存活。对紫外线及干燥敏感,各种氧化剂、含氯消毒剂、甲醛、碘酒都能将其灭活。

(二)流行病学

1. 传染源

手足口病患儿和隐性感染者为主要传染源。手足口病隐性感染率高。肠道病毒适合在湿、热的环境下生存,可通过感染者的粪便、咽喉分泌物、唾液和疱疹液等广泛传播。急性期可自咽部排出病毒;疱疹破溃时的液体含有病毒;发病后一周传染性最强;病后数周的患者仍可从粪便中排出病毒。

2. 传播途径

呼吸道传播:包括咽部的分泌物、唾液、飞沫等,可能会引起疾病的传播;粪-口传播:接触了患儿粪便污染的手、玩具、餐具、奶具及床上用品等,没有及时洗手,可引起间接接触传播;密切接触传播:包括接触了患儿的唾液、疱疹液,以及污染的水源等等,都可能会造成疾病的传播。

3. 人群易感性

人群对引起手足口病的肠道病毒普遍易感,感染后可获得免疫力。不同病原型感染后没有交叉保护力,人群可反复感染发病。成人通常经过隐性感染获得相应抗体,患者主要为学龄前儿童,尤以 6 个月~3 岁为主。

4. 流行特征

手足口病分布广泛,四季均可发病,以夏秋季高发。本病常呈暴发流行后散在发生。流行期间,幼儿园等托幼机构易发生集体感染,家庭亦可发生聚集发病的现象。该病传染性强,传播途径广,在短期内可造成较大规模流行。

> **课堂互动** ▶ 根据手足口病的传播途径,讨论如何做好婴幼儿手足口疾病传播的预防措施。

知识链接

手足口病的流行

手足口病是世界范围内常见的儿童流行病,其传播速度较快,范围较广,在全球多个国家和地区(特别是亚太地区)发生多次大规模手足口病暴发流行。我国卫生部 2008 年 5 月 2 日决定,将手足口病正式列入法定丙类传染病检测管理。

【发病机制与病理】

肠道病毒经呼吸道、消化道、间接接触、水及食物等途径进入人体,在咽喉部及消化道等处淋巴组织中复制,形成微病毒血症,随血流进入全身多个重要器官及系统,如肝、胰、肾、心等器官和神经、呼吸系统,以及皮肤、黏膜、肌肉等组织,并大量复制后入血再次形成病毒血症,此时临床上出现发热、口腔疱疹及皮疹等表现,严重者可致上述器官出现严重病变及损害。中枢神经系统损害严重者可出现脑干脑炎,可发生脑水肿、脑疝及循环、呼吸衰竭;呼吸系统严重损害则表现为神经源性肺水肿及休克等。

【护理评估】

(一)健康史

询问患者有无与手足口病患者密切接触史;当地是否有手足口病流行情况;了解患者发病经过,病史的进展情况。询问患者饮食、睡眠,有无头痛、呕吐、抽搐、呼吸困难等情况。起病后经何种处理、服药情况及效果如何等。

(二)身体状况

1.一般病例 急性起病,发热。主要为手掌、脚掌、臀部皮肤出现皮疹和口痛为特征。口腔黏膜疹出现较早,疼痛明显。皮疹开始为粟粒样斑丘疹或水泡,周围有炎性红晕,疱内液体较少。可伴有咳嗽、流涕、食欲下降、恶心、呕吐和头痛等症状。手、足、口病损在患者身上不一定全部出现,部分病例仅表现为皮疹或疱疹性咽峡炎,预后良好,没有后遗症。

手足口皮疹图片

2.重症病例 少数病例(尤其是小于 3 岁者)可出现脑膜炎、脑炎、脑脊髓炎、循环障碍等,病情凶险,可致死亡或留有后遗症。

(1)神经系统表现:精神差、嗜睡、惊厥;头痛、呕吐;肢体肌肉痉挛、眼球震颤、共济失调;无力或迟缓性麻痹。体格检查可见脑膜刺激征、腱反射减弱或消失;危重病例可表现为反复抽搐、昏迷、脑水肿、脑疝等。

(2)呼吸系统表现:呼吸浅促、呼吸困难或节律改变,口唇发绀,口吐白色或咳粉红色泡沫痰;肺部可闻及湿啰音或痰鸣音。

(3)循环系统表现:面色灰暗、皮肤花斑、四肢湿冷、发绀;心率增快或减慢,脉搏减弱甚至消失;血压升高或下降。

3.并发症 病毒侵犯心、脑、肺等重要器官,可引起心肌炎、脑膜炎、无菌性脑炎和肺水肿等严重并发症。

(三)心理-社会状况

评估患儿因不适而出现哭闹、烦躁等情绪变化,对其进行隔离治疗,限制患儿活动区域及陌生环境增加患儿的恐惧。因此,要及时评估患儿及家属对隔离治疗的适应情况等。

(四)辅助检查

1.血常规 一般病例白细胞计数正常,重症病例白细胞计数可明显升高或明显降低。

2.病毒分离 从咽拭子、粪便或肛拭子、脑脊液或疱疹液中可分离出肠道病毒。

3.血清学检查 特异性 IgM 抗体呈阳性,或急性期与恢复期血清 IgG 抗体有 4 倍以上升高。

知识链接

手足口公众预防要点

1. 勤洗手：看护人员和儿童勤用肥皂洗手；
2. 勤晾晒：尿布及时清洗、曝晒；常通风，勤晒衣被；
3. 勤消毒：充分清洗、消毒儿童使用后餐具；
4. 勤检查：流行期间每天检查儿童皮肤和口腔有无异常，注意体温的变化；
5. 两不要：不要让儿童喝生水、吃生冷食物；流行期不宜带儿童到人群聚集公共场所。

——中国疾病预防控制中心

（五）治疗原则及主要措施

目前还缺乏特异、高效抗病毒药物，对症治疗、加强护理、预防并发症是降低死亡率的关键。遵医嘱用药，冰硼散可用于治疗口咽部及手足皮肤疱疹。

1. **轻型病例的治疗**　可在家进行隔离，适当休息，做好口腔和皮肤护理。对发热、咳嗽、腹泻等对症处理。

2. **重症病例的治疗**

（1）神经系统受损：控制颅内高压，限制入量，予甘露醇降颅压。病情严重时，酌情运用糖皮质激素；病情稳定后，尽早停药。密切观察病情变化。

（2）呼吸、循环衰竭：给氧，保持呼吸道通畅，建立两组静脉通道，以便于给予抢救药物；必要时气管插管，抬高患者头肩 15°～30°，保持中立位；留置胃管、导尿管。

（3）恢复治疗：①促进各脏器功能恢复；②康复治疗；③中西医结合治疗。

【主要护理诊断/问题】

1. 皮肤完整性受损　与肠道病毒引起皮疹及继发感染有关。
2. 体温过高　与病毒血症有关。
3. 舒适的改变　与口腔黏膜溃疡引起疼痛有关。
4. 营养失调：低于机体需要量　与发热、口腔黏膜疱疹疼痛、明显摄入不足有关。
5. 潜在并发症　脑膜炎、脑炎、心肌炎、循环衰竭、呼吸衰竭等。

【护理目标】

1. 患者及家属能积极配合治疗。
2. 体温降至正常，一般情况良好。
3. 皮肤黏膜疹消退，无继发感染发生。
4. 营养状况改善，无并发症发生。

【护理措施】

（一）一般护理

1. 隔离措施　严格呼吸道隔离为主，接触隔离为辅。轻症患者居家隔离，至体温正常、皮疹消退、疱疹结痂为止。平均隔离约两周。保持室内空气新鲜、温度适宜，定期通风换气。卧床休息，减少患者体力消耗。

2. 饮食护理　给予高热量、高维生素、清淡易消化、无刺激性温凉流质或半流质饮食，避免饮用牛奶、豆浆等不易消化且加重肠胀气食物，严重吐、泻时应暂停进食。

（二）病情观察

观察体温变化和皮疹出现的部位、大小、颜色等；注意观察心、脑、肺等重要脏器功能，及早发现心肌炎、脑膜炎、肺水肿等并发症。

（三）用药的护理

遵医嘱使用药物，观察药物疗效和不良反应。

（四）对症护理

1. 口腔护理　对发热、因口腔疼痛拒食、流涎等患者保持口腔清洁，饭后用生理盐水漱口，并用冰硼散局部敷于口腔溃疡处。

2. 对症护理

（1）皮疹：注意保持患者皮肤清洁干燥，防止感染。剪短患者指甲，必要时包裹患者双手，防止抓破引起感染。臀部有皮疹时，应保持臀部皮肤清洁干燥，及时清理大小便。手足部皮疹初期，可涂炉甘石洗剂、冰硼散等。疱疹破溃时可涂 0.5% 碘伏。若有感染，应用抗生素软膏。

（2）口腔疱疹：患者会因口腔疼痛而拒食、哭闹，要保持患者口腔清洁，进食前后应该用温水或生理盐水漱口；对不会漱口的患者，可用棉签蘸生理盐水轻轻清洁口腔；有口腔溃疡的患者，可涂抹鱼肝油或金霉素软膏减轻疼痛。

3. 并发症的护理

（1）脑炎的护理：观察生命征、意识、瞳孔变化，注意颅内高压的表现。遵医嘱应用脱水剂、激素等。

（2）肺水肿的护理：严密观察呼吸频率、节律，注意有无呼吸困难及咳粉红色泡沫痰，如出现应端坐位双腿下垂，遵医嘱应用镇静剂、利尿药、强心剂、扩血管药等；保持呼吸道通畅，高流量氧气吸入，并在湿化瓶内加入 20%~30% 乙醇，以改善呼吸困难症状。

（3）心肌炎的护理：密切观察生命体征，尤其是心率、心律，注意观察有无心悸、面色苍白、发绀、四肢湿冷、意识障碍、尿量减少、血压下降等休克症状。遵医嘱抗休克治疗和维持心脏的功能。

课堂互动 ▶ "手足口病"病名的来源与临床特征有无关联？

（五）心理护理

患儿因疱疹分布在多处，个别病情急、重，预后差，故患儿和家属有焦虑情绪，应积极采取交谈、倾听等方法，解除其心理负担。

(六) 健康指导

1. 对患者的指导　及时隔离和治疗，加强对呼吸道的分泌物、大便的消毒。向患者说明该病的发生、发展及预防指导，患者遵医嘱按时用药的必要性。加强锻炼，保持规律生活，加强营养，提高机体免疫力。

2. 疾病预防指导

(1)管理传染源：对患者、隐性感染者进行消化道、呼吸道、接触隔离，直至体温正常三天，皮疹基本消失方能解除隔离。

(2)切断传播途径：养成良好个人卫生习惯，用餐前及便后要洗手，不食生冷、不洁饮食，外出需戴口罩。

(3)保护易感人群：本病尚无特异性预防方法。加强监测，提高免疫力是预防本病流行的关键。流行期间，家长应尽量少带孩子到拥挤的公共场所，减少感染机会。在伴有严重合并症的手足口病流行地区，密切接触患者的体弱婴幼儿可肌注丙种球蛋白。

【护理评价】

1. 患者恐惧感是否减轻，是否学会自我护理。
2. 患者营养失调是否得到恢复。
3. 患者活动能力是否增强。
4. 患者皮肤是否清洁、完整。
5. 患者机会性感染是否减少。

【思 考 题】

1. 手足口病传播途径有哪些？
2. 如何指导托儿机构及幼儿游乐园场所进行消毒和传播防范？
3. 手足口病与麻疹、水痘的皮疹有区别吗？

测一测

第四节　麻疹患者的护理

学习目标

> 1. 掌握：麻疹的概念、麻疹的临床表现、护理诊断及护理措施。
> 2. 熟悉：流行病学特点、各种检查的临床意义、常见并发症及治疗要点。
> 3. 了解：麻疹的发病机制。
> 4. 具有严谨求实的工作态度，尊重患者的身心需求，体现护士的爱伤精神和人文关怀。

案例导入

> 　　患者，男，3岁。因"发热、咳嗽、流涕，结膜充血、面部皮疹4天"入院。4天前患者出现乏力、发热、流泪、咽部充血。护理体检：T 38.9℃，P 104次/分，R 24次/分，BP 102/60 mmHg，双颊黏膜上可见0.5~1 mm针尖样大小的灰白色小点，耳后、发际、前额及面部有淡红色斑丘疹。实验室检查：WBC $8×10^9$/L，血清学检查检出特异性IgM抗体(+)。
>
> 　　问题：
>
> 　　1. 结合患者的临床表现，请考虑该患者的初步医疗诊断及诊断依据。
>
> 　　2. 目前存在的主要护理诊断/问题及具体护理措施是什么？

【疾病概述】

麻疹(Measles)是由麻疹病毒引起的急性呼吸道传染病，属我国法定传染病分类中的乙类。临床特征为发热、眼结膜充血、上呼吸道症状、口腔麻疹黏膜斑(又称柯氏斑)、全身皮肤斑丘疹及疹退后留有色素沉着伴糠麸样脱屑。本病好发于儿童，传染性极强，但愈后大多可获得终生免疫。

(一)病原学

麻疹病毒属副黏液病毒，为RNA病毒。该病毒对外界的抵抗力不强，易被紫外线、热及一般消毒剂灭活，55℃时30分钟可将其灭活，在空气飞沫中保持传染性不超过2 h，在空气流通和日光下半小时即失去活力；耐寒、耐干燥，室温下可存活数天，−70℃可存活数年。

(二)流行病学

1. 传染源

患者为唯一传染源。自发病前2天至出疹后5天均有传染性。眼结膜分泌物、鼻、口咽、气管的分泌物中均含有病毒，具有传染性；如合并肺炎，传染期可延长至出疹后10天。恢复期患者分泌物中无病毒。

2. 传播途径

(1)主要经空气飞沫传播，直接到达易感者的呼吸道或眼结膜而致感染。间接传播较少。

(2)目前麻疹流行的特点有：①流行病例中轻症、不典型者增多。②发病年龄后移。由于麻疹疫苗的应用，小儿麻疹发病率明显减少，而成人麻疹发病率相对增加。成人患麻疹后临床症状较重，主要为高热，可达40℃，咳嗽、流泪、流涕、恶心、呕吐、腹泻、腹痛、肌肉疼痛、背部疼痛、关节疼痛也较多见；86%以上的患者会出现肝脏功能受损的表现，天门冬氨酸氨基转移酶升高；麻疹黏膜斑存在时间长者，可达7天；眼部疼痛多见，但畏光少见。

3. 人群易感性

本病传染性极强，人群普遍易感。易感者接触后90%以上发病。病后有较持久的免疫力。通常6个月至5岁小儿发病率最高。

4. 流行特征

任何季节均可发病，以冬春季多见。本病传染性强，易造成流行。

课堂互动 ▶ 居家环境下我们如何做好麻疹患者的隔离及消毒？

知识链接

关于麻疹的重要事实

关于麻疹，WHO的报告指出了以下几个重要事实：

1. 尽管已有安全的麻疹疫苗，但麻疹仍是造成幼儿死亡的主要原因之一；

2. 2013年，全球有14.57万人死于麻疹，相当于每天约400人死亡；

3. 2000—2013年间，麻疹疫苗接种使全球麻疹死亡率下降了75%；

4. 2013年，全世界约有84%的儿童在1周岁前接种麻疹疫苗。

【发病机制与病理】

1. 发病机制

麻疹病毒由上呼吸道黏膜或眼结膜侵入，在局部上皮细胞及附近淋巴组织复制增殖并侵入血流，形成第一次病毒血症，被单核-巨噬细胞系统吞噬后，在此广泛繁殖，大量繁殖的病毒可再次释放入血，形成第二次病毒血症，致全身各组织器官广泛受累，引起高热、出疹等一系列临床症状。目前认为麻疹的发病机制：一是麻疹病毒侵入细胞直接引起细胞的病变；二是全身迟发型超敏性细胞免疫反应在麻疹的发病机制中起了非常重要的作用。

2. 病理改变

其主要病理改变，是全身淋巴组织单核-巨噬细胞增生和浸润，形成多核巨细胞。因病毒或免疫复合物侵入皮肤真皮表浅血管，而使真皮充血水肿。血管内皮细胞肿胀增生与单核细胞浸润并渗出而形成麻疹斑丘疹和口腔麻疹黏膜斑。

【护理评估】

(一)健康史

询问患者发病前1~2周是否有与麻疹患者接触史，当地是否有麻疹流行，是否到过麻疹流行区，是否有麻疹疫苗接种史。了解患者的发病经过，病情进展情况。询问患者的饮食、睡眠及大小便等。起病后经过何种处理、服药情况及效果如何等。

(二)身体状况

1. 典型麻疹　潜伏期为6~21 d。被动免疫或接种疫苗者，可长达3~4周。共分为三期：

(1)前驱期　此期传染性最强。从发病到出疹一般为3~4 d。主要表现为上呼吸道感染症状，发热为首发症状，同时出现咳嗽、流涕、打喷嚏、咽部充血、畏光、流泪、结膜充血等症状，咳嗽逐日加重。起病2~3 d约90%患者第一臼齿的颊黏膜上出现0.5~1 mm大小的灰白色斑点，微隆起，周围有红晕称为麻疹黏膜斑；黏膜斑多数在出疹后2~3 d完全消失。此征有助于早期诊断。

麻疹黏膜斑图片

(2)出疹期　于第4病日左右开始出疹，3~5 d出齐。皮疹首先开始于耳后发际，渐及前额、面颈、躯干与四肢，最后到达手掌和足底，则为"出齐"或"出透"。3~5 d遍及全身。皮疹初为稀疏淡红色斑丘疹，直径2~4 mm，逐渐皮疹增多，融合呈卵圆形或不规则形。皮疹颜色由淡红色、鲜红色到暗红色(皮疹出透后)，疹间可见正常皮肤。病情严重时，皮疹可突然隐退。本期全身中毒症状加重，体温高达40℃，精神萎靡、嗜睡，有时谵妄、抽搐。面部浮肿，眼分泌物增多，甚至黏连眼睑不易睁开，舌乳头红肿，咽部肿痛，咳嗽加重。胸部X线检查，可见肺纹理增多。该期患者全身表浅淋巴结及肝脾可轻度肿大。

(3)恢复期　一般为3~5 d皮疹出齐后，中毒症状明显缓解，体温下降，约1~2 d降至正常。恢复期精神、食欲好转，呼吸道感染症状迅速减轻，皮疹按出疹顺序依次消退并留有糠麸样脱屑及浅褐色色素沉着，以驱干为多，1~2周完全消失。若无并发症的典型麻疹全程为10~14 d。

2. 非典型麻疹

(1)轻型麻疹：潜伏期长(21~28 d)，发热低，上呼吸道症状轻，麻疹黏膜斑不典型，皮疹少而色淡，病程3~5 d，并发症少，多见于接受过疫苗接种者，或体内保留母体免疫力的婴儿。

(2)重型麻疹：见于体弱多病、营养不良、免疫力较低或继发重型麻疹并严重细菌感染者，病情凶险，死亡率高。重型麻疹又可分为中毒性、休克性、出血性及疱疹性麻疹。

(3)中毒性麻疹：体温高达40℃以上，中毒症状重，早期出现大量紫蓝色融合性皮疹，呼吸脉搏增快、发绀、谵妄、抽搐及昏迷。

(4)休克性麻疹：皮疹未出齐而骤然隐退，或皮疹稀少、色淡而迟迟不能透发，面色苍白，唇和(或)指(趾)发绀、四肢湿冷、脉搏弱、心率快、第一心音低钝、血压下降等循环衰竭症状显著。

(5)出血性麻疹：有高热，常伴有黏膜、内脏出血和严重中毒症状。

(6)疱疹性麻疹：疱疹位于真皮内，内含澄清液，周围有红晕，疱疹有时融合成大疱。伴高热，中毒症状严重。

（三）心理-社会状况

了解患者对麻疹的认知和了解程度；对发热和皮疹等症状的心理反应、应对措施及效果，对住院隔离的认知及适应情况；患病对工作、学习的影响；家庭及亲友对患者态度，对麻疹了解程度。

（四）辅助检查

1. 血常规　出疹期白细胞计数下降，淋巴细胞相对增高。若白细胞计数增高则常提示细菌感染。

2. 血清抗体检测　检测血清中特异性 IgM，是早期特异性的诊断方法。

3. 病原学检查　取鼻咽部或眼结膜分泌物，若分离到麻疹病毒，均可诊断。

知识链接

全球麻疹和风疹行动

WHO、联合国儿童基金会、美国红十字会、美国疾病控制和预防中心与联合国基金会发起的全球"麻疹和风疹行动"提出 2015 年至 2020 年的全球目标是：

1. 到 2015 年底，全球麻疹死亡数相比 2000 年至少减少 95%，实现区域性消除麻疹和风疹/先天性风疹综合征目标。

2. 到 2020 年底，至少在 WHO 的五个区域消除麻疹和风疹。

（五）治疗原则及主要措施

麻疹为自限性疾病，目前无治疗麻疹病毒的特效抗病毒药物。主要采取对症治疗，高热时可用小剂量退热剂；咳嗽用祛痰止咳药；烦躁不安可用镇静剂。

防治并发症：①并发支气管肺炎时，主要为抗菌治疗，可根据药敏结果选用抗菌药物；②并发心肌炎有心衰者宜早期静脉滴注毒毛花苷 K 或西地兰，重症者可同时用肾上腺皮质激素保护心脏；③并发喉炎者可用超声雾化吸入稀释痰液，重症者可同时用肾上腺皮质激素以减轻喉部水肿。

知识链接：
麻疹疫苗接种

【主要护理诊断/问题】

1. 体温升高　与病毒感染有关。
2. 皮肤完整性受损　与麻疹病毒感染所致皮疹有关。
3. 营养失调：低于机体需要量　与食欲下降、高热消耗增加有关。
4. 潜在并发症　支气管肺炎、心肌炎、喉炎、脑炎。

【护理目标】

1. 患者体温逐渐降至正常范围。
2. 患者皮疹出齐、出透，按时消退，皮肤完整、无感染。
3. 患者了解隔离消毒的意义并配合执行，不发生传播感染。

4.患者无并发症发生，或出现并发症能被及时发现并得到处理。

【护理措施】

（一）一般护理

1.休息　患儿需卧床休息至皮疹消退，保持室内安静、空气新鲜，每天开窗通风 2 次，每次 30 min，温、湿度适宜。隔离至出疹后 5 d，有并发症者可延长至 10 d。

2.饮食护理　给予清淡、易消化饮食，少食多餐。避免生冷、干硬、油腻、含刺激性调料的食物摄入。嘱患者多饮水，可加速体内毒素排出，利于解热、透疹。进入恢复期后，可给予高热量、高蛋白、高维生素饮食。

（二）病情观察

监测生命体征，注意体温与出疹的关系、是否透疹、有无皮疹隐退等。加强巡视，如患者出现高热、呼吸困难、发绀或出疹不顺利，须立即与医生联系。观察患者有无咳嗽、咳痰、呼吸困难、面色发绀等现象，警惕并发肺炎、喉炎。观察患者有无面色苍白、心慌气短、乏力多汗，应警惕并发心肌炎的可能。观察患者有无出现意识障碍、惊厥等症状，应警惕并发脑炎的可能。

（三）用药的护理

遵医嘱使用药物，观察疗效及不良反应。

（四）对症护理

1.体温过高的护理　在前驱期尤其是出疹期，体温不超过 39℃ 可不予处理。体温过高者遵医嘱可酌情给予小剂量退热剂以防惊厥。忌冷敷及乙醇擦浴，以免体温骤降引起末梢循环障碍而使皮疹不易透发或突然隐退。

2.皮肤护理　保持床褥整洁、干燥和皮肤清洁，在保温情况下，每日用温水擦浴、更衣 1 次，内衣需柔软。出疹期或退疹后常有皮肤瘙痒，应剪短指甲，以防抓破皮肤，皮肤瘙痒者遵医嘱擦炉甘石洗剂。退疹后皮肤干燥者可涂润滑油。

▶课堂互动▶ 麻疹患者的皮肤护理尤其重要，作为护理人员我们该如何处置？

（五）心理护理

因患者和家属对麻疹的认知程度低，患者对疾病引起的不适等，常出现焦虑、恐惧等情绪反应，应指导患者及家属熟悉麻疹有关知识，消除患者的不良心理反应，减轻患者的心理负担。

（六）健康指导

1.对患者的指导

由于麻疹传染性强，为控制疾病流行，应向患者及家属介绍麻疹相关知识，使其有充分心理准备，并积极配合隔离、消毒、治疗和护理。

2.疾病预防指导

（1）管理传染源：对患者行呼吸道隔离至出疹后 5 天，伴呼吸道并发症者应延长至出疹后 10 天。接触过患儿的易感儿童应隔离观察 3 周，若接触

案例分析

后接受过被动免疫制剂者则延至 4 周。

（2）切断传播途径：流行期间避免去公共场所或人员聚集地方，出入应戴口罩。患者房间每天用紫外线消毒或通风 2 次，每次半小时以上。

（3）保护易感人群：

①主动免疫，麻疹疫苗的初次接种时间为 8 个月，应接种麻疹减毒活疫苗，七岁时进行复种。在流行期间可应急接种，以防止传染病扩散。②被动免疫，接触麻疹后 5 天内立即采用被动免疫，如注射免疫血清蛋白预防发病。

课堂互动▶ 麻疹疫苗接种的年龄要求是？

【护理评价】

1. 患者能自觉配合降温处理，体温逐渐降至正常范围。

2. 患者知道皮疹出齐、出透的情况，能观察皮疹消退情况，保持皮肤完整、无感染。

3. 患者了解隔离消毒意义并配合执行，不发生传播感染。

4. 患者无并发症发生，或出现并发症能被及时发现并得到处理。

微课：麻疹患者的护理

【思考题】

1. 麻疹典型临床表现有哪些？

2. 重型麻疹患者存在哪些护理问题？

3. 对麻疹患者如何正确进行发热护理？

测一测

第五节　水痘患者的护理

学习目标

1. 掌握：水痘的概念、流行病学特点、护理诊断及护理措施。

2. 熟悉：水痘患者的预防宣教。

3. 了解：水痘的发病机制。

4. 学会应用护理程序对水痘患者实施整体护理。

5. 尊重传染病患者的身心需求。体现护士职业的爱伤精神和人文关怀。

案例导入

　　患儿，女，4岁，因发热1d，躯干及面部皮疹半日入院。患者1天前无明显诱因出现发热，体温未测，伴头痛、咽痛、咳嗽。患儿未接种水痘疫苗，半个月前幼儿园有其他幼儿患水痘。

　　护理体检：T 38.6℃，P 115次/分，R 25次/分，一般情况可，躯干、面部皮肤有红色斑丘疹、疱疹，部分已破溃、结痂，伴有明显痒感，疹间皮肤正常。

　　实验室检查：血 WBC $1.2×10^9$/L，N 30%，L 68%。

　　问题：

　　1. 患者的初步医疗诊断及诊断依据是什么？

　　2. 目前存在的主要护理诊断/问题及具体的护理措施是什么？

【疾病概述】

　　水痘(varicella chickenpox)是由水痘-带状疱疹病毒所致，是一种传染性极强的传染病。水痘和带状疱疹(herpes zoster)是由同一种病毒即水痘-带状疱疹病毒(Varicella-zoster virus, VZV)感染所引起的，临床表现不同的两种疾病。水痘为原发性感染，多见于儿童，临床特征是全身皮肤黏膜相继出现斑疹、丘疹、疱疹、结痂并可同时存在，皮疹呈向心性分布。一般预后良好，患者感染后可获得持久免疫。带状疱疹是潜伏于感觉神经节的水痘-带状疱疹病毒再激活后发生的皮肤感染，以沿身体一侧周围神经出现呈带状分布的、成簇出现的疱疹为特征，多见于成人。

(一)病原学

　　水痘-带状疱疹病毒属疱疹病毒科，仅有一个血清型。病毒呈球形，直径150~200 nm。病毒衣壳是由162个壳粒排成的对称20面体，外层为脂蛋白包膜，核心为双链DNA。病毒含有DNA聚合酶(DNA polymerase)和胸腺嘧啶激酶(thymidine kinase)，前者为合成DNA所必需的酶，系疱疹病毒属共有，后者仅存在于单纯疱疹病毒和水痘-带状疱疹病毒。一般认为不能产生胸腺嘧啶激酶的病毒不能造成潜伏感染，即感染后不能引起带状疱疹。病毒感染细胞后，多个受感染的细胞可融合形成多核巨细胞，细胞核内还可以出现嗜酸性包涵体。病毒本身对外界抵抗力弱，不耐热和酸，不能在痂皮中存活，能被乙醚等消毒剂灭活。人是已知自然界中的唯一宿主。

(二)流行病学

1. 传染源

　　水痘患者是唯一的传染源。病毒存在于上呼吸道黏膜和疱疹液中，发病前1~2天至皮疹完全结痂为止均有传染性。易感儿童接触带状疱疹患者后，也可发生水痘。

2. 传播途径

　　主要通过呼吸道飞沫和直接接触传播，亦可通过接触被污染的用具间接传播。

3. 人群易感性

本病传染性强，人群对水痘普遍易感。易感儿童接触水痘患者后 90% 可以发病，6 个月以下婴儿较少见。孕妇患水痘时，胎儿和新生儿也可被感染而发病。病后可获得持久免疫，再患水痘极少见，但可反复发生带状疱疹。

4. 流行病学特征

本病一年四季均可发生，以冬春季为高峰。易感人群为学龄及学龄前儿童。

知识链接

水痘疫苗

1954 年，美国科学家、诺贝尔生理学或医学奖得主托马斯·哈克尔·韦勒（Thomas Huckle Weller）分离出水痘病毒。1974 年，日本人高桥在一名患天然水痘男孩的疱液中用人胚肺细胞分离到 VZV，并在人胚胎肺细胞、豚鼠胚胎细胞和人二倍体细胞（W1-38）的培养物中通过连续繁殖减毒。该病毒通过人二倍体细胞培养物（MCR-5）经历进一步传代，建立疫苗毒种（Oka 株），是当今世界广为应用的疫苗毒种。20 世纪 70 年代，日本科学家高桥理明研发出首个水痘减毒活疫苗。1981 年，美国疫苗学家莫里斯·希勒曼发明了一种水痘疫苗。

【发病机制与病理】

病毒经上呼吸道侵入人体后，先在呼吸道黏膜细胞中增殖，2~3 天后进入血液，形成病毒血症，然后在单核-巨噬细胞系统内增殖后再次入血，形成第二次病毒血症，并向全身扩散，引起各器官病变。主要累及皮肤，偶尔也可以累及其他脏器。皮疹分批出现与病毒间歇性入血有关，其出现的时间与间隙性病毒血症发生相一致。皮疹出现 1~4 天后，机体出现特异性细胞免疫并产生特异性抗体，病毒血症消失，症状随之缓解。

水痘的皮肤病变主要在表皮棘细胞层，细胞肿胀伴气球样变性，组织液渗入形成疱疹，内含大量病毒。水痘疱疹以单房为主，周边和基底部可见胞核分裂的多核巨细胞，内含嗜酸性包涵体。水疱疱液开始时透明，当上皮细胞脱落加之炎性细胞浸润，使疱内液体变浊并减少，最后下层的上皮细胞再生，形成结痂，结痂脱落后一般不留痕迹。小儿初次感染水痘-带状疱疹病毒时，临床表现为水痘，痊愈后可获得持久免疫力。但部分病毒经感觉神经纤维传入，潜伏于脊髓背侧神经根和三叉神经节的神经细胞内，形成慢性潜在性感染，成年后可反复发生带状疱疹。免疫功能缺陷者则可出现播散性水痘，病变累及胃肠道、肺、肝、脾、胰、肾上腺和肠道等，受累器官可有局灶性坏死、炎性细胞浸润，病变部位可见含嗜酸性包涵体的多核巨细胞。并发脑炎者，脑组织可有水肿、充血和点状出血等。

课堂互动　与一般的皮疹相比，水痘患者的皮疹有哪些特点？

【护理评估】

（一）健康史

询问患者有无与水痘患者接触史。

(二)身体状况

潜伏期为 10~21 天，以 14~16 天为多见。典型水痘可分为两期：

1. 前驱期

婴幼儿常无症状或症状轻微，可有低热、烦躁易激惹或拒乳，同时出现皮疹。年长儿童和成人可有畏寒、低热、头痛、乏力、咽痛、咳嗽、恶心、食欲减退等症状，持续 1~2 天后才出现皮疹。

2. 出疹期

皮疹首先见于躯干部，以后延及面部及四肢。初为红色斑疹，数小时后变为丘疹并发展成疱疹。疱疹为单房性，椭圆形，直径 3~5 mm，周围有红晕，疱疹壁薄易破，疱液先为透明，很快变混浊，疱疹处常伴瘙痒。1~2 天后疱疹从中心开始干枯、结痂，红晕消失。1 周左右痂皮脱落愈合，一般不留瘢痕。如有继发感染，则成脓疱，结痂和脱痂时间延长。水痘皮疹为向心性分布，主要位于躯干，其次为头面部，四肢相对较少。部分患者可在口腔、咽喉、眼结膜和外阴等黏膜处发生疱疹，破裂后形成溃疡。水痘皮疹多分批出现，故病程中在同一部位同时可见斑丘疹、水疱和结痂，后期出现的斑丘疹未发展成疱疹即隐退。水痘多为自限性疾病，10 天左右可自愈。儿童患者症状和皮疹均较轻，成人患者症状较重，易并发水痘肺炎。免疫功能低下者，易出现播散性水痘，皮疹融合形成大疱。妊娠期感染水痘，可致胎儿畸形、早产或死胎。产前数天内患水痘，可发生新生儿水痘，病情常较危重。

水痘皮疹图片

除了上述典型水痘外，可有疹内出血的出血型水痘，病情极严重。此型全身症状重，皮肤、黏膜有瘀点、瘀斑和内脏出血等，系因血小板减少或弥散性血管内凝血(DIC)所致。还可有因继发细菌感染所致的坏疽型水痘，皮肤大片坏死，可因脓毒血症而死亡。

(三)心理-社会状况

因被隔离，患儿孤独感明显，烦躁、情绪低落、哭闹、依赖性强；家属因不了解病情而过于恐慌。

(四)辅助检查

1. 血常规

血白细胞总数正常或稍增高，淋巴细胞数升高。

2. 血清学检查

常用酶联免疫吸附法或补体结合试验检测特异性抗体。补体结合抗体于出疹后 1~4 天出现，2~6 周达高峰，6~12 个月后逐渐下降。血清抗体检查可与单纯疱疹病毒发生交叉反应而成假阳性。

3. 病原学检查

(1)病毒分离 取病程第 3~4 天疱疹液种于人胚成纤维细胞，分离出病毒后可作进一步鉴定。

(2)抗原检查 对病变皮肤刮取物，用免疫荧光法检查病毒抗原。其方法敏感、快速，并容易与单纯疱疹病毒感染相鉴别。

(3)核酸检测 用聚合酶链反应(PCR)检测患者呼吸道上皮细胞和外周血白细胞中的病

毒 DNA，系敏感、快速的早期诊断方法。

（五）治疗原则及主要措施

1. 一般治疗

注意休息，加强营养，维持水和电解质平衡。保持皮肤清洁，防止继发感染，皮肤瘙痒时可局部应用炉甘石洗剂或口服抗组胺药。疱疹破溃或有继发感染者，局部涂抗生素软膏。

2. 抗病毒治疗

有免疫缺陷或应用免疫抑制剂的患者使用抗病毒药物阿昔洛韦为目前首选抗病毒药物，但须在水痘发病后 24 h 内应用才有效。严重病例可静脉滴注干扰素。

3. 防治并发症

继发细菌感染时应用抗菌药物，合并脑炎出现脑水肿者应采取脱水治疗，水痘不宜使用糖皮质激素。

【主要护理诊断/问题】

1. 皮肤完整性受损　与水痘病毒对皮肤的损害有关。
2. 有感染的危险　与抵抗力不强、疱疹继发感染有关。
3. 舒适度改变　与瘙痒有关。
4. 体温过高　与水痘病毒继发感染有关，或与皮肤继发感染有关。
5. 有传播感染的危险　与病原体播散有关。
6. 潜在并发症　水痘脑炎、水痘肺炎等。

【护理目标】

1. 体温下降至正常，不适感减轻。
2. 皮肤疱疹结痂，自然脱落。
3. 皮肤瘙痒改善，无皮疹被搔抓破溃。
4. 能严格执行隔离措施。
5. 无继发感染发生。

> **课堂互动▶** 患儿，女，2 岁，入院诊断为"水痘"。今晨 T 39.1℃，背部有水疱被抓破，作为责任护士，你如何护理？

【护理措施】

（一）一般护理

1. 隔离　呼吸道隔离，接触隔离。隔离至疱疹全部结痂，或不少于发病后 2 周。
2. 休息　发热时应嘱患者卧床休息。衣服要宽大、柔软，被子、褥垫应平整，勤换洗。注意口腔及皮肤清洁，皮疹较重者，不宜洗澡或擦浴，需随时清理婴儿大小便，保持臀部干燥。保持手的清洁，常为儿童修剪指甲，婴幼儿可用布包裹双手或戴布手套，避免抓破皮疹引起细菌感染。
3. 饮食　给予易消化及营养丰富的流质半流质饮食，忌油腻、辛辣等刺激性食物，多饮水。若口腔疱疹溃疡影响进食，应予补液。

（二）病情观察

观察患者的精神状态、体温、食欲及皮疹发展情况，如皮疹出现的顺序、分布和皮疹形态有无出血及继发感染等；及早发现并发症，如水痘脑炎、水痘肺炎、水痘肝炎的变化。

（三）用药的护理

该病一般禁用激素，已用激素治疗者，遵医嘱递减或停药。若有继发细菌感染应遵医嘱尽快给予适合的抗生素治疗。

知识链接：水痘出的
越多越好吗？

（四）对症护理

1. 皮疹　见"传染病的常见症状及护理"中"皮疹"的护理。

2. 发热　见"传染病的常见症状及护理"中"发热"的护理。

3. 其他　疱疹破溃者，局部可涂抗菌药物软膏；瘙痒者可涂擦含 0.25% 冰片的炉甘石洗剂或用 2%~5% 碳酸氢钠溶液擦拭；儿童患者因皮肤瘙痒而吵闹时，要给予安慰，设法分散其注意力；瘙痒不安者遵医嘱给予抗组胺药物或镇静剂。

（五）心理护理

水痘病情发展一般比较温和，不要急躁、恐慌，看护好患者不要随意抓挠以免感染。

（六）健康指导

1. 对患者及家属的指导　指导患者及家属做好消毒隔离，病室空气消毒每日 2 次，通风每日不小于 3 次，地面擦洗每日 2 次，保持室内一定的温度和湿度。指导家长做好皮肤护理以防感染。本病无特效治疗方法，护理得当预后良好。患者一般不能外出，若要到其他科室检查，须戴口罩。

知识链接：水痘患儿
的家庭护理

2. 预防疾病指导　进行预防教育，在水痘流行季节向群众进行预防水痘的知识教育，提醒易感儿不去人口稠密的公共场所。接种疫苗是预防本病的主要措施。

【护理评价】

1. 患者体温是否下降至正常，不适感是否减轻。

2. 皮肤疱疹是否结痂，是否自然脱落。

3. 皮肤瘙痒是否改善，是否出现皮疹被搔抓破溃。

4. 是否能严格执行隔离措施。

5. 是否发生并发症，如继发细菌感染、水痘肺炎、水痘脑炎等。

微课：水痘患者的护理

【思 考 题】

1. 水痘患者隔离应注意哪些方面？

2. 水痘患儿皮疹护理要点有哪些？

测一测

第六节 流行性腮腺炎患者的护理

学习目标

1. 掌握：流行性腮腺炎患者的临床表现、护理诊断、常见并发症及护理措施。
2. 熟悉：流行性腮腺炎流行病学特点。
3. 理解：流行性腮腺炎发病机制。
4. 能对居家治疗流行性腮腺炎患儿的家属做好健康指导。对患儿具有充分的耐心和爱心。

案例导入

　　患者，男，5岁。因"腮腺肿大、疼痛3天"入院。5天前患者出现发热、恶心、呕吐、乏力、精神欠佳，继而出现腮腺肿大、疼痛。护理体检：T 38.6℃，P 104次/分，R 28次/分，BP 100/80 mmHg。双侧腮腺肿大，局部有灼热。实验室检查：WBC正常。血清特异性IgM抗体阳性。

　　问题：

　　1.根据本节内容，请考虑该患者的医疗诊断是什么？诊断依据有哪些？

　　2.目前存在的主要护理诊断/问题及具体护理措施是什么？

【疾病概述】

　　流行性腮腺炎(mumps)是由腮腺炎病毒引起的急性呼吸道传染病。临床上以腮腺非化脓性炎症、发热、腮腺区肿痛为特征，腮腺炎病毒除侵犯腮腺外，可累及全身多个腺体和器官，引起脑膜炎、脑膜脑炎、睾丸炎、卵巢炎和胰腺炎等。

(一)病原学

　　腮腺炎病毒属于副黏液病毒科的单股RNA病毒。该病毒抗原结构稳定，只有一个血清型，存在于患者唾液、血液、尿液及脑脊液中。腮腺炎病毒抵抗力弱，对物理和化学因素敏感，来苏尔、甲醛、75%乙醇等均能在2~5分钟内将其灭活，紫外线照射也可将其杀灭，加热至56℃ 10~20 min即可灭活。

(二)流行病学

1.传染源

　　患者及隐性感染者是本病的主要传染源。患者腮腺肿大前7天到肿大后9天，或更长的时间内均可从唾液中分离出病毒，此时传染性最强。

2. 传播途径

主要通过空气-飞沫传播, 病毒存在于唾液、鼻咽分泌物中。

3. 人群易感性

人群普遍易感, 90%病例为 1~15 岁的少年儿童。

4. 流行特征

呈全球性分布, 一年四季均可发病, 以冬春季为主。患者主要是学龄儿童。无免疫力的成人亦可发病, 感染后可获得终身免疫。

> **课堂互动▶** 流行性腮腺炎病毒易被消灭吗? 在居家隔离治疗期如何指导患者或家属进行消毒隔离?

【发病机制与病理】

腮腺炎病毒通过呼吸道侵入人体后, 在上呼吸道黏膜上皮细胞和局部淋巴结中复制, 导致局部炎症和免疫反应, 然后进入血液, 引起病毒血症, 播散到腮腺和中枢神经系统, 引起脑膜炎和腮腺炎。病毒在进一步繁殖复制后, 再次进入血液, 形成第二次病毒血症, 侵犯第一次毒血症时未累及的器官, 如颌下腺、舌下腺、睾丸、胰腺等, 从而引起相应临床表现, 其病理变化为非化脓性炎症。腺体呈肿胀发红, 可见间质水肿、点状出血, 淋巴浸润和腺泡坏死等。

【护理评估】

(一) 健康史

1. 询问患者有无类似患者接触史, 预防接种史, 是否患过流行性腮腺炎, 发病的季节, 有无集体发病史;

2. 询问患者发病情况, 是否有发热、畏寒、头痛、食欲下降;

3. 询问患者有无腮腺肿胀, 咀嚼食物(尤其进酸性饮食)时促进唾液分泌增加使疼痛加剧的情况;

4. 询问患者有无头痛、呕吐、嗜睡或意识障碍、睾丸肿痛、恶心、呕吐、中上腹疼痛等。

(二) 身体状况

潜伏期 15~25 天, 平均 18 天。

1. 典型腮腺炎

大部分患者无前驱期症状, 少部分病例有发热、头痛、乏力、食欲减退等。典型病例常以腮腺肿大为首发症状。通常先一侧腮腺肿大, 2~4 天后可累及对侧, 双侧腮腺肿大者约占 75%。局部疼痛, 张口咀嚼或吃酸性食物促使唾液分泌时疼痛加剧。腮腺肿大以耳垂为中心, 向前、后、下发展, 边缘不清, 表面灼热但多不发红。触之有疼痛及感觉敏感, 腮腺肿大 2~3 天达高峰, 持续 4~5 天后逐渐消退。腮腺导管开口在早期有红肿, 腮腺肿胀时, 常波及邻近的颌下腺和舌下腺, 并出现吞咽困难。

2. 并发症　腮腺炎病毒呈嗜腺体和嗜神经性, 常侵入中枢神经系统和其他腺体或器官而出现相应症状。

(1)脑膜炎和脑膜脑炎: 发生于 15%的病例, 常见于儿童。患者出现

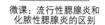

微课: 流行性腮腺炎和
化脓性腮腺炎的区别

头痛、嗜睡和脑膜刺激征，一般发生在腮腺炎发病后 4~5 天，脑膜脑炎患者常表现为发热、头痛、呕吐、颈项强直、谵妄、抽搐、昏迷，严重者可导致死亡。

知识链接：化脓性腮腺炎

（2）睾丸炎：常见于腮腺炎肿大开始消退时，出现发热，睾丸明显肿胀和疼痛，多为单侧，是男孩最常见并发症，急性症状持续 3~5 天，10 天左右逐渐消退。

（3）卵巢炎：发生于 5% 的成年妇女，较少见，可出现下腹疼痛。

（4）急性胰腺炎：常于腮腺肿大数天后发生，可有恶心、呕吐和中上腹疼痛和压痛。

（5）其他：可在腮腺炎发生前后出现心肌炎，乳腺炎和甲状腺炎等。

（三）心理-社会状况

因起病急、持续高热、剧烈头痛、腮腺肿胀、疼痛，家属易产生焦虑、恐惧心理；担心会发生并发症并留有后遗症。担心对工作学习造成影响以及因治疗带来的经济负担。

（四）辅助检查

1. 血常规检查　有睾丸炎者白细胞可以增高。

2. 血清和尿液中淀粉酶测定　90% 患者血、尿淀粉酶、血脂肪酶增高，其增高的程度与腮腺炎肿胀程度成正比。

3. 病毒分离　能从患者唾液、脑脊液或尿液中分离出腮腺炎病毒。

4. 病原学检查　血清特异性 IgM 抗体阳性提示近期有感染。

（五）治疗原则及主要措施

本病为自限性疾病，无特效治疗，除对症治疗外，应加强并发症防治。

1. 抗病毒治疗　发病早期可应用利巴韦林，成人 1 g/d 静脉滴注，儿童每日 15 mg/kg 静脉滴注，疗程 5~7 天。成人腮腺炎合并睾丸炎者可使用干扰素治疗。

2. 对症治疗　如意金黄散或青黛散用醋调，外涂局部，可减轻局部胀痛，必要时给予镇痛药。高热者给予物理降温或药物降温。

3. 并发症治疗　睾丸炎可用丁字带托起阴囊，局部冷敷可减轻渗出和疼痛。男性成年患者为预防睾丸炎发生，早期可应用乙烯雌酚 1 mg，每日 3 次。脑膜脑炎可加强支持疗法，脱水降低颅内压，短期使用肾上腺皮质激素。

【主要护理诊断/问题】

1. 疼痛　与腮腺非化脓性炎症有关。

2. 体温过高　与病毒感染致毒血症有关。

3. 营养失调：低于机体需要量　与腮腺肿大不能张口进食有关。

4. 潜在并发症　脑膜炎、睾丸炎、胰腺炎。

【护理目标】

1. 患者的疼痛减轻、局部肿胀减轻。

2. 患者体温保持在正常范围内。

3. 不发生脑膜脑炎等并发症。

4.严格执行隔离措施，没有造成感染扩大。

【护理措施】

（一）一般护理

1.隔离措施 呼吸道严格隔离至腮腺肿胀完全消退为止，保持病室空气流通。发热并伴有并发症者应卧床休息至体温下降。

2.饮食护理 给予富有营养、易消化半流质或软食，鼓励患者多饮水，避免进食酸、辣、干、硬的食物，以免因咀嚼和唾液分泌使疼痛加重。

（二）病情观察

密切监测生命征，观察患者意识状态，观察腮腺肿大疼痛的程度、颜色，腮腺导管有无红肿及脓性分泌物。判断有无脑膜炎、睾丸炎、急性胰腺炎等并发症的发生。

（三）用药的护理

遵医嘱用药，发病早期可使用抗病毒药物如利巴韦林。常见的不良反应有头痛、皮疹、白细胞减少等。

（四）对症护理

1.疼痛的护理 局部选用紫金锭、青黛散或如意金黄散外敷减轻腮腺肿胀。疼痛较重时可给予镇痛剂。

2.并发症的护理 睾丸炎时，遵医嘱可用丁字带托起阴囊，局部间歇冷敷以减轻疼痛，疼痛剧烈时可用2%普鲁卡因做精索封闭。脑膜脑炎颅内压增高者，遵医嘱静脉滴注20%甘露醇，重症患者可短期应用肾上腺皮质激素治疗。

课堂互动 ▶ 流行性腮腺炎患者也需要隔离吗？如果隔离应采用哪种类型的隔离？

（五）心理护理

观察患者心理及情绪反应，关心体贴患者，多予安慰和鼓励。加强对患者进行指导的同时，对家属进行预防疾病、预防接种指导。

（六）健康指导

1.对患者的指导

无并发症的患者一般在家中进行隔离治疗以防传播，进行饮食、用药指导，做好口腔、皮肤护理指导。

2.疾病预防指导

（1）管理传染源：隔离患者至腮腺肿胀完全消退为止，有接触史的易感者应观察3周。

（2）切断传播途径：流行期间避免去公共场所或人员聚集的地方，出入应戴口罩。居室空气应流通，对患者口鼻分泌物及污染用品都应进行消毒处理。

（3）保护易感人群：对易感患者可预防性应用腮腺炎减毒活疫苗，90%接种者可产生抗体。

知识链接：流行性
腮腺炎患儿家庭护理

知识链接

流行性腮腺炎患儿家庭护理

1.隔离至腮肿完全消退为止；2.居室经常通风、换气；3.患儿用过的食具、毛巾等可煮沸消毒；4.帮助发热的患儿得到充分休息，以减少体力消耗，有助于康复；5.给予富有营养易消化的流质、半流质或软食，避免吃刺激性的食物，多给患儿喝水；6.发热的患儿可采用头部冷敷、温水擦浴等方法退热，或使用退热药；7.在腮肿早期，可用冷毛巾局部冷敷或中药外敷，达到减轻疼痛目的；8.饭后及睡前用淡盐水漱口，清除口腔及牙齿上的食物残渣，防止继发细菌感染。

【护理评价】

1.患者的疼痛是否减轻、局部肿胀是否得到减轻。

2.患者体温是否保持在正常范围内。

3.患者是否没有发生脑膜脑炎等并发症。

4.患者有无严格执行隔离措施，没有造成感染扩大。

【思 考 题】

1.流行性腮腺炎主要临床表现是什么？

2.腮腺炎患者存在哪些护理问题？腮腺肿痛如何护理？

测一测

第七节　流行性感冒患者的护理

学习目标

1.掌握：流行性感冒的流行病学特征；流行性感冒患者的主要临床特征、护理诊断及护理措施。

2.熟悉：流行性感冒患者的预防宣教。

3.学会应用护理程序对流行性感冒患者实施整体护理。

4.尊重传染病患者的身心需求；具备理论联系实践的技能。

案例导入

　　患儿，男，7岁。因"发热、肌肉酸痛、乏力4天"于急诊就诊，患儿家中1人有相同症状。

　　护理体检：T 38.6℃，P 100 次／分，R 26 次／分，BP 95/66 mmHg，可闻及双肺弥漫性细湿啰音，心律齐，无瓣膜杂音。

　　实验室检查：血常规 WBC $4.0×10^9$/L，血凝抑制试验和补体结合试验显示为阳性。

　　问题：

　　1. 结合患者的临床表现，请考虑该患者的初步医疗诊断及诊断依据是什么？

　　2. 目前存在的主要护理诊断/问题及具体护理措施有哪些？

【疾病概述】

　　流行性感冒（influenza）简称流感，是由流感病毒引起的急性呼吸道传染病。流感病毒的传染性强，主要是通过呼吸道传播，典型的临床症状：急起高热、全身疼痛、显著乏力，而上呼吸道卡他症状相对较轻。流感病毒特别是甲型流感病毒易发生变异，而使人群普遍易感，发病率高，已多次引起全世界的暴发流行。

（一）病原学

　　流感病毒属正黏液科病毒，属 RNA 病毒，其核心由 8 个核糖蛋白和单链 RNA 形成核糖核蛋白，病毒外包膜由基质蛋白、双层类脂膜和糖蛋白突起组成。糖蛋白突起由血凝素（hemagglutinin，H）和神经氨酸酶（neuraminidase，N）组成。根据流感病毒的感染对象，分为人、猪及禽流感病毒等类型，其中人流感病毒根据其核蛋白抗原性的不同，分为甲、乙、丙 3型，又根据血凝素和神经氨酸酶抗原性的差异分为若干亚型。甲型病毒（A）广泛引起人（$H_1 \sim H_3$）和动物猪、禽类（H_5、H_7、H_9 等）等的感染，乙（B）、丙（C）主要引起人的感染。甲、乙型流感病毒常发生变异，引起流行甚至大流行，丙型流感一般不变异。

　　流感病毒不耐热，在 100℃条件下 1 分钟或 56℃条件下 30 分钟即可将其灭活，对酸和乙醚不耐受，对紫外线及乙醇、碘伏、碘酊等常用消毒剂均很敏感。但对干燥及低温有相当强的耐受力，能在真空干燥下或 -20℃以下长期存活。流感病毒在鸡胚及活体组织或细胞培养生长良好，可引起明显的细胞病变效应。

（二）流行病学

1. 传染源

　　主要为流感患者，其次为隐性感染者。症状出现前 2 天到症状出现后大约 1 周均可传播流感病毒，儿童达 10 天或更长时间。以病初 2~3 天的传染性最强。患者以儿童和青少年多见。

2. 传播途径

　　主要经飞沫传播。也可通过接触被污染的手、日常用具等间接传播。

3.人群易感性

人群对流感普遍易感，感染后对同一亚型会获得一定程度的免疫力，但不同亚型间无交叉免疫，故人体可反复患病。

4.流行特征

流感病毒侵入人体后，具有较强的传染性，且抗原极易发生变异，加之以呼吸道传播为主，极易引起流行和大流行。流感大流行时无明显季节性。在我国温带或寒温带地区，流感的散发流行一般多发生于冬春季，在亚热带地区或热带地区，则更多是在夏季流行。流行往往突然发生，迅速蔓延，于2~3周内病例数达高峰，一次流行可持续6~8周。发病率较高，流行过程持续时间较短。一般流感流行在我国北方重于南方。流感在人群蔓延的速度和广度与人口密度有关。流行后人群重新获得一定的免疫力。乙型流感与甲型相似，亦可引起流行。而丙型流感多为散发感染。

【发病机制与病理】

病毒侵入上呼吸道后，借助血凝素作用侵入纤毛柱状上皮细胞内复制，然后借神经氨酸酶的作用而释出，随后再侵入其他柱状上皮细胞增殖，引起细胞变性、坏死与脱落，导致黏膜充血水肿，炎症渗出。病毒一般仅在局部增殖，很少发生病毒血症。

知识链接：流感暴发

> **课堂互动** ▶ 假如你是急诊预检分诊护士，前来就诊的患者出现哪些症状让你警觉其可能感染了流感病毒？

【护理评估】

(一)健康史

询问患者是否接触流行性感冒患者及隐性感染者；了解患者的起病情况、主要症状及处置经过和疗效等。

(二)身体状况

潜伏期为1~7天，最短为数小时，最长可达7日。流感的症状通常较普通感冒重，在临床上可分为单纯型、胃肠型、肺炎型和中毒型四种表现类型。

1.单纯型　主要表现为起病急，高热、寒战、头痛、乏力、食欲减退、全身肌肉酸痛等全身中毒症状，上呼吸道卡他症状相对较轻或不明显，少数病例可有咳嗽、鼻塞、流涕、咽干痛、声音嘶哑等上呼吸道症状，体温1~2天达高峰，3~4天后逐渐下降，热退后全身症状好转，乏力可持续1~2周，上呼吸道症状持续数日后消失。此型最为常见，预后良好。

2.胃肠型　主要症状为呕吐、腹泻腹痛、食欲下降等，多见于儿童，较少见。

3.肺炎型　患者可表现为高热不退、气急、发绀、咯血、极度疲乏等症状，甚至呼吸衰竭，此型少见，主要发生于婴幼儿、老年人、孕妇、慢性心肺疾病患者和免疫功能低下者。病初与单纯型流感相似，1~2天后病情加重。体检双肺呼吸音低，布满湿啰音，但无实变体征。痰液中可分离到流感病毒。对抗菌药物治疗无效。本型病死率高，最后多因呼吸及循环衰竭于5~10天内死亡。

4.中毒型　有全身毒血症表现，可有高热或明显的神经系统和心血管系统受损表现，晚期亦可出现中毒型心肌损害,严重者可出现休克、弥散性血管内凝血、循环衰竭等,病死率较高,预后不良,极少见。

此外,在流感流行时,有相当数量的轻型患者,症状与普通感冒极为相似,常难于区别。

(三)心理-社会状况

流行性感冒患者的隔离治疗会增加患者的心理压力,导致患者孤独、自卑,患者担心患病后对家庭、学习、工作、生活等的影响及对疾病预后的焦虑;导致患者情绪低落、悲观失望。

(四)辅助检查

1. 血常规

白细胞总数正常或降低,淋巴细胞相对升高。若合并细菌感染,白细胞总数与中性粒细胞百分比升高。

2. 血清学检查

应用血凝抑制试验或补体结合试验等测定急性期和恢复期血清中抗体,其中急性期血清标本应在发病 7 天内留取,恢复期血清标本可在发病后 2~4 周或更长时间留取。如有 4 倍以上升高或单次检测抗体滴度>1∶80,则有诊断意义。

3. 病原学检查

(1)病毒分离 在疾病的第 2~3 天,可从鼻咽部、气管分泌物中直接分离流感病毒。上呼吸道标本应在发病 3 天内留取,下呼吸道标本可随时留取。

(2)蛋白水平检查 采用鼻甲黏膜印片或荧光抗体技术检测病毒抗原,但其敏感性及特异性尚不理想。

(3)核酸检测 用普通反转录聚合酶链反应(RT-PCR)直接检测患者上呼吸道分泌物中的病毒 RNA,该检测方法快速、敏感且特异性高。

4. 影像学检查

肺炎型患者 X 线可出现散在絮状阴影。

知识链接

佩戴口罩预防流感

流感是发热门诊就诊最常见的呼吸道传染病,不会正确佩戴口罩很容易造成流感等急性呼吸道传染病的院内交叉感染。卫生部于 2005 年印发了《急性呼吸道发热病人就诊规定》,要求医师在接诊过程中,对体温 38℃ 以上,伴有呼吸道症状(鼻塞、流涕、咳嗽、咽喉肿痛、气促、呼吸困难等)的急性呼吸道发热者,首先为其提供一次性外科口罩。

(五)治疗原则及主要措施

1. 一般治疗

患者应卧床休息,多饮水。高热与中毒症状重者应给予吸氧和补充液体。

2. 对症治疗

包括解热、镇痛、止咳、祛痰及支持治疗。但儿童患者应避免应用阿司匹林,以免诱发致命的 Reye 综合征。

3. 抗病毒治疗

在发病早期尽早开始抗流感病毒药物治疗。M2 离子通道阻滞剂金刚烷胺(amantadine)和金刚乙胺(rimantadine)有抑制甲型流感病毒的作用,但现在发现流感病毒对其基本耐药,现临床上已很少使用。流感病毒对神经氨酸酶抑制剂(如奥司他韦、扎那米韦)较敏感。奥司他韦能特异性抑制甲、乙型流感病毒的 DNA,从而抑制病毒的释放,减少病毒传播。应及早服用,推荐口服剂量为成人每天 2 次,每次 75 mg,连服 5 天。儿童体重 15 kg 者推荐剂量 30 mg,15~23 kg 者为 45 mg,24~40 kg 者为 60 mg,大于 40 kg 者可用 75 mg,1 岁以下儿童不推荐使用。

4. 抗菌药物治疗

如出现继发性细菌感染时,抗菌药物对其控制十分重要,可根据送检标本培养结果合理使用抗菌药物,因老年患者病死率高,故应积极给予适当治疗。

【主要护理诊断/问题】

1. 体温过高　与流感病毒感染有关。
2. 疲乏、疼痛　与病毒感染或继发细菌感染所致的全身中毒症状有关。
3. 气体交换受损　与肺部炎症使有效呼吸面积减少,导致通气、换气功能障碍有关。
4. 有传播疾病的危险　与患者向外排出病原体有关。
5. 潜在并发症:支气管炎及肺炎　与继发性细菌性感染有关。

【护理目标】

1. 体温恢复正常。
2. 躯体不适感减轻或消除,身心舒适,活动正常。
3. 呼吸系统症状消失,气道通畅,呼吸平稳,呼吸恢复正常。
4. 患者掌握了呼吸道隔离措施,未发生传播。
5. 无并发症发生,如支气管炎及肺炎等。

【护理措施】

(一)一般护理

1. 隔离　实行呼吸道隔离,隔离期限自发病起至热退后 48 小时。对密切接触者口服金刚烷胺并医学观察 3 日。
2. 休息　症状重者应卧床休息。居室宜空气清新、流通、阳光充足,有条件者应实行家庭隔离,让患者单独居住,可用食醋熏蒸居室,以控制流感病毒,防止传播。
3. 饮食　急性期应鼓励患者多饮水,给予高热量、高蛋白质、丰富维生素的流质或半流质饮食。加强口腔和皮肤护理,保持口咽、鼻腔清洁,早晚刷牙,进食后以淡盐水或温水漱口,防止继发感染。

(二)病情观察

严密观察病情变化,监测生命体征,注意患者有无咳嗽、咳痰、胸闷、气促、发绀。两肺是否闻及干、湿啰音。注意维护心血管功能，中毒症状明显、出现发烧要报告医师，遵医嘱给予进一步处理。

（三）用药的护理

抗流感病毒治疗药物尽早应用：儿童用药剂量与成人不同，疗程相同。在紧急情况下，对于大于 3 个月婴儿可以使用奥司他韦。对服用金刚烷胺者应注意中枢神经系统和消化系统不良反应，如注意力不集中、眩晕、嗜睡等，严重者可出现抽搐、惊厥、谵妄、运动失调等，有无恶心、呕吐、腹痛、食欲下降等表现。肾功能不全者应减量，有癫痫史者禁用。

（四）对症护理

1. 高热　患者体温超过 38.5℃ 者应行降温处理，可用物理降温或药物降温。鼓励患者多饮水，出汗后要保持皮肤清洁、干燥，及时更换衣被。年老体弱者慎用退热剂，出汗量大者应避免受凉。

2. 全身酸痛、头痛　可协助患者采取舒适的体位，必要时给予服用解热镇痛剂类药物。

3. 鼻咽部护理　鼻塞者给予局部热敷或麻黄碱滴鼻液滴鼻；咽痛、声嘶患者可含服西瓜霜、喉宝等护咽剂。

（五）心理护理

针对患者的心理变化采用交谈、倾听、支持等方法，及时解除患者的心理负担，以缓解焦虑、紧张情绪，增强患者战胜疾病的信心。

课堂互动 ▶ 如何为流感出院患者做好预防指导？

（六）健康指导

1. 对患者的指导　加强体育锻炼，提高机体抵抗力，还应注意劳逸结合、戒烟等。避免受凉和过度劳累，注意保暖，保持室内空气新鲜、阳光充足。

2. 预防疾病指导　向群众广泛宣传疾病预防知识，加强公共环境通风、消毒措施。注意环境和个人卫生，常晒衣服、晒被褥、晒太阳，常开窗通风（即"三晒一开"）。流行期间少去公共场所；体弱者做好自我保护，如外出时戴口罩等。预防流感的基本措施是接种疫苗，因流感病毒变异性大，故应根据流行病学调查结果补充或更换疫苗的抗原组成，在流行性感冒流行季节之前对人群进行流行性感冒疫苗预防接种，以后每年秋季均需加强注射一次。接种后注意观察有无不良反应。另外，尚有流行性感冒减毒活疫苗，主要采取鼻腔喷雾接种。

微课：普通感冒和
流感的区别

【护理评价】

1. 患者的体温是否恢复正常。
2. 躯体不适感是否减轻或消除，身心是否舒适，活动是否正常。
3. 气道是否通畅，呼吸平稳，呼吸恢复正常。
4. 是否掌握了呼吸道隔离措施，未发生传播。
5. 是否发生并发症，如支气管炎及肺炎等。

微课：流感的
身体评估

【思 考 题】

1. 简述典型流行性感冒的主要临床特点。
2. 简述流行性感冒病毒的传播途径。
3. 简述流行性感冒患者的护理要点。

测一测

第八节　人感染高致病性禽流感患者的护理

学习目标

1. 掌握：人感染高致病性禽流感的流行病学特征；主要临床特征及护理措施。
2. 熟悉：人感染高致病性禽流感患者的预防宣教。
3. 学会应用护理程序对人感染高致病性禽流患者实施整体护理。
4. 尊重人感染高致病性禽流感患者的身心需求。不惧怕疾病传染性，严格执行消毒隔离制度，救死扶伤，发扬革命人道主义精神。

【疾病概述】

人感染高致病性禽流感（highly pathogenic avian influenza, HPAI）（简称人禽流感）是由甲型流感病毒某些感染禽类亚型中的一些毒株引起的急性呼吸道传染病。目前报道的有 H_7、H_5、H_9 及 H_{10} 亚型病毒中的一些毒株。病情随感染亚型不同而异，轻者似普通感冒，严重者可引起败血症、休克、多脏器功能衰竭、Reye 综合征及肺出血等并发症而致人死亡。

（一）病原学

禽流感病毒属正黏病毒（orthomyxovirus）科甲（A）型流感病毒属，病毒结构与其他甲型流感病毒类似。根据对禽的致病性的强弱，禽流感病毒可分为高致病性、低致病性和非致病性。其中 H_5 和 H_7 亚型毒株（以 H_5N_1 和 H_7N_9 为代表）能引起严重的禽类疾病，是高致病性禽流感病毒。高致病性禽流感病毒引起的大流行才称作禽流感暴发。甲型禽流感病毒具有宿主特异性，并不是所有的禽流感病毒都能引起人类患病。目前，已证实可感染人的禽流感病毒亚型主要有 H_5N_1，H_9N_2、H_7N_7，H_7N_2、H_7N_3 等，其中感染 H_5N_1 亚型的患者病情重，病死率高。

(二)流行病学

1. 传染源

传染源主要是携带禽流感病毒的鸡、鸭、鹅等家禽，其中鸡是最主要的传染源，尚不除外猪成为传染源的可能。尚无人与人之间的传播证据。

2. 传播途径

人禽流感可经呼吸道传播，也可通过密切接触病禽的分泌物和排泄物、受病毒污染的物品和水等而被感染。有些禽流感病毒亚株，如 H_7N_7、H_7N_3 亚型毒株可通过眼结膜、胃肠道或皮肤损伤致感染。

3. 人群易感性

人群对禽流感病毒普遍缺乏免疫力。从事禽类养殖、宰杀、销售、加工业者，在发病前 1 周接触禽类者，以及接触禽流感病毒感染材料的实验室工作人员均为高危人群。

4. 流行病学特征

2013 年 2 月于上海和安徽两地率先发现，其后陆续十几个省市发现 H_7N_9 病毒感染病例，2016 年 12 月以来病例明显增多。迄今报告已逾 1000 例。

【发病机制与病理】

禽流感病毒的受体特异性是限制禽流感病毒直接感染人类的首要因素，禽流感病毒主要识别 $\alpha-2,3$ 唾液酸受体，而人流感主要识别 $\alpha-2,6$ 唾液酸受体。禽流感病毒可以经过不断的抗原漂变、抗原转换突破种间屏障，逐渐获得感染人的能力。宿主细胞中有枯草杆菌蛋白酶类，该酶只能裂解高致病性毒株的 HA 蛋白，并且在体内广泛存在，使得高致病性毒株能在大部分组织和细胞内复制，从而引起广泛的组织和器官损伤。禽流感病毒介导呼吸道黏膜上皮细胞和免疫细胞迅速产生各种细胞因子（如 IL-6、IL-8、IL-10、TNF-α、IFN-α、IFN-β、IFN-γ、CXCL10、CXCL9 和 CCL-2 等），造成"细胞因子风暴"，这在禽流感的发病机制中占有重要地位。

人禽流感患者被感染的靶细胞主要是 II 型肺泡上皮细胞，病理解剖显示，支气管黏膜严重坏死；肺泡内大量淋巴细胞浸润，可见散在的出血灶和肺不张；肺透明膜形成。

【护理评估】

(一)健康史

询问患者是否从事禽类养殖业，病前 1 周有无禽类接触史，有无与人禽流感患者密切接触史；1 周内有无发热、全身酸痛等流行性感冒样症状；有无咳嗽、咳痰、胸痛、胸闷、气急、咯血等表现。

(二)身体状况

1. 潜伏期

人感染高致病性禽流感的潜伏期一般为 7 天内。患者在潜伏期末即有传染性，在病初的 2~3 天传染性最强。

2. 临床症状

H_5N_1 亚型人禽流感多呈急性起病，始发症状一般表现为流感样症状，出现高热，体温大多在 39℃以上，热程一般为 1~7 天不等，常伴有咳嗽、咳痰、咽痛、流涕、鼻塞、呼吸困难、头痛、肌肉酸痛和全身不适，部分患者可有恶心、腹痛、腹泻等消化道症状，个别患者可出现精神神经症状，如烦躁、谵妄。轻症病例预后良好，但重症患者病情发展迅速，患者一般均有肺炎表现，可出现急性呼吸窘迫综合征、胸腔积液、肺出血、全血细胞减少、败血症、休克、肾衰竭、Reye 综合征等多种并发症，严重者可致死亡，病死率高达 50%，若体温持续超过 39℃，应警惕重症倾向。N_7 亚型人禽流感病毒感染者症状较轻，多数患者只出现眼结膜炎或上呼吸道卡他症状，H_9N_2 和 $H_{10}N_7$ 亚型人禽流感病毒感染者仅出现一过性流感样症状。

(三)心理-社会状况

因本病起病急，传染性强，病情发展迅速，病死率高，加之对本病知识缺乏，可使患者及家属感到紧张、恐惧。

(四)辅助检查

1. 血常规　外周血白细胞总数一般不高或降低，重症患者多有白细胞总数及淋巴细胞下降；血小板出现轻至中度下降。

2. 生化检查　丙氨酸氨基转移酶(ALT)、天冬氨酸氨基转移酶(AST)、磷酸肌酸激酶、乳酸脱氢酶等升高。

3. 病原学及血清学检查　病毒核酸检测、病毒分离及血清学检测同甲型 H_1N_1 流感。病毒抗原检测，取患者呼吸道样本，采用免疫荧光法(或酶联免疫法)检测甲型流感病毒核蛋白抗原(NP)及禽流感病毒 H 亚型抗原。

4. 影像学检查　X 线胸片可见肺内斑片状、弥漫性或多灶性浸润，但缺乏特异性。重症患者肺内病变进展迅速，呈大片毛玻璃状或肺实变影像，少数可伴有胸腔积液。

(五)治疗原则及主要措施

1. 隔离防护及一般治疗

同甲型 H1N1 流感治疗。

2. 抗流感病毒治疗

应在发病 48 小时内应用抗流感病毒药物。方法见"流行性感冒"。

3. 重症患者治疗

注意营养支持，加强血氧监测和呼吸支持，防治继发细菌感染及其他并发症。目前 WHO 指南上暂不推荐用糖皮质激素类药物治疗流感肺炎、急性呼吸窘迫综合征(acute respiratory distress syn-drome，ARDS)或急性呼吸衰竭。当出现以下情况时，可考虑使用糖皮质激素：①短期内肺病变进展迅速，出现氧合指数<300 mmHg，并有迅速下降趋势；②合并脓毒血症伴肾上腺皮质功能不全。糖皮质激素的用量不宜过大，以免诱发感染。

对发病 2 周内的重症人禽流感患者，及时给予人禽流感患者恢复期血浆有可能提高救治的成功率。

【主要护理诊断/问题】

1. 体温过高　与毒血症有关。

2. 气体交换受损　与肺部广泛病变有关。

3. 焦虑　与知识缺乏、隔离治疗、担心预后有关。

4.潜在并发症　急性呼吸窘迫综合征、肺出血、胸腔积液等。

【护理目标】

1.体温恢复正常。

2.咽痛、头痛、肌肉酸痛得到减轻或消失。

3.呼吸系统炎症消失，气道畅通，呼吸恢复正常。

【护理措施】

(一)一般护理

1.隔离　按呼吸道传染病隔离。

2.休息　尽早卧床休息，保持室内空气流通，每日进行空气消毒。

3.饮食　鼓励多饮水，给予富有营养、易消化、富含维生素的流质或半流质饮食。

(二)病情观察

注意病情监测：重点监测生命体征及神志的变化，注意体温的变化；若发现患者胸痛、胸闷、气急、咯血、发绀应立即吸氧并报告医师；对危重患者实行24小时严密监测，及时发现和协助处理各种并发症。

(三)用药的护理

对服用金刚烷胺者应注意中枢神经系统和消化系统症状不良反应，如注意力不集中、眩晕、嗜睡等，严重者可出现抽搐、惊厥、谵妄、运动失调等，有无恶心、呕吐、腹痛、食欲下降等表现。肾功能不全者应减量，有癫痫史者禁用。

(四)对症护理

1.高热　给予物理降温，并按医嘱给予解热镇痛药，儿童避免使用阿司匹林。

2.重症患者　应当送入ICU病房进行救治。对于低氧血症的患者应进行氧疗，保证患者血氧分压>60 mmHg，必要时协助进行机械通气治疗。机械通气过程中应注意室内通风、空气流向和医护人员防护，防止交叉感染。

(五)心理护理

护士应注意了解患者的想法，进行有效的疏导，满足患者的生活所需，并注意与患者家属的沟通，并及时向家属解释患者的病情，以取得他们的理解和配合。

(六)健康指导

1.对患者的指导　对鸡肉等食物应煮熟、煮透才可食用，一旦发现可疑患者应及时住院隔离，在转运中应注意戴口罩。对于密切接触者按医嘱口服金刚烷胺或达菲并隔离观察。

2.预防疾病指导　宣传人禽流感的流行特点和发病规律，平时应尽量避免与禽类接触，一旦发现禽类或其他动物感染人禽流感病毒，应按照《动物检疫法》有关规定就地销毁，并由相关部门对疫源地进行彻底消毒。

知识链接

六招预防 H_7N_9 禽流感病毒

1. 尽量不与禽畜接触，不购买无检疫证明的禽畜产品。

2. H_7N_9 禽流感潜伏期一般为7天，若出现发热及呼吸道症状，应戴上口罩，尽快就诊，切记要告知医生禽类接触史等，坚持正规治疗和用药。

3. 保持良好的个人卫生习惯，不喝生水。

4. 蛋、禽、肉类应烧熟煮透后食用。

5. 处理生禽畜肉和蛋类后要彻底洗手，做到生熟分开，避免交叉污染。

6. 营养健康的生活方式，加强体育锻炼。

——中国疾病预防控制中心

【护理评价】

1. 体温是否恢复正常。

2. 咽痛、头痛、肌肉酸痛是否减轻或消失。

3. 呼吸系统症状是否消失，是否气道通畅，呼吸平稳，呼吸恢复正常。

4. 是否发生并发症。

【思考题】

1. 简述高致病性禽流感的流行特征。

2. 简述高致病性禽流感的临床特征。

测一测

第九节　严重急性呼吸综合征患者的护理

学习目标

1. 掌握：严重急性呼吸综合征患者的护理评估、护理诊断、护理措施的步骤和过程。
2. 熟悉：严重急性呼吸综合征流行病学的四个特征、实验室检查项目及结果、健康教育的内容。
3. 了解：严重急性呼吸综合征的病原学特点、发病机制。
4. 能对严重急性呼吸综合征患者按照整体护理程序实施正确的护理操作过程。
5. 严谨求实、爱岗敬业、不惧怕疾病传染性，勇于奉献。严格执行消毒隔离制度，对患者具有爱伤观念和人文关怀。

案例导入

　　刘某，男性，46岁。曾和外贸海鲜生意朋友一起出海游玩，同吃同住，次日返回。返回后第三天得知朋友患了非典在院治疗。刘某也出现发热，体温38.1℃，浑身无力来就诊。他担心自己被传染上非典，非常焦虑和恐惧。

　　问题：

　　1. 张某患有的疾病可能是非典吗？

　　2. 采取什么检测方法能快速、早期诊断非典？

　　3. 张某目前主要的护理诊断有哪些？

【疾病概述】

　　严重急性呼吸综合征（severe acute respiratory syndrome，SARS）又称传染性非典型肺炎（infectious atypical pneumonia），简称非典，是由SARS冠状病毒（SARS-CoV）引起的急性呼吸道传染性疾病，经飞沫传播和接触传播。其临床特征为急起发热、乏力、头痛、肌肉酸痛、干咳少痰、腹泻等，重者出现气促或呼吸窘迫。

　　本病是一种新型呼吸道传染病，为乙类传染病。因其传播迅速、传染性强，故按甲类传染病管理。

　　（一）病原学

　　SARS冠状病毒可能是来源于动物的一种病毒。因生态环境变化，以及病毒适应性改变的增加，SARS冠状病毒实现跨越种系屏障传染给人类，并在人与人之间传播。目前，在狸猫、果子狸等动物中发现与SARS冠状病毒基因序列高度同源的冠状病毒，其中，果子狸与

SARS 冠状病毒传播密切相关,但果子狸是否为 SARS 冠状病毒的自然储存宿主尚待进一步研究确定。

SARS 冠状病毒对外界抵抗力和稳定性,强于其他人类冠状病毒。在干燥塑料表面最长可存活 4 d,尿中至少存活 1 d,腹泻患者粪便中至少存活 4 d 以上。在 4℃ 条件下存活 21 d,−80℃ 条件下稳定性好,56℃ 90 min 或 75℃ 30 min 灭活。对一般消毒剂、紫外线和高温均敏感。

(二)流行病学

1. 传染源

患者是主要传染源。急性期患者体内病毒含量高,传染性很强。潜伏期和康复期患者传染性低,作为传染源意义不大。果子狸、狸猫等动物可能是本病病毒的储存宿主和传染源,有待证实。

2. 传播途径

1)呼吸道传播:短距离飞沫传播是本病主要传播途径。①SARS 冠状病毒存在于患者呼吸道黏液或纤毛上皮脱落细胞中,当患者咳嗽、打喷嚏或大声说话时,带病毒的飞沫飘浮在空气中,被易感者吸入而感染。因飞沫移动距离约 2 m,故为近距离传播。②气溶胶传播也是一种传播方式,易感者吸入含有 SRAS 冠状病毒的气溶胶而感染。

2)接触传播:接触患者的呼吸道分泌物、消化道排泄物,或接触被患者污染的物品而感染。

3)消化道传播:患者粪便中检测出 SARS 冠状病毒,故经消化道传播可能是另一个传播途径。

3. 人群易感性

人群普遍易感,多为青壮年,儿童和老年人少见。与患者密切接触的家人、医务人员、从事 SARS 相关研究的实验室工作人员为高危人群。患病后可获得免疫力。

4. 流行特征

本病于 2002 年 11 月首次在广东省佛山市被发现,2003 年 1 月底在广州开始流行,2~3 月为高峰,随后波及我国 24 个省、市、自治区共计 266 个县、市。迅速蔓延到中国台湾省、新加坡等乃至全球。截至 2003 年 7 月,全球发患者数达到 8098 例,其中死亡 774 例,全球病死率接近 10%。随着全国范围的严防严控,患者隔离治疗,疫情迅速得到遏制。2003 年疫情解除,2004 年之后未再出现大规模感染。

本病发生于冬末春初,发病呈明显聚集现象。人口密集地多发。

课堂互动 ▷ 假如你是急诊预检分诊护士,对前来就诊的疑似患者该如何进行引导?处置过程的注意事项有哪些?

【发病机制与病理】

本病发病机制尚未清楚。发病早期可出现病毒血症。病理解剖和电子显微镜发现,SARS 病主要对肺组织和淋巴细胞有直接损害,心、肝、肾、脑等也可见损害。临床上应用肾上腺皮质激素改善肺部炎症,减轻临床症状。由此认为,免疫损伤可能是 SARS 发病的主要原因。

本病病理变化在肺部和免疫器官。镜下可见肺部病变最突出：弥散性肺泡病变，肺水肿及透明膜形成，3 周后可见肺间质纤维化，造成肺泡纤维闭塞；小血管内微血栓和肺出血，散在的小叶性肺炎，肺泡上皮脱落、增生等病理改变。肺门淋巴结充血、出血及淋巴组织减少。

【护理评估】

(一)健康史

询问患者发病前是否有 SARS 患者的接触史，当地是否有 SARS 流行，是否去过 SARS 流行区。有无发热及发热情况，有无气促或呼吸窘迫等症状，是否治疗过及用药情况等。

(二)身体状况

SARS 潜伏期 1~16 d，常为 3~5 d。

1. 早期 在初次感染后 1~7 d。起病急，发热为首发症状，体温常>38℃，呈弛张热、稽留热或不规则热，伴头痛、肌肉痛、关节痛、乏力等症状；部分患者可有干咳、胸痛、腹泻，无上呼吸道卡他症状。3~7 d 后，出现干咳、少痰，偶有血丝痰；有胸闷，肺部体征不明显，部分患者可闻及少许湿啰音，或肺实变体征。

2. 进展期 为病程 10~14 d，病情达高峰，发热、乏力等中毒症状加重。伴频繁咳嗽、气促和呼吸困难，肺实变体征进一步加重，尤其在活动后加剧，被迫卧床休息。此期易发生呼吸道继发性感染。10%~15%的患者出现 ARDS 而危及生命。

3. 恢复期 为病程进入 2~3 周后，发热渐退，症状和体征逐渐消失。肺部炎症的吸收和恢复较为缓慢，体温正常后，仍需 2 周左右方能完全吸收恢复正常。

轻型患者临床症状轻、病程短。重型患者临床病情重、进展快，易出现 ARDS。

4. 并发症 肺部继发感染、肺间质改变、纵隔气肿、皮下气肿，胸膜病变等。

(三)心理-社会状况

治疗期因对其进行隔离，加之对疾病相关知识又缺乏了解，心理压力会加大，影响其与人沟通和交流，加重其焦虑、恐慌、孤独心理，也易悲观、绝望。要及时评估家人和患者对隔离治疗的认识和适应情况，评估患者病后对工作、家庭、生活的影响，评估社会支持系统的作用等。

(四)辅助检查

1. 血常规 疾病初期白细胞计数正常或降低，淋巴细胞则常见减少，部分病例血小板亦减少。T 淋巴细胞亚群的 CD3$^+$、CD4$^+$、CD8$^+$ T 淋巴细胞计数均降低，尤其是 CD4$^+$ T 淋巴细胞计数明显降低。

2. 血液生化检查 丙氨酸氨基转移酶(ALT)、乳酸脱氢酶(LDH)及其同工酶等均可不同程度升高。血气分析检查可发现血氧饱和度下降。

3. 血清学检测 国内已建立间接荧光抗体法(IFA)和酶联免疫吸附试验(ELISA)来检测血清中 SARS 病毒特异性抗体。IgG 型抗体在起病后第 1 周检出率低或检不出，第 2 周末检出率 80%以上，第 3 周末 95%以上，且效价持续升高，在病后第 3 个月仍保持很高的滴度。

4. 分子生物学检测

以反转录聚合酶链反应(RT-PCR)法，检查患者血液、呼吸道分泌物、大便等标本中 SARS 冠状病毒的 RNA。

5. 细胞培养分离病毒

将患者标本接种到细胞中进行培养，分离到病毒后，还应以 RT-PCR 法来鉴定是否 SARS 病毒。

6. 影像学检查　SARS 患者的肺部呈现片状、斑片状浸润性阴影或网状改变。初期可呈单灶病变，短期迅速增多，常累及双肺或单肺多叶，部分患者可进展迅速呈大片状阴影。肺部阴影吸收消散较慢，与临床症状和体征可不一致。对胸部 X 线无病变，但临床可疑的患者需 1~2 d 后复查。有条件者可进行胸部 CT 检查，胸部 CT 可见局灶性改变，以毛玻璃样改变最多见。

(五) 治疗原则及主要措施

目前缺乏特异性治疗手段，主要采取以对症支持治疗为主的综合治疗。

1. 一般治疗

①卧床休息。②避免剧烈咳嗽，咳嗽剧烈者给予镇咳；咳痰者给予祛痰药。③发热超过 38.5℃者，可使用解热镇痛药，儿童忌用阿司匹林，因可能引起 Reye 综合征；或给予冰敷、酒精擦浴等物理降温。④有心、肝、肾等器官功能损害，应该做相应的处理。

2. 氧疗　出现气促应给予持续鼻导管或面罩吸氧。

①鼻导管或鼻塞给氧：常用而简单的方法，适用于低浓度给氧，患者易于接受。②面罩给氧：面罩上有调节装置，可调节罩内氧浓度，不需湿化，耗氧量较少。③气管插管或切开：经插管或切开处射流给氧效果好，且有利于呼吸道分泌物的排出和保持气道通畅。④呼吸机给氧：是最佳的氧疗途径和方法，常用于重症患者的抢救。

3. 糖皮质激素的应用　应用糖皮质激素的治疗应有以下指征之一。

①有严重中毒症状，高热持续 3 天不退。②48 小时内肺部阴影面积扩大超过 50%。③有急性肺损伤(ALI)或出现 ARDS。

4. 抗菌药物的应用　为了防治细菌感染，应使用抗生素覆盖社区获得性肺炎的常见病原体，临床上可选用大环内酯类(如阿奇霉素等)、氟喹诺酮类、β-内酰胺类、四环素类等，如果痰培养或临床上提示有耐甲氧西林金黄色葡萄球菌感染或耐青霉素肺炎链球菌感染，可选用(去甲)万古霉素等。

5. 抗病毒药物　目前尚无有针对性、特异性抗病毒药物。可试用蛋白酶抑制剂类药物，如洛匹那韦等。利巴韦林疗效不确定。

6. 重症病例的处理

①加强对患者的动态监护：尽可能收入重症监护病房。②使用无创伤正压机械通气(NPPV)。③NPPV 治疗后，若氧饱和度改善不满意，应及时进行有创正压机械通气治疗。④对出现 ARDS 的病例，宜直接应用有创正压机械通气治疗；出现休克或 MODS，应予相应支持治疗。

【主要护理诊断/问题】

1. 体温过高　与 SARS 冠状病毒感染有关。
2. 气体交换受损　与肺部病变导致气体交换面积减少有关。
3. 有感染的危险　与 SARS 冠状病毒经飞沫、接触传播有关。
4. 恐惧　与疾病隔离治疗、担心预后不良有关。

【护理目标】

1.体温恢复正常。

2.躯体不适感减轻或消除,身心舒适,活动正常。

3.呼吸系统症状消失,气道通畅,呼吸平稳,呼吸恢复正常。

4.患者掌握了呼吸道隔离措施,未发生传播。

5.无并发症发生,如支气管炎及肺炎等。

【护理措施】

(一)一般护理

1.隔离　采取飞沫隔离为主,接触隔离为辅的隔离方式。严密隔离患者,对临床诊断病例和疑似病例,采取集中隔离并实行分别隔离,避免交叉感染。对医学观察病例或患者的密切接触者,可在指定地点接受隔离观察 14 d。隔离期间注意居室通风,避免与他人密切接触。如出现可疑发热者应立即住院隔离治疗。

2.休息与环境　发热期需绝对卧床休息,减少体力消耗,直至病情稳定。有呼吸困难者予以半卧位或舒适的卧位。保持病室安静、空气清新、通风良好。

3.饮食护理　给予高蛋白、高热量、高维生素的清淡易消化饮食,保证足够液体补充,维持水、电解质平衡。

(二)病情观察

1.观察病情　①密切监测体温、脉搏、呼吸、血压、神志等生命体征变化,重点观察呼吸和神志变化。②观察咳嗽、咳痰、呼吸困难、发绀及其他肺部体征等;观察头痛、肌肉痛、关节痛等情况。③记录出入液量,注意出入液量是否平衡。④动脉血气分析,重点观察血氧饱和度(SaO_2)的变化。⑤心肝肾功能等。

(三)用药的护理

注意有无抗病毒药物不良反应,如胃肠道不适、眩晕、头痛、失眠等中枢神经系统不良反应发生。有无糖皮质激素药物不良反应。注意较大剂量呼吸中枢兴奋药物时可能诱发惊厥,需注意观察。

(四)对症护理

1.发热护理　高热患者可适当应用物理降温,如头部冰敷、温水或酒精擦浴等,不宜用强烈的发汗退热药,以免虚脱。

2.呼吸困难护理　重症病例以改善呼吸功能为护理重点。①早期给予持续鼻导管吸氧,保持呼吸道通畅,吸氧浓度一般为 2~4 L/min,监测 SaO_2。②吸氧在 5 L/min 条件下,呼吸频率>30 次/min,SaO_2<93%时,首选使用无创持续正压通气(即面罩或鼻罩吸氧)。此通气暂停时间不宜超过 30 min,直至病情缓解。③伴有严重呼吸困难和低氧血症,在 5 L/min 条件下,SaO_2<90%时,经持续正压通气,不缓解或不能耐受者,及时进行有创正压通气,加强对患者的护理。医务人员要做好严格的自身防护。

3.其他方面护理　做好排痰、口腔、皮肤、生活等护理,预防并发症。

4.标本采集　①漱口液采集:病后 5 d 内采集,72 h 内最佳。进食 2 h 后采集,期间少喝水。采样时让患者先咳嗽数声，取 5 mL 无菌生理盐水漱口，嘱患者仰头，发出"噢"声，让生理盐水在咽部转动 3~5 s，吐进无菌标本容器中，注意低温保存并及时送检。②粪便采集：取含黏液部分粪便 2~3 g，液体粪便则取絮状物，装于无菌类便盒中，及时低温送检。

(五)心理护理

病情重者需住院治疗。因对其进行隔离，加之对疾病相关知识又缺乏了解，心理压力会加大，影响其与人沟通和交流，加重其焦虑、恐慌、孤独心理，也易悲观、绝望。要给予患者关心与解释、指导，进行心理疏导，帮助其适应角色转变，树立战胜疾病信心等。

(六)健康指导

1. 对患者的指导　向患者及家属进行有关疾病知识教育，如疾病过程、治疗药物、疗程、预后。重点讲述吸氧治疗及隔离管理的重要性，提高治疗依从性，预防或减少并发症。出院后继续休息，平衡饮食，避免过劳，定期复查。

对患者的指导：加强体育锻炼，提高机体抵抗力，还应注意劳逸结合、戒烟等。避免受凉和过度劳累，注意保暖，保持室内空气新鲜、阳光充足。

2. 预防疾病指导　采取管理传染源、预防控制医院内传播的综合防治措施。

(1)控制传染源　①疫情报告：中国已将重症急性呼吸综合征列入《中华人民共和国传染病防治法》2004 年 12 月 1 日施行的法定传染病乙类首位，并规定按甲类传染病进行报告、隔离治疗和管理。发现或怀疑本病时，应尽快向卫生防疫机构报告。做到"早发现、早诊断、早报告、早隔离、早治疗"。②隔离治疗：患者对临床诊断病例和疑似诊断病例应在指定的医院按呼吸道传染病分别进行隔离观察和治疗。③隔离观察：密切接触者对医学观察病例和密切接触者，如条件许可应在指定地点接受隔离观察，为期 14 天。在家中接受隔离观察时应注意通风，避免与家人密切接触，并由卫生防疫部门进行医学观察，每天测量体温。

(2)切断传播途径　①社区综合性预防：减少大型群众性集会或活动，保持公共场所通风换气、空气流通；排除住宅建筑污水排放系统淤阻隐患。②保持良好的个人卫生习惯：不随地吐痰，避免在人前打喷嚏、咳嗽、清洁鼻腔，且事后应洗手；确保住所或活动场所通风；勤洗手；避免去人多或相对密闭的地方，应注意戴口罩。③医院应设立发热门诊，建立本病的专门通道。

知识链接：预防"非典"
需要"十项注意"

(3)保护易感人群　尚无疗效肯定的预防药物可供选择。保持乐观稳定的心态，均衡饮食，多喝汤饮水，注意保暖，避免疲劳，保持足够的睡眠以及在空旷场所作适量运动等，这些良好的生活习惯有助于提高人体对重症急性呼吸综合征的抵抗能力。非典病区的人员，应做好严密的自身防护工作。

> 课堂互动▶作为病区护士，对严重性呼吸综合征患者进行日常护理操作时该如何做好自身防护？

【护理评价】

1. 体温是否下降至正常，不适感是否减轻。

2. 呼吸困难是否缓解，呼吸平稳。

3. 是否能严格执行隔离措施。

4.有无并发症出现，或并发症是否好转。

【思考题】

1.非典的临床特征有哪些？早期快速诊断需采集的标本是什么？

2.对非典重症患者如何进行心理护理？

3.非典的隔离时间、方式及出院标准是什么？

测一测

第十节 流行性乙型脑炎患者的护理

学习目标

1.掌握：流行性乙型脑炎患者的主要临床特征、护理诊断及护理措施。

2.熟悉：流行性乙型脑炎患者的流行病学特征、实验室检查要点。

3.了解：流行性乙型脑炎患者的发病机制。

4.能对流行性乙型脑炎患者应用护理程序实施整体护理。

5.做好流行性乙型脑炎患者的疾病预防宣教。尊重传染病患者的身心需求，体现护士的爱伤精神和人文关怀。

案例导入

患者，男性，5岁。因发热、嗜睡3天，抽搐2次入院。患儿于3天前无明显诱因出现发热，体温为38℃，发热期间体温最高达39℃，并出现嗜睡及双眼凝视，面色发绀、四肢强直、双手握拳。患儿家居农村，环境卫生较差，蚊子多，1个月前当地流行"猪瘟"。护理体检：T 39.5℃，P 120次/分，R 30次/分，BP 90/60 mmHg。呈嗜睡状，呼之能应，颈项强直(+)，克氏征(+)，布氏征(+)。

实验室检查：WBC $16.5×10^9/L$，N 85%，脑脊液压力增高。

问题：

1.为进一步明确诊断，还应为患儿做哪些检查？

2.患儿目前主要护理诊断/问题及具体护理措施有哪些？

3.如何预防本病发生？

【疾病概述】

流行性乙型脑炎(epidemic encephalitis B)简称乙脑,是由乙型脑炎病毒引起以脑实质炎症为主要病变的中枢神经系统急性传染病。临床以高热、意识障碍、抽搐、病理反射及脑膜刺激征为主要特征,病死率高,部分患者留有后遗症。

(一)病原学

乙脑病毒属虫媒病毒,核心为单股正链 RNA,球状,适宜在神经细胞内生长繁殖。乙脑病毒抵抗力不强,容易被常用消毒剂所杀灭,对乙醚、酸及一般消毒剂均敏感,不耐热,100℃ 2 分钟或 56℃ 30 分钟即可灭活,但耐低温和干燥,用冰冻干燥法在 4℃冰箱中可保存数年。

(二)流行病学

1. 传染源

乙脑是人畜共患的自然疫源性疾病,人与动物(猪、牛、马、羊、鸡、鸭、鹅等)都可成为本病的传染源。猪是本病的主要传染源,小猪经过一个流行季节几乎 100% 受到感染。人感染后因血中病毒数量少、病毒血症期短,不是主要传染源。

2. 传播途径

乙脑主要通过蚊虫叮咬而传播。三带喙库蚊为主要传播媒介。蚊虫吸血后可携带病毒越冬或经卵传播,成为乙脑病毒长期储存宿主。

3. 人群易感性

人对乙脑病毒普遍易感,病例主要集中在 10 岁以下儿童,以 2~6 岁儿童发病率最高。感染后多以隐性感染最为常见。感染后可获得持久的免疫力。

4. 流行特征

乙脑在热带地区全年均可发生,在亚热带和温带地区有明显的季节性,80%~90%病例集中在 7、8、9 三个月,这与蚊虫繁殖、气候和雨量等因素有关。东南亚和西太平洋地区是乙脑的主要流行区。在我国除东北、青海、新疆及西藏外均有本病流行,发病率农村高于城市。

课堂互动 ▶ 乙脑的前期表现与感冒相似,那么如何早期识别乙脑,避免误诊呢?

【发病机制与病理】

带有病毒的蚊虫叮咬人后,病毒进入人体内,在单核-巨噬细胞系统内繁殖,继而进入血液循环引起病毒血症。若不侵入中枢神经系统则呈阴性或轻型感染,仅在少数情况下如机体免疫力低下、病毒数量多、毒力强时,病毒才通过血脑屏障进入中枢神经系统,引起脑炎。

乙脑的病变范围较广,可累及整个中枢神经系统,尤其以大脑皮质、间脑和中脑最为严重。

课堂互动 ▶ 乙脑是通过蚊虫叮咬传播的疾病,我们该如何进行虫媒隔离?

【护理评估】

(一) 健康史

询问患者起病经过，如发病前是否有蚊虫叮咬的经历、起病时间、主要症状及其特点、病情的进展情况。询问患者食欲和摄入量，有无意识障碍、惊厥或抽搐及其他神经系统症状和体征。

(二) 身体状况

潜伏期 4~21 天，一般 10~14 天。典型临床表现可分为 4 期。

1. 初期 起病急，体温在 1~2 天内上升至 39℃~40℃，伴有头痛、恶心、呕吐、精神倦怠或嗜睡，易误诊为上呼吸道感染。少数患者可有颈项强直及抽搐，此期持续 1~3 天。

2. 极期 除初期症状加重外，主要表现为脑实质受损的症状，此期病程 4~10 天。

(1) 持续高热：为乙脑患者最常见的临床表现，体温常高达 40℃以上，多呈稽留热，一般持续 7~10 天。发热越高，热程越长，则病情越严重。

(2) 意识障碍：为乙脑最主要的临床表现，表现为不同程度的意识障碍，如谵妄、定向力障碍、嗜睡、昏迷等。与病情严重程度平行。常持续 1 周，重者可达 1 个月以上。

(3) 惊厥或抽搐：为乙脑病情严重的表现，可有局部小抽搐、肢体阵挛性抽搐，重型者可有全身强直性抽搐，持续数分钟至数十分钟，伴有意识障碍。频繁或长时间抽搐可加重缺氧和脑实质损伤，导致呼吸衰竭。

(4) 呼吸衰竭：为乙脑重症患者最多见、最严重表现和死亡主要原因，多发生于重型患者，常因脑实质炎症、脑水肿、脑疝和低血钠脑病等所致，其中以脑实质病变为主要原因。主要为中枢性呼吸衰竭，其特点为呼吸节律不规则及幅度不均，可为呼吸表浅、叹息样呼吸、潮式呼吸等，直至呼吸停止。此外，因脊髓病变导致呼吸肌瘫痪可发生周围性呼吸衰竭。

高热、抽搐和呼吸衰竭是乙脑极期的严重表现，三者相互影响。

(5) 其他神经系统症状和体征：多在病程 10 天内出现，第 2 周后很少出现新的神经系统表现。主要表现为：①浅反射减弱或消失，深反射先亢进后消失，病理征阳性。②大脑椎体束受损表现：可有肢体强直性瘫痪，肌张力增强，巴宾斯基征阳性等。③不同程度的脑膜刺激征。④其他：额叶受损可有失语，听觉障碍。

3. 恢复期 多数患者于病程 8~11 天进入恢复期，体温逐渐下降，神经、精神症状和体征逐渐好转，一般于 2 周左右可完全恢复，重型患者常需 1~6 个月才能逐渐恢复。此阶段的表现可伴有持续性低热、多汗、失眠、失语、流涎、吞咽困难、肢体强直性瘫痪等。

4. 后遗症期 患病 6 个月后仍留有神经、精神症状者称为后遗症。5%~20% 的重型乙脑患者留有后遗症，主要表现为意识障碍、痴呆、失语、强直性瘫痪等。如给予积极治疗可有不同程度的恢复。

(三) 心理-社会状况

了解患者对乙脑的认识程度；对发热、惊厥等症状的心理反应、应对措施及效果；对住院隔离的认识及适应情况；患病后对学习、工作、生活的影响，家庭及亲友对患者的态度、对本病的了解程度及对消毒隔离的认识程度。

（四）辅助检查

1. 血常规检查　白细胞总数增高，一般在 $(10\sim20)\times10^9/L$，中性粒细胞在 80% 以上。

2. 脑脊液检查　为无菌性脑膜炎改变。表现为压力增高，外观清亮或微浊，白细胞多在 $(50\sim500)\times10^6/L$，以上分类早期以中性粒细胞为主，蛋白轻度增高，糖正常或偏高，氯化物正常。

3. 血清学检查

（1）特异性 IgM 抗体检查：在病程第 3~4 天即可检查出，2 周时达高峰，约 80% 患者入院时脑脊液特异性抗体呈阳性，可用于早期诊断。

（2）补体结合试验：补体结合抗体为 IgG 抗体，具有较高特异性，多在病后 2 周出现，5~6 周达到高峰。

（3）血凝抑制试验：血凝抑制抗体出现较早，一般在病后 4~5 天出现，2 周时达高峰，主要用于流行病学调查。

4. 病原学检查

（1）病毒分离，乙脑病毒主要存在于脑组织中，血、脑脊液中不易分离。

（2）病毒抗原或核酸检测。

（五）治疗原则及主要措施

本病目前无特效抗病毒药物，以积极对症治疗和护理为主，重点做好高热、惊厥、呼吸衰竭等危重症的处理是抢救患者、降低死亡率的关键。有后遗症者酌情予以针灸、理疗、按摩、高压氧治疗及功能训练等。

【主要护理诊断/问题】

1. 体温过高　与病毒血症和脑实质性炎症有关。
2. 意识障碍　与中枢神经系统、脑实质损害、抽搐、惊厥有关。
3. 有传播感染的危险　与乙脑病毒经虫媒传播有关。

【护理目标】

1. 患者配合治疗，体温降至正常。
2. 患者意识清晰，未发生中枢神经系统症状。
3. 患者未发生惊厥、抽搐等情况，未受伤。
4. 患者呼吸功能恢复正常，未发生呼吸衰竭，或发生呼吸衰竭后经配合抢救、护理，恢复正常。

【护理措施】

微课：如何早期识别
流行性乙型脑炎

（一）一般护理

1. 隔离措施　采取虫媒隔离，应有防蚊设备和灭蚊措施。患者应卧床休息，病房环境安静、光线柔和，防止强光、强声刺激，避免诱发抽搐或惊厥。昏迷、抽搐患者应防止坠床。

2. 饮食护理　初期及极期应给予清淡流质饮食，成人每天补液量为 1500~2000 mL，并注意水、电解质平衡。昏迷及有吞咽困难患者给予鼻饲或静脉输液,以保证足够的水分和营养。恢复期应逐渐增加高蛋白、高热量饮食。

(二) 病情观察

1. 密切观察生命体征,特别是体温及呼吸的变化,每1~2小时测体温一次,观察呼吸的频率、节律、幅度的改变,及时判断有无呼吸衰竭。

2. 观察意识障碍是否继续加重。

3. 观察惊厥发作先兆、频率、发作持续时间、间隔时间、抽搐的部位、方式及伴随症状。

4. 观察颅内压增高及脑疝先兆,重点观察瞳孔大小、形状、两侧是否对称、对光反应等。

5. 准确记录24小时出入量。

6. 并发症的观察,如肺部感染及压疮等。

(三) 用药的护理

遵医嘱使用镇静剂、呼吸兴奋剂、脱水剂等,注意观察药物的疗效及不良反应。

1. 冬眠灵、异丙嗪　适用于持续高热伴反复抽搐者,具有降温、镇静、止痉的作用。因该药可抑制呼吸中枢咳嗽反射,静脉注射可引起直立性低血压,故在用药过程中应保持呼吸道通畅,密切观察生命体征。

2. 20%甘露醇　具有脱水、利尿的作用,用于脑水肿,是降低颅内压安全有效的首选药。静脉滴注或静脉注射(20~30分钟内),根据病情可4~6小时重复使用。静脉给药过快可致一过性头痛、眩晕、视力模糊、心悸、水电解质失调等,应密切观察。

3. 地西泮(安定)　具有镇静、止惊的作用。成人每次10~20 mg,儿童每次0.1~0.3 mg/kg(每次不超过10 mg),肌内注射或缓慢静脉注射。常见的不良反应有呼吸抑制、头晕、嗜睡、乏力等。

4. 尼可刹米、洛贝林　具有兴奋呼吸中枢的作用,使呼吸频率加快、幅度加深、通气量增大、呼吸功能改善。中枢性呼吸衰竭时首选洛贝林,肌内注射或静脉滴注,亦可选用尼可刹米,但尼可刹米、洛贝林过量可引起血压升高、心动过速,甚至惊厥等。

(四) 对症护理

根据患者出现发热、惊厥等症状进行相应护理。

1. 保持呼吸道通畅　应及时、彻底地吸痰,并鼓励协助患者翻身、拍背,痰液黏稠者遵医嘱雾化吸入,痰液阻塞者行机械吸痰。

2. 吸氧　选用鼻导管或面罩持续吸氧,纠正患者的缺氧状态。

3. 用药护理　中枢性呼吸衰竭时遵医嘱肌内注射或静脉滴注呼吸兴奋剂,注意监测心率、血压以防心动过速、血压升高等不良反应。

4. 急救物品的准备　如需行气道插管、气管切开或应用人工呼吸机的患者,应做好相应的术前准备。

(五) 心理护理

观察患者的心理及情绪反应,关心体贴患者,多予安慰和鼓励。加强对患者进行指导的同时,对家属进行预防疾病、消毒环境、防蚊灭蚊知识的普及。

(六) 健康指导

1. 管理传染源　及时隔离和治疗,患者隔离至体温正常。加强家畜的管理,尤其是在乙脑流行前对未免疫的幼猪进行预防免疫，搞好饲养场所的环境卫生，人畜居住地应分开。

2.切断传播途径　积极开展防蚊、灭蚊工作是预防乙脑病毒传播的主要措施，应消灭蚊虫孳生地。乙脑流行季节使用驱蚊剂、蚊帐等措施防止蚊虫叮咬。

3.保护易感人群　预防接种是保护易感人群的根本措施。目前我国使用乙脑疫苗后，保护率可达60%～90%。对10岁以下儿童和初进入流行区域的人员进行疫苗接种，可获得较持久的免疫力。

课堂互动▶猪是乙脑的最主要传染源，为了预防乙脑该如何管理它？

【护理评价】

1.患者体温是否降至正常。

2.患者是否意识清晰，未发生中枢神经系统症状。

3.患者是否未发生惊厥、抽搐等情况。

4.患者是否呼吸功能恢复正常，未发生呼吸衰竭，或发生呼吸衰竭后经配合抢救、护理，恢复正常。

【思 考 题】

1.乙脑的临床表现有哪些？

2.阐述乙脑患者惊厥或抽搐的护理措施？

3.乙脑患者的主要隔离防护措施。

测一测

第十一节　狂犬病患者的护理

学习目标

1.掌握狂犬病的临床表现，诊断依据及治疗原则。

2.熟悉狂犬病的病原学，流行病学。

3.学会应用护理程序对狂犬病患者实施整体护理。

4.能熟练正确的处理伤口，制订暴露后的预防措施。

5.尊重患者的身心需求。不惧怕疾病传染性，严格执行消毒隔离制度，救死扶伤，发扬革命人道主义精神。

案例导入

> 患者，女性，44 岁。因"恐水、怕光、咽肌痉挛 3 天"入院。患者 7 天前被野狗咬伤后出现头痛、呕吐，伤口未作特殊处理。继而出现恐水、怕光、怕风、怕声、流涎、多汗等症状。
>
> 护理体检：T 39.7℃，P 110 次/分，R 28 次/分，BP 130/80 mmHg。
>
> 实验室检查：WBC $13.5×10^9$/L，N 85%；脑脊液压力增高，狂犬病毒培养(+)。
>
> 1. 请考虑该患者的医疗诊断及诊断依据。目前存在的主要护理诊断/问题。
>
> 2. 目前对该患者最主要的护理措施？

【疾病概述】

狂犬病(Rabies)又名恐水症(Hydrophobia)，是由狂犬病毒所致，以侵犯中枢神经系统为主的急性人兽共患传染病。多见于狗、狼、猫等食肉动物。通常由病兽以咬伤方式传给人。临床表现为特有的恐水、恐声、怕风、恐惧不安、咽肌痉挛、进行性瘫痪等特征。

狂犬病在全球的分布很广。每年死于狂犬病的人数超过 5.5 万人。狂犬病造成的人类死亡约有 95%发生在亚洲和非洲；大多数人类死亡发生在被感染的狗咬伤之后。在怀疑与动物接触之后，应遵照 WHO 的建议尽快进行清创和免疫，这样可几乎 100%地预防狂犬病，一旦开始出现狂犬病的体征和症状，就无法进行治疗，且该病几乎 100%导致死亡。全球预防人类狂犬病的最具成本效益的战略是通过为动物接种疫苗来消灭狂犬病。病死率几乎 100%。

(一)病原学

1. 狂犬病毒属弹状病毒科(Rhabdoviridae)拉沙病毒属(Lyssavirus)，形似子弹，大小大约 75 nm×180 nm，病毒中心为单股负链 RNA，外面为核衣壳和含脂蛋白及糖蛋白的包膜。病毒易为紫外线、苯扎溴铵(新洁尔灭)、碘酒、高猛酸钾、乙醇、甲醛等灭活，加热 100℃，2 分钟可灭活，但可耐受低温。

2. 狂犬病毒含 5 种主要蛋白：糖蛋白(G)、核蛋白(N)、转录酶大蛋白(L)、磷蛋白(PS)和基质蛋白(M)，糖蛋白与乙酰胆碱受体结合，决定了狂犬病毒的嗜神经性；能刺激抗体产生保护性免疫反应。核蛋白是荧光免疫法检测的靶抗原，有助于临床诊断。

微课：狂犬病的预防

(二)流行病学

1. 传染源 带狂犬病毒的动物是本病的传染源，我国狂犬病的主要传染源是病犬，其次为猫、猪、牛、马等家畜。一般来说，狂犬病患者不是传染源，不形成人与人之间的传染。因其唾液中所含病毒量较少。一些貌似健康的犬或其他动物的唾液中也可带病毒，也能传播狂犬病。

2. 传播途径 病毒主要通过咬伤传播，也可由带病毒犬的唾液，经各种伤口和抓伤、舔伤的黏膜和皮肤入侵，少数可在宰杀病犬、剥皮、切割等过程中被感染。狂犬、病猫、病狼等动物的唾液中含病毒量较大,于发病前 3~5 天即具传染性。

3.**人群易感性**　人群普遍易感,兽医与动物饲养员尤其易感。人被病犬咬伤后发病率为 15%~20%。被病兽咬伤后是否发病与下列因素有关:

(1)咬伤部位头、面、颈、手指处被咬伤后发病机会多。

(2)咬伤的严重性创口深而大者发病率高。

(3)局部处理情况咬伤后迅速彻底清洗者发病机会较少。

(4)及时、全程、足量注射狂犬疫苗和免疫球蛋白者发病率低。

(5)被咬伤者免疫功能低下或免疫缺陷者发病机会多。

【发病机制与病理】

(一)发病机制

狂犬病毒自皮肤或黏膜破损处入侵人体后,对神经组织有强大的亲和力,致病过程可分三个阶段:

1.**神经外小量增殖期**　病毒先在伤口附近的肌细胞小量增殖,在局部可停留 3 天或更久,然后入侵人体近处的末梢神经。

2.**侵入中枢神经期**　病毒以较快的速度沿神经的轴突向中枢神经作向心性扩展,至脊髓的背根神经节大量繁殖,入侵脊髓并很快到达脑部。主要侵犯脑干、小脑等处的神经细胞。

3.**向各器官扩散期**　病毒从中枢神经向周围神经扩散,侵入各器官组织,尤以唾液腺、舌部味蕾、嗅神经上皮等处病毒量较多。

由于迷走、舌咽及舌下脑神经核受损,致吞咽肌及呼吸肌痉挛,出现恐水、吞咽和呼吸困难等症状。交感神经受累时出现唾液分泌和出汗增多。迷走神经节、交感神经节和心脏神经节受损时,可引起患者心血管功能紊乱或者猝死。

(二)病理变化

病理变化主要为急性弥漫性脑脊髓炎,以大脑基底面海马回和脑干部位(中脑、脑桥和延髓)及小脑损害最为明显。外观有充血、水肿、微小出血等。镜下脑实质有非特异的神经细胞变性与炎性细胞浸润。具有特征性的病变是嗜酸性包涵体,称内基小体(negri body),为狂犬病毒的集落,最常见于海马以及小脑普肯耶细胞(purkinje cell)中。该小体位于细胞质内,呈圆形或椭圆形,直径 3~10 μm,HE 染色后呈樱桃红色,具有诊断意义。

【护理评估】

(一)健康史

1.询问患者有无有被病兽咬伤或抓伤史。

2.有无出现典型症状如恐水、怕风、咽喉痉挛,或怕光、怕声、多汗、流涎,咬伤处出现麻木、感觉异常等,结合实验室检查,可作出临床诊断。

3.咬伤部位是否处理过以及是否进行疫苗接种。

(二)身体状况

潜伏期长短不一,5 天至 19 年或更长,一般为 1~3 个月。影响潜伏期的因素有年龄、伤口部位、伤口深浅、病毒数量及毒力,是否狼、狐等野生动物咬伤。受伤后是否处理、是否接种疫苗。临床表现可分为狂躁型(脑炎型)和麻痹型(静型)。

1.典型狂犬病(狂躁型)　临床经过分为3期：

(1)前驱期　常有低热、倦怠、头痛、全身不适，少数有恶心、呕吐等似感冒样症状，继而恐惧不安，烦躁失眠，对声、光、风等刺激敏感而有喉头紧缩感。在愈合的伤口及其神经支配区有麻木、发痒、刺痛及蚁走等异样感觉，这是最有意义的早期症状。本期持续2~4天。

(2)兴奋期　表现为精神兴奋，突出为极度恐怖表情、恐水、怕风。体温常升高至38~40℃。恐水为本病的特征，但不一定每例都有，典型患者虽口渴却不敢饮水，见水、闻流水声、饮水或仅提及饮水时均可引起咽喉肌严重痉挛。患者对外界多种刺激也可引起咽肌痉挛，如怕风、怕光、怕声。严重发作时可出现全身肌肉阵发性抽搐，因呼吸肌痉挛致呼吸困难和发绀。患者交感神经功能常呈亢进，神志多清晰，少数患者可出现精神失常。本期持续约1~3天。

(3)麻痹期　患者趋于安静，肌肉痉挛停止，进入全身弛缓性瘫痪，以肢体软瘫最为常见，伴有感觉减退、反射消失等。患者渐由安静进入昏迷状态。最后因呼吸、循环衰竭死亡。该期持续时间较短，一般6~18小时。

2.麻痹型狂犬病　本型较为少见。临床上无兴奋期表现，无恐水和吞咽困难。以发热、头痛、呕吐、咬伤部位疼痛开始，继之出现肢体软瘫，腱反射消失、腹胀、共济失调、部分或全部肌肉瘫痪及大、小便失禁，呈横断性脊髓炎或上行性麻痹等症状，最终因瘫痪死亡。

3.并发症　可并发颅内压增高、高血压、心率失常、急性呼吸衰竭、急性肾衰竭、急性心力衰竭。

▶**课堂互动**▶ 1.假如你是门诊护士，遇到主诉被狗咬伤的患者应该怎么做急救处置？
　　　　　　 2.描述一下典型狂犬病患者的症状有哪些？

(三)心理-社会状况

当狂犬病暴露者就诊时，护理人员应积极、主动地询问伤者受伤情况及经过，认真地向患者及家属讲解有关狂犬病的相关知识，护理人员应用亲切的语言、关心的态度、热情的服务来接待伤者，从而缓解他们的紧张、焦虑心理，提高他们面对疾病时的信心。

(四)辅助检查

1.血、尿常规及脑脊液　白细胞轻至中度增多($12.0~30.0×10^9/L$)，中性粒细胞占80%以上，这些在病毒性疾病中较为特殊。尿常规可发现轻度蛋白尿，偶有透明管型。脑脊液压力稍增高，细胞数轻度增高，一般不超过$200×10^6/L$，以淋巴细胞为主，蛋白轻度增高，糖及氯化物正常。

2.病原学检查　主要包括以下措施：

(1)抗原检查　取患者角膜印片、发根皮肤组织或脑组织通过快速酶联免疫吸附法检测抗原，阳性率可达98%。

(2)病毒分离　取患者的唾液、脑脊液、泪液接种小白鼠分离病毒。至少需1周才有结果。

(3)内基小体检查　取动物或死者的脑组织作切片染色，镜检在神经细胞浆内找内基小体。

(4)核酸测定　用 RT—PCR 检测狂犬病毒核酸。

以上任一项阳性时可确诊。

3.病毒抗体检测　现 WHO 和美国 CDC 推荐用快速荧光焦点抑制试验(rapid fluorescent focus inhibition test, RFFIT)检测血清或脑脊液中和抗体。方法快捷，特异性和敏感性均较高。当血清中和抗体阳性，但不足以作出诊断时可测脑脊液中和抗体来确认。国内多采用 ELISA 检测血清中特异性抗体，主要用于流行病学调查，也可用于证实狂犬病诊断。

知识链接

发病来源

狂犬病早在公元前 5 世纪的欧洲即被发现。中世纪时期人们认为它是上帝带给地球的一种惩罚。文艺复兴时期，人们对狂犬病的认识进一步深入，当时认为是通过一种有毒的黏痰经伤口传染人。到了 19 世纪后期，狂犬病已经在世界各国流行和被认识。迄今为止，本病一旦发病，全部死亡，甚至还没有延长生命的方法。法国微生物学家 Pasteur 从 1880 年开始研究如何对付狂犬病，最先研制出狂犬病病毒疫苗。此后，在狗身上进行了试验，并研制出用于人类的狂犬病疫苗，从而为现代免疫学奠定了强有力的基础。

(五)治疗原则及主要措施

本病发病后无特效治疗，而且病死率极高。故重点在于预防发病。以对症和支持治疗为主。

1.严密隔离患者，防止唾液污染环境，保持患者安静，减少光亮、风吹、声响等外界刺激。

2.狂躁时用镇静剂，如安定、鲁米那等。

3.加强监护治疗，包括给氧、解除痉挛，必要时气管切开，纠正酸中毒，维持水、电解质平衡。有心动过速、心律失常、高血压等，可用 β 受体阻滞剂或强心剂。有脑水肿时给予脱水剂。

【主要护理诊断/问题】

1.皮肤完整性受损　与动物咬伤或抓伤有关。

2.有受伤的危险　与患者高度兴奋、狂躁有关。

3.恐惧　与患者预感有生命危险、恐水、怕风有关。

4.体液不足　与患者恐水、不能饮水、进食及多汗等有关。

5.有窒息的危险　与病毒损害中枢神经系统致呼吸肌痉挛有关。

【护理目标】

1.患者伤口能及时处理，并规律完成预防接种，必要时注射免疫球蛋白。

2.患者主诉恐惧感减轻或消失。

3.患者无损伤及暴力行为的发生。

4.患者液体充足，水、电解质平衡。

5.患者及家属了解本病的基本知识，与医护人员积极配合。

【护理措施】

（一）一般护理

1.环境与休息　患者需隔离于避光的单间病室。避免一切不必要的外界刺激，如光亮、风吹、声响等，尤其应注意避免流水声而引起痉挛发作。嘱患者卧床休息；狂躁患者为防止患者自伤或伤及他人，必要时给予镇静剂。

2.饮食　给予高热量饮食，尽量避免辛辣、粗糙和过烫的食物。吞咽困难者，可先予镇静剂后再给予鼻饲。必要时静脉补充营养，维持水、电解质平衡。

（二）病情观察

1.严密观察患者有无极度兴奋、恐惧、恐水、怕风的典型表现；

2.监测生命体征和观察意识状态的变化；

3.观察患者有无抽搐或弛缓性瘫痪、抽搐部位及发作次数；

4.观察伤口处有无异样感觉；

5.记录24小时出入液量。

课堂互动 ▶ 狂犬患者暴露前后如何开展预防？

（三）用药的护理

1.常用抗病毒药物，如干扰素、阿糖胞苷、大剂量人抗狂犬病免疫球蛋白治疗。

2.早期为有效地控制痉挛发作，可使用地西泮。

3.氯丙嗪对控制狂犬病的兴奋或痉挛作用较好。但在大剂量应用时会抑制呼吸，特别在与其他镇静剂联合使用时，应适当调整剂量。

4.脑水肿、颅内高压患者可使用20%甘露醇1~2 g/kg，快速静脉滴注。

（四）对症护理

1.伤口冲洗　尽快用20%肥皂水或0.1%苯扎溴铵（两者不能合用），与具一定压力的流动清水交替冲洗所有咬伤和抓伤处至少30分钟，并挤出污血。

2.消毒　彻底冲洗后用2%~3%碘酒或者75%酒精涂擦伤口进行消毒处理。

3.清创　伤口不予缝合不包扎，深部伤口用注射器或者高压脉冲器械伸入伤口深部进行灌注清洗，务必做到全面彻底。

4.被动免疫制剂的使用　被动免疫制剂目前有两种，抗狂犬病免疫血清，抗狂犬病免疫球蛋白。抗狂犬病免疫血清在皮试阴性后方可使用。抗狂犬病免疫球蛋白不需要皮试。

5.包扎或者缝合　清创后，较大的伤口为了避免感染，还是要用透气的无菌敷料轻轻包扎。有些可能还需要缝合。术后使用广谱抗生素和破伤风抗毒素。

（五）心理护理

被犬咬伤后，患者来门诊治疗一般以恐惧或焦虑症状为主，给患者以适当的心理护理，倾听陈诉，给予恰当的解释和安慰，帮助他们克服恐惧心理；耐心地讲解使他们了解狂犬病症状及发病机理，并依据患者不同的思维方式，进行不同的心理护理，从而提高患者的依从性，全程注射狂犬疫苗和狂犬病被动免疫制剂。

（六）健康指导

1. 传染源的管理　加强人用疫苗的管理，提高疫苗的使用质量，提倡对狂犬病疫区的重点人群实施暴露前免疫。暴露前免疫指被动物咬伤或黏膜感染之前有计划地对有感染危险的个人或人群进行狂犬病疫苗接种，反之为暴露后免疫；WHO 已批准并极力提倡皮内途径小剂量接种方法作为暴露前免疫方案。

2. 预防接种

（1）主动免疫

1）狂犬疫苗　人二倍体组织培养疫苗（HDCV）：本疫苗优点为接种后抗体出现快，在 14 天时几乎达 100% 阳转，且抗体水平高，持续时间长，5 年仍有中和抗体存在，注射后反应轻微。目前国内使用的狂犬疫苗主要是地鼠肾细胞疫苗，可用于暴露后预防，也可用于暴露前预防。

2）方法　暴露前预防：从第 0 天、第 7 天、第 28 天开始接种，共接种 3 针，次年再加强 1 针，以后每隔 1~3 年加强一针。所有宠物饲养者、兽医、动物饲养员、屠宰、狂犬病医护和实验室人员等高危致患者群或接触病毒机会多的工作人员均需接种狂犬疫苗，做好动物咬伤前的暴露前免疫。

3）注射方法　肌内注射，成人必须在上臂三角肌内，儿童注射于大腿肌内前外侧区，不要在臀部注射。

（2）被动免疫

1）有马或人源性抗狂犬病毒免疫球蛋白和免疫血清，以人抗狂犬病毒免疫球蛋白（HRIG）为佳。

2）总量一半在伤口进行局部浸润注射，剩余剂量作臀部肌内注射。

3）需做皮肤过敏试验，阳性者要进行脱敏注射。

4）免疫血清与疫苗联合应用有可能防止狂犬病发病，但免疫血清可干扰宿主的主动免疫，影响抗体生成。因此，对严重咬伤注射免疫血清者，在完成末次接种后 10、20、90 天再注射 1 次，能触发回忆反应，产生大量抗体。

【护理评价】

1. 是否及时处理伤口，并规律完成预防接种，必要时注射免疫球蛋白。
2. 患者是否恐惧感减轻或消失。
3. 患者是否无损伤及暴力行为的发生。
4. 患者是否液体充足，水、电解质平衡。
5. 患者及家属是否了解本病的基本知识，与医护人员积极配合。

测一测

【思 考 题】

1. 狂犬病的三期临床表现。
2. 病犬咬伤后如何正确处置？

第十二节　肾综合征出血热患者的护理

学习目标

1. 掌握：肾综合征出血热患者的主要临床特征、护理诊断及护理措施。
2. 熟悉：肾综合征出血热的实验室检查要点；流行病学特征。
3. 学会应用护理程序对肾综合征出血热患者实施整体护理。
4. 尊重传染病患者的身心需求；具备理论联系实践的技能。

案例导入

　　患者，女性，20岁，是一名大学生，经常和同学光顾校门口的流动小吃摊，2周前和同学外出就餐后出现发热、乏力伴头晕、腰痛、眼周痛3 d，无尿半日就诊。

　　体检：T 40℃，P 110次/分，R 24次/分，BP 70/50 mmHg。神志稍清，眼结膜充血，胸背部有4颗散在瘀斑，肾区叩击痛，余未见异常。

　　实验室检查：WBC $16×10^9$/L，血小板计数 $70×10^9$/L，尿蛋白(+++)。

　　问题：

　　1. 该患者可能患了哪种疾病？

　　2. 为明确诊断需做哪些检查？

　　3. 治疗期间，护士应采取哪些护理措施？

【疾病概述】

　　肾综合征出血热(hemorrhagic fever with renal syndrome)是由汉坦病毒引起的自然疫源性疾病。以鼠类为主要传染源，在我国以黑线姬鼠、褐家鼠、大林姬鼠为主。临床上以发热、休克、充血、出血和急性肾衰竭为主要表现，典型病例病程呈发热期、低血压期、少尿期、多尿期和恢复期五期。本病的预防应采取防鼠、灭鼠及疫苗接种为主的综合预防措施。

（一）病原学

　　本病毒属布尼亚病毒科的汉坦病毒属，为单链RNA病毒。我国流行的病毒主要是汉坦型和汉城型，汉坦型感染后病情比较重。该病毒抵抗力较差，对热、酸、紫外线、乙醇及碘酒等一般消毒剂均敏感。

（二）流行病学

　　1. 传染源

　　主要是啮齿类动物。我国主要的宿主动物和传染源是黑线姬鼠、褐家鼠。林区以大林姬鼠为主，患者一般不会引起人和人之间的传染。

2.传播途径

本病为多途径传播。主要有以下几种：①呼吸道传播：鼠排泄物，如尿、粪、唾液等污染尘埃形成的气溶胶吸入呼吸道而受感染；②消化道传播：进食携带病毒的鼠类排泄物污染的食物后受到感染；③接触传播：被携带病毒的鼠咬伤或其血液和排泄物直接接触皮肤伤口感染；④垂直传播：妊娠妇女感染病毒后经胎盘传染给胎儿。

3.人群易感性

人群普遍易感，病后获得较稳固的免疫力。

4.流行特征

本病广泛流行于亚洲、欧洲的多个国家，我国是高发区，发病有明显季节性和周期性，其中黑线姬鼠传播者以 11 月份至次年 1 月份为高峰，5~7 月份为小高峰，家鼠传播者以 3~5 月份为高峰，大林姬鼠以夏季为流行高峰。以男性青壮年、农民和野外工作人员发病较多。

课堂互动 ▶ 鼠是本病的主要传染源，在日常生活中我们如何避免被其传染?

【发病机制与病理】

1.汉坦病毒呈泛嗜性感染，可引起多器官损害。病毒进入机体后，随血流到达全身，侵入内皮细胞及骨髓、肝、脾、肺、肾、淋巴结等组织，经复制后再释放入血引起病毒血症。病毒侵入机体后一方面能直接破坏感染细胞的功能和结构，另一方面可诱发人体的免疫应答和各种细胞因子的释放，导致机体组织损伤。

2.休克的发生，早期原发性休克主要是由于全身小血管损伤、血管通透性增加、血浆外渗、血容量减少，继发血液浓缩、血液黏滞度增高和弥散性血管内凝血（DIC）所致；后期继发性休克则因大出血、继发感染、水电解质补充不足，导致有效血容量不足而引起。出血主要是由于血管壁的损伤、血小板减少和功能障碍及 DIC 所致的凝血机制异常引起。急性肾衰竭的发生与肾血流不足、肾实质损害、肾素-血管紧张素系统激活，DIC 时的肾小球中微血栓形成等原因有关。

【护理评估】

（一）健康史

1.询问患者是否在流行季节有疫区野外作业及留宿史，有无与鼠类及其排泄物接触史，亲属和同事有无类似发病情况；是否接种过疫苗。

2.有无发热、热型及持续时间。

3.有无全身酸痛及"三痛"表现。

4.有无食欲减退、恶心、呕吐或腹痛、腹泻等胃肠道症状。

5.患者有无嗜睡、烦躁、谵妄或抽搐等神经精神症状。

6.患者 24 小时出入液量，特别是尿量。

（二）身体状况

典型病例有五期经过，轻型患者可有越期现象，重型患者前三期可相互重叠。潜伏期为 4~46 日，一般为 7~14 日。

1. 发热期

（1）发热：突发畏寒、高热，体温可迅速升至39℃～40℃，热型以弛张热多见，多持续3～7天。体温越高，持续时间越长，病情越重，轻者退热后症状缓解，重症病例退热后病情反而加重。

（2）全身中毒症状：

①头痛、腰痛、眼眶痛（三痛）及全身酸痛，疼痛原因与相应部位充血和水肿有关。

②多数患者可出现食欲减退、恶心、呕吐、腹痛、腹泻等消化道症状。腹痛剧烈者可有腹部压痛、反跳痛，易被误诊为急腹症。

③部分患者出现嗜睡、烦躁不安、谵妄、神志恍惚等神经症状，易发展为重型。

（3）毛细血管损伤表现：

①充血：多有颜面、颈部、胸部潮红（皮肤三红），重者呈醉酒貌；还可见眼结膜、软腭与咽部充血（黏膜三红）。

②出血：可见皮肤、黏膜及内脏出血。皮肤出血呈点状、条索状、搔抓样瘀点，多见于腋下和胸背部；黏膜出血则多在软腭及眼结膜；内脏出血者表现为咯血、黑便、血尿等。

③渗出与水肿：主要为球结膜水肿，通常渗出水肿程度与疾病严重程度成正比。

2. 低血压休克期

常发生于病程第4～6天，一般持续1～3天。持续时间长短与病情轻重、治疗措施是否正确和及时有关。患者多在发热末期或退热的同时出现低血压及休克。轻者血压略有波动，不发生低血压及休克，重者可为顽固性休克，且易并发DIC、急性呼吸窘迫综合征（ARDS）、脑水肿、急性肾衰竭等。

3. 少尿期

是本病具有特征性的一期，也是本病极期，一般发生于病程的第5～8天，持续时间1～10天，多为2～5天，持续时间长短与病情轻重有关。以少尿或无尿、尿毒症、水和电解质、酸碱平衡紊乱为特征，严重者可出现高血容量综合征和肺水肿，少数无明显少尿而存在氮质血症者系肾小球受损而肾小管损害不重所致。

4. 多尿期

一般发生于病程第9～14天，持续1天至数月不等，多为7～14天。尿量逐渐增加，甚至在多尿后期尿量每天超过3000 mL，由于大量排尿可出现继发性休克、低血钾及低血钠等电解质酸碱平衡紊乱症状。

5. 恢复期

多尿期后，情况逐渐好转，尿量逐渐恢复至每天2000 mL或以下。持续1日至数月方可完全恢复。

6. 并发症

（1）腔道出血：可出现消化道大出血、咯血、腹腔出血、鼻出血等。

（2）肺部并发症：心源性肺水肿、ARDS等。

（3）中枢神经系统并发症：脑水肿、颅内出血、脑炎和脑膜炎等。

课堂互动 ▶ 流行性出血热的五期经过，"三痛"、"三红"的表现是什么？

（三）心理-社会状况

患者因起病突然、病情重或缺乏疾病的有关知识而出现紧张、焦虑、恐惧等心理反应。

(四)辅助检查

1. **血常规检测** 白细胞增多可达 $(15 \sim 30) \times 10^7/L$，重者明显增多，且可见幼稚细胞，呈类白血病反应。分类计数早期以中性粒细胞为主，病程第 4~5 天淋巴细胞增多，且可见较多异型淋巴细胞。血红蛋白和红细胞因血液浓缩而升高。血小板从第 2 病日起即有不同程度下降并出现异型血小板。

2. **尿常规检查** 显著蛋白尿为本病主要特征之一，病程第 2 天即可出现，到少尿期时达高峰，尿蛋白常达+++~++++。部分病例尿中出现膜状物，系红细胞、尿蛋白和上皮细胞混合的凝聚物。

3. **血液生化检查** 血尿素氮、肌酐多在低血压休克期开始上升；发热期血气分析常出现呼吸性碱中毒；休克期及少尿期则多见代谢性酸中毒；血钾在发热期、休克期处于低水平，少尿期升高，但亦有部分少尿期低血钾。

4. **免疫学检查** 特定的免疫学检测方法可以在患者血液、尿沉渣等标本中检出汉坦病毒相关抗原和抗体，具有诊断价值。

(五)治疗原则及主要措施

本病以综合疗法为主，早期可应用抗病毒治疗；中晚期主要是对症治疗，注意防治休克、肾功能衰竭和出血。治疗原则为"三早一就"，即早发现、早休息、早治疗、就近治疗。

1. **发热期**

(1)抗病毒治疗：发病 4 日内可应用利巴韦林，每日 800~1000 mg 加入 10%葡萄糖液中静滴。

(2)减少外渗：应用芦丁、维生素 C 降低血管通透性，后期可予以胶体液或 20%甘露醇，以提高血浆胶体渗透压，减少血浆外渗和组织水肿。

(3)预防与治疗 DIC：可用丹参注射液、低分子右旋糖苷降低血液黏滞性，发生 DIC 应尽早使用肝素。

2. **低血压休克期**

(1)补充血容量：力争血压在 4 小时内稳定回升，输液以早期、快速、适量为原则，先晶体后胶体。可选用平衡盐液、低分子右旋糖苷、20%甘露醇、血浆和清蛋白。

(2)纠正酸中毒：以动态血气检测结果作为依据尽快纠正酸中毒，可用 5%碳酸氢钠。

(3)强心剂：如血容量已补足，心率仍在 140 次/分以上，可给予毛花苷丙或毒毛花苷 K。

(4)血管活性药物与肾上腺糖皮质激素：经处理血压仍不稳定者可选用间羟胺、多巴胺等血管活性药物，或用地塞米松 10~20 mg 静脉滴注。

3. **少尿期**

(1)控制氮质血症：供给充分热量，减少蛋白质分解。

(2)促进排尿：可选用利尿药，如呋塞米等。

(3)导泻：可用硫酸镁、中药大黄、番泻叶等。

(4)持续无尿 2 天或少尿 3 天，明显氮质血症，高血钾或高血容量综合征者，应尽早进行血液或腹膜透析治疗。

【主要护理诊断/问题】

1. **组织灌注量改变** 与全身广泛小血管损害、血浆外渗或出血有关。

2. 体温过高　与病毒血症有关。

3. 体液过多　与肾损害有关。

4. 营养失调：低于机体需要量　与发热、呕吐、进食量减少及大量蛋白尿有关。

5. 有感染的危险　与机体抵抗力下降、营养不良有关。

6. 潜在并发症　肾功能衰竭、电解质紊乱、酸中毒、出血等。

> **课堂互动**▶ 不同期的肾综合征出血热患者是否表现都一样？有什么样的典型症状能够帮助早期警觉这一疾病？

【护理目标】

1. 发热患者体温能降至正常范围，避免脱水。

2. 加强皮肤清洁，保持皮肤黏膜完整。

3. 加强对患者的病情观察，预防出现各种并发症。

【护理措施】

（一）一般护理

1. 隔离措施　采取严密隔离，隔离期为10天。疾病早期需绝对卧床休息，避免过多活动而加重血浆外渗及脏器出血。病情好转可逐步恢复活动。

2. 饮食指导　给予清淡、易消化、高热量、高维生素的流质或半流质饮食。发热期间注意适当补充液体；少尿期入液量应为前一天出量加500 mL；多尿期注意维持水、电解质、酸碱平衡，应随尿量增加水分的补充。

（二）对症护理

1. 高热　以物理降温为主，如应用冰袋、冰敷等，但注意不能采用酒精或温水擦浴，以免加重皮肤充血、出血。禁用强烈退热药，以免大量出汗使患者提前进入休克期。

2. 肾功能衰竭

(1)按"量出为入，宁少勿多"的原则，严格控制液体入量。每日补液量为前一日排出量（尿量和呕吐量）+500 mL。

(2)利尿、导泻治疗时，密切观察患者用药后的反应，协助排尿、排便，观察其颜色、性状、量，并及时做好记录。

(3)出现高血容量综合征者，应立即减慢输液速度或停止输液，使患者取半坐位或坐位，双腿下垂。

(4)作血液透析或腹膜透析的患者，给予相应护理。

3. 皮肤黏膜的护理

(1)减少对皮肤的不良刺激。保持床铺清洁、干燥、平整，衣服应宽松、柔软，出汗较多时应及时更换。剪短指甲，避免搔抓引起皮损。

(2)帮助患者保持舒适体位，用软垫适当衬垫，并及时变换体位。避免推、拽、拉等动作，以免造成皮肤破损。

(3)眼结膜充血、水肿患者应注意保持眼部清洁，防止继发感染，可用4%硼酸水或生理盐水清洁眼部分泌物和眼痂，涂抗生素眼膏等。

（4）做好口腔护理，咽部红肿患者每日用温水或朵贝液漱口，进食前后清洁口腔，保持口腔卫生。

（5）保持会阴部清洁，留置导尿者应做好无菌操作，定时冲洗膀胱。

（6）若皮肤已发生破溃，应使用无菌生理盐水清洗局部，辅以红外线等照射，涂抗生素软膏，覆盖无菌敷料。

4. 循环衰竭护理

（1）迅速建立静脉通路，按医嘱准确、迅速输入液体以扩充血容量，使用碱性液及血管活性药，迅速纠正休克。

（2）吸氧。

（3）应做好交叉配血、备血，为输血做好准备。

（4）做好各种抢救准备工作，密切观察治疗效果。

（三）病情观察

1. 密切观察生命体征及意识状态的变化，尤其注意体温及血压变化。

2. 观察充血、渗出及出血的表现：有无"三红""三痛"，皮肤瘀斑的范围及是否有破溃出血；有无呕血、咯血、便血。

3. 严格记录 24 小时出入量，注意尿量、颜色、性状及尿蛋白变化。

4. 了解实验室检查结果，判断患者有无氮质血症及水、电解质、酸碱平衡紊乱。若血小板进行性减少，凝血酶原时间延长，常提示患者出现 DIC，预后多不良。

（四）心理护理

向患者和家属讲述疾病的相关知识，关心体贴患者，鼓励患者树立战胜疾病的信心。

（五）健康指导

1. 对患者的指导　肾功能恢复需较长时间，故患者出院后仍应休息 1~3 个月，生活要规律，保证足够睡眠，安排力所能及的体力活动，如散步、太极拳等，逐渐增加活动量。

2. 疾病预防指导

（1）管理传染源：灭鼠和防鼠是预防本病的关键。同时注意改善卫生条件，防止鼠类排泄物污染食物和水源。

（2）切断传播途径：野外作业、疫区工作时应加强个人防护，不要用手直接接触鼠类或鼠的排泄物。被打死的老鼠要烧掉或埋掉。

（3）保护易感人群：重点人群可行疫苗注射，每次 1 mL，共注射 3 次，保护率达 88%~94%。1 年后应加强注射 1 针。

知识链接

如何管理传染源

治理鼠害如要达到防病目的,应有的放矢。主要矛头指向害鼠,将其密度降到足够低的水平或将其隔离在人类生活和生产环境范围之外,并保持一段时间。过去大量实践证明,无目的、大范围的不科学灭鼠其后果可能导致鼠种平衡被打破,导致发病增加,因此在今后灭鼠防治工作中应采取"灶点"灭鼠处理疫点,加强针对性,要将灭鼠工作放到乡和村级,建立专业灭鼠队伍,要将突击性灭鼠和经常性灭鼠结合起来,要把防鼠与灭鼠结合起来。

【护理评价】

1.患者体温有无恢复正常。

2.患者是否发生水、电解质酸碱平衡紊乱。

3.患者有无并发症发生或并发症是否得到及时处理。

【思 考 题】

1.肾综合征出血热主要有哪些典型临床表现?

2.简述肾综合征出血热患者的护理要点?

测一测

第十三节 埃博拉出血热患者的护理

学习目标

1.掌握:埃博拉出血热的流行病学特征;主要临床特征、护理诊断及护理措施。

2.熟悉:埃博拉出血热患者的健康指导。

3.学会应用护理程序对埃博拉出血热患者实施整体护理。

4.尊重患者的身心需求。不惧怕疾病传染性,严格执行消毒隔离制度,救死扶伤,发扬革命人道主义精神。

> **知识链接**
>
> ### 埃博拉出血热在非洲地区流行
>
> 自 1976 年首次报道埃博拉出血热以来，已在非洲多次暴发流行。2013 年 12 月非洲再次发现感染者，2014 年 2 月，在非洲的几内亚暴发并迅速席卷了塞拉利昂、利比里亚、尼日利亚和塞内加尔。据 WHO 的最新数据，至 2015 年 3 月 2 日，此次疫情已造成 23934 人感染，9792 人死亡，是 1976 年该病被发现以来，规模最大、最严重的疫情。为应对严峻的形式，WHO 也首次同意使用实验性的治疗手段对抗埃博拉出血热。

【疾病概述】

埃博拉出血热(Ebola hemorrhagic fever, EBHF)，是由埃博拉病毒(Ebola virus, EBOV)感染引起的急性出血性传染病。是一种人畜共患病，具有较高的传染性和致死率，感染埃博拉病毒的人和非人灵长类是本病传染源，本病的主要病理改变是皮肤、黏膜、脏器的出血，在很多器官可以见到灶性坏死，但以肝脏、淋巴组织最为严重。目前尚无特效治疗方式，只能通过对症支持治疗改善，预后较差。主要通过患者的血液和排泄物直接或间接传播。急起发病，临床以发热，肌肉疼痛，腹泻，呕吐，出血，皮疹及肝肾功能损害等为主要特征，平均病死率高达 50%。

(一) 病原学

1. 埃博拉病毒属于丝状病毒科，为单股负链 RNA 包膜病毒，分 4 个亚型：扎伊尔型(EBOV-Z)，苏丹型(EBOV-S)，科特迪瓦型(EBOV-C)及雷斯顿型(EBOV-R)，不同亚型的特性不同，其中扎伊尔型毒力最强，苏丹型次之，两者对人类和非人灵长类的致死率很高，雷斯顿型和科特迪瓦型对人的毒力较低，表现为亚临床感染，但对非人灵长类具有致命性。实验证明，该病毒可使 Vero 细胞(绿猴肾传代细胞)产生细胞病变。但在鸟类、爬行类、节肢动物和两栖类动物细胞内不能复制，而在仓鼠与豚鼠中，需多次传代才能引起死亡。

2. 埃博拉病毒在室温下稳定，60℃条件下 1 小时可使病毒全部灭活，4℃条件下可存活 5 周，-70℃条件下可长期存活，对紫外线、γ射线敏感，对多种消毒剂，如 1% 甲醛、过氧乙酸、醋酸等均敏感。

> **课堂互动** ▶ 埃博拉出血热的传染源有哪些?

(二) 流行病学

1. 传染源

感染埃博拉病毒的人和非人灵长类动物为本病传染源。目前认为埃博拉病毒的自然宿主为狐蝠科的果蝠，尤其是锤头果蝠、富氏前肩头果蝠和小领果蝠，但其在自然界的循环方式尚不清楚。

2. 传播途径

(1)接触传播：是本病最主要的传播途径。患者或动物的血液及其他体液、呕吐物、排泄物等均具有高度的传染性。急性期患者血液中病毒含量非常高，并可持续到患者死亡，其他接触传播还包括料理患者的尸体、助产、接触感染动物的血液、尸体及其他污染物品等。

（2）空气传播：1995年曾有学者报道用恒河猴、玄猴的分泌物、排泄物的飞沫通过空气传播感染了正常猴，证实了气溶胶在埃博拉病毒中的作用。

（3）性传播：在一例埃博拉出血热患者起病后第39日、第61日，甚至第101日的精液中均检测到病毒，故存在性传播的可能性。

3. 人群易感性

人群普遍易感，与患者密切接触者的家庭成员、同一病房及病区的医护人员和探视者属高危人群。

4. 流行特征

埃博拉出血热发病无明显的季节性，目前发生的多次流行时间覆盖全年各个季节，发病年龄主要集中在成年人。

【发病机制与病理】

到目前为止，埃博拉出血热的发病机制尚不清楚。病毒可以从黏膜表面、皮肤擦伤、胃肠表面等进入机体，埃博拉病毒的靶组织和细胞非常广泛，包括淋巴结单核细胞、巨噬细胞和树突状细胞等免疫相关细胞，病毒可利用这些细胞进行复制，并随着细胞移动而将病毒扩展到其他组织。当病毒进入淋巴或血液中，会引起肝脏、脾脏感染并出现坏死。感染的单核巨噬细胞被激活，释放大量细胞因子和趋化因子，使血管内皮细胞通透性增加，内皮细胞表面黏附和促凝因子大量表达，以及组织破坏后血管壁胶原暴露，组织因子释放，最终导致弥散性血管内凝血。感染晚期可导致脾脏、胸腺和淋巴结等大量淋巴细胞凋亡。患者经常还没有出现有效免疫反应就已经死亡，甚至幸存者恢复期也检测不到病毒中和抗体。

皮肤、黏膜及脏器出血是埃博拉病毒感染的主要病理改变，多器官发生局灶性坏死，尤以肝脏、淋巴组织为最严重。

【护理评估】

（一）健康史

询问患者是否接触过埃博拉出血热动物的血液及其体液、呕吐物、排泄物等。

（二）身体状况

埃博拉出血热的潜伏期为2~21天，一般8~10天，感染埃博拉病毒后可不发病或呈轻型。典型病例为突然起病，发热并快速出现高热，伴疲劳、肌肉疼痛、头痛和咽喉痛等非特异性症状。起病2~3日后，可出现恶心、腹痛、腹泻，大便可为黏液便或血便。病程4~5日进入极期，发热持续，并出现神志改变，如谵妄、嗜睡等。起病数日即可发生出血倾向，轻重不一，可有呕血及咯血，注射部位持续渗血及血肿较为常见。病程6~7日，可在躯干出现特征性麻疹斑丘疹，以眉和手脚掌多见，恢复者有脱屑。重症患者多于病程第8~9日死亡，死亡原因除了出血外，肝肾衰竭和致死性并发症也是重要原因。非重症患者发病后2周可逐渐恢复。

急性期的并发症有心肌炎、细菌性肺炎等。迟发症可因病毒持续存在于精液中，引起睾丸炎、睾丸萎缩等。

(三)心理-社会状况

周围人群对埃博拉出血热患者的隔离治疗及歧视态度会增加患者的心理压力,导致患者孤独、自卑,患者担心患病后对家庭、学习、工作、生活等的影响,及对疾病预后的焦虑;家庭经济状况不佳、社会支持系统作用缺失,导致患者情绪低落、悲观失望。

(四)辅助检查

1.血常规及生化检查　疾病早期白细胞减少,并可出现典型的浆细胞样淋巴细胞及中性粒细胞核异常形态;血清 ALT 和 AST 活性明显升高,尤其是 AST 持续升高。有些患者的血清淀粉酶也升高,血浆蛋白可明显降低,可出现不同程度的水肿。

2.血清学检测　最早可从发病后 2 天的患者血清中检出特异性 IgM 抗体,IgM 抗体可维持数月。发病后 7~10 天可检出 IgG 抗体,IgG 抗体可维持数年。多数患者抗体出现于起病后 10~14 天,间隔 1 周及以上的两份血标本 IgM 抗体阳转或 IgG 抗体滴度 4 倍及以上升高具有诊断意义,常用 ELISA 和免疫荧光等方法检测。

3.病原学检查　病毒抗原检测。发病后 2~3 周内,可在患者血标本中检测到病毒特异性抗原,可采用 ELISA 等方法检测。

4.核酸检测　发病后 2 周内可从患者血标本中检测到病毒核酸,发病后 1 周内的标本检出率高。可采用 RT-PCR 等核酸扩增方法检测。

5.病毒分离　采集急性发热期患者血标本,用 VerjHela 等细胞进行病毒分离培养,一般发病 1 周内血标本病毒分离率高。

(五)治疗原则及主要措施

埃博拉出血热目前尚无有效治疗方法,仍以隔离治疗和补液、早期对症支持治疗为主要手段。

知识链接

全球援助对抗埃博拉出血热

面对埃博拉出血热的疫情,世界各国积极行动,纷纷伸出援助之手。许多医务人员的无私奉献值得钦佩。美国《时代》周刊将"2014 年度人物"授予抗击埃博拉的医务工作者,以此向他们的勇气致敬。《时代》周刊选取了 5 个人作为封面人物。他们分别是:埃博拉幸存者肯特·布兰特利博士、杰瑞·布朗博士、助理护士萨洛米·卡尔瓦、无国界医生组织志愿者艾拉·沃特森-斯特莱克尔,以及救护车队主管福景·加拉。

——新华网

【主要护理诊断/问题】

1.体温过高　与病毒感染有关。

2.体液不足　与体液丢失有关。

3.焦虑/恐惧　与隔离、担心疾病的预后有关。

【护理目标】

1. 患者体温恢复正常。
2. 患者体液增加。
3. 患者能正确认识疾病，主动有效控制焦虑等紧张情绪。

【护理措施】

（一）一般护理

1. 隔离措施　一旦发现可疑病例，应采取严格的隔离措施，以控制传染源，防止疫情扩散。密切接触者是指患者发病后，可能接触其血液、分泌物、排泄物等的人员。对密切接触者需进行追踪和医学观察，医学观察期限为自最后一次暴露之日起 21 天，医学观察期间一旦出现发热、乏力、咽痛等临床症状，要立即进行隔离，并采集标本进行检测。

2. 饮食护理　进食少渣易消化流质或半流质饮食，避免生冷、多纤维及刺激性食物，鼓励多饮水，以补充足够的液体；不能进食者可鼻饲、静脉营养或胃肠外营养。

（二）病情观察

测量生命体征、血糖、出入量变化，观察皮肤有无瘀斑和出血点、巩膜充血、结膜及口腔黏膜出血点等情况。

（三）用药的护理

迄今为止国际上没有已批准上市的治疗埃博拉出血热的特效药物，采用恢复期患者血清和免疫球蛋白可作为应急的治疗手段，用药期间密切观察患者的反应，及时对症处理。

（四）对症护理

1. 发热的护理　具体措施参见"发热的护理"。

2. 消化道损伤的护理　护理重点为积极补液治疗，注意维持体内水、电解质平衡，预防血容量不足，做好肛周皮肤护理；补液盐是 WHO 推荐的治疗急性腹泻脱水的药物，其纠正脱水的速度优于静脉滴注。由于患者食欲缺乏、虚弱，进食主动性差，故护士需协助患者口服药物和进食、进饮，定期提醒患者口服补液盐和营养素，日补液量 5000~8000 mL。

3. 出血的护理　严密观察患者血压和心率变化，每班检查患者皮肤有无瘀斑和出血点、巩膜充血、结膜及口腔黏膜出血点情况，监测大小便颜色、量及性状，观察患者意识、表情、面色、末梢循环状况，为避免出血及感染的发生，各项治疗和护理操作轻柔细致，严格无菌操作，注射部位压迫时间适当延长，嘱患者不用手挖鼻和揉搓眼睛，以防出血。已出血患者，给予静脉输液扩充血容量，预防低血容量性休克，并做好皮肤黏膜清洁护理。

（五）心理护理

由于患者被严密隔离，往往出现极度的不安和焦虑。医护人员应积极与患者沟通，关心安慰患者，满足其合理的要求。

（六）健康指导

1. 对患者的指导　定期做好患者的随访，出院后应注意均衡饮食，补充足够的营养，指导患者出院后 4 个月内禁止性生活。

2. 预防疾病指导

（1）管理传染源：①及时发现新增患者，严格隔离，避免病毒的传播；②该疾病的潜伏期可长达21天，应对在此期间与患者接触者进行追踪和监控；③对已发现患者的感染途径进行调查，尽可能明确传播的环节；④对社区里的死亡病例进行监控，采用新式的葬礼，避免与尸体直接接触；⑤建立每日新增病例报告制度。

（2）切断传播途径：在WHO制定的《埃博拉感染预防控制指南》和中国卫生和计划生育委员会制定的《埃博拉出血热医院感染预防与控制技术指南》的指导下，落实标准预防、接触隔离及飞沫隔离，实现工作人员"零感染"。严格按照传染病区域布局划分，严格限制人员出入，医务人员进入病区时注意根据病情严重程度进行查房，由轻至重，严格手卫生，禁止患者之间的直接接触。

（3）保护易感人群：灭活疫苗正在研制中，已进入临床实验阶段，工作人员按程序做好烈性传染病严密防护，进入隔离区穿戴防护设备，包括穿戴至少2层以上乳胶手套、医用防护口罩（如N95口罩）、头罩、护目镜、面屏，穿一次性连体无渗性防护服、密封的防刺防水鞋（橡胶靴）、隔离衣、鞋套。出隔离病房后要在指定的去污区小心脱去防护设备。所有人员必须经过严格训练，考核合格后方能进入隔离病区。

【护理评价】

1. 患者体温是否恢复正常。
2. 患者体液是否增加。
3. 患者焦虑等紧张情绪有无缓解和消失。

【思考题】

1. 埃博拉出血热患者发病有哪些表现？
2. 怎样做好埃博拉出血热患者的隔离？

测一测

第十四节　新型冠状病毒感染患者的护理

学习目标

1. 掌握：新型冠状病毒感染患者的身体状况、护理诊断、护理措施及健康宣教。
2. 熟悉：新型冠状病毒感染患者的流行病学特征、实验室检查要点。
3. 了解：新型冠状病毒感染患者的发病机制。
4. 能对新型冠状病毒感染患者应用护理程序实施整体护理。
5. 做好新型冠状病毒感染患者的隔离治疗管理。尊重传染病患者的身心需求，不惧怕疾病传染性，严格执行消毒隔离制度，规范进行核酸采集。救死扶伤，发扬革命人道主义精神。

案例导入

　　患者，男性，35岁。因"发热、乏力、咳嗽半天"入院。体温为38.2℃，三天前从国外（新型冠状病毒感染中风险地区）旅游回国到集中医学观测点隔离观察，三天前机场做新型冠状病毒感染鼻咽拭子核酸检测为阴性，今日复测结果待出。

　　问题：

　　1. 评估患者资料后，评估患者可能是哪种疾病？

　　2. 目前主要护理诊断/问题及具体护理措施有哪些？

　　3. 针对患者担心疾病影响工作及家人团聚等焦虑的心理，护士如何进行有效沟通？

【疾病概述】

　　新型冠状病毒感染（COVID-19）是由一种变异的新型冠状病毒（β属）（SARS-CoV-2）感染人体所导致的急性呼吸道传染病。感染后的主要临床特征以发热、乏力、咽干、咽痛、咳嗽为主要表现。少数患者病情继续发展，发热持续，并出现肺炎相关表现。重症患者多在发病5~7天后出现呼吸困难和（或）低氧血症。值得注意的是，重症、危重症患者病程中可为中低热，甚至无明显发热。部分患者起病症状轻微，可无发热，多在1周后恢复。多数患者预后良好，少数患者病情危重，甚至死亡。

　　(一)病原学

　　新型冠状病毒（以下简称新冠病毒，SARS-CoV-2）为β属冠状病毒，有包膜，颗粒呈圆形或椭圆形，直径60~140 nm，病毒颗粒中包含4种结构蛋白：刺突蛋白（spike，S）、包膜蛋白（envelope，E）、膜蛋白（membrane，M）、核壳蛋白（nucleocapsid，N）。新型冠状病毒基因组为单股正链 RNA，全长约 29.9 kb。核壳蛋白 N 包裹着病毒 RNA 形成病毒颗粒的核心结构——核衣壳，核衣壳再由双层脂膜包裹，双层脂膜上镶嵌有新冠病毒的 S、M、N 蛋白。新冠病毒入侵人体呼吸道后，主要依靠其表面的 S 蛋白上的受体结合域（RBD）识别宿主细胞受体血管紧张素转化酶 2（ACE2），并与之结合感染宿主细胞。新冠病毒在人群中流行和传播过程中基因频繁发生突变，当新冠病毒不同的亚型或子代分支同时感染人体时，还会发生重组，产生重组病毒株；某些突变或重组会影响病毒生物学特性，如 S 蛋白上特定的氨基酸突变后，导致新冠病毒与 ACE2 亲和力增强，在细胞内复制和传播力增强；S 蛋白一些氨基酸突变也会增加对疫苗的免疫逃逸能力和降低不同亚分支变异株之间的交叉保护能力，导致突破感染和一定比例的再感染。截至 2022 底，世界卫生组织（WHO）提出的"关切的变异株"（variant of concern，VOC）有 5 个，分别为阿尔法（Alpha，B.1.1.7）、贝塔（Beta，B.1.351）、伽玛（Gamma，P.1）、德尔塔（Delta，B.1.617.2）和奥密克戎（Omicron，B.1.1.529）。奥密克戎变异株 2021 年 11 月在人群中出现，相比 Delta 等其他 VOC 变异株，其传播力和免疫逃逸能力显著增强，在 2022 年初迅速取代 Delta 变异株成为全球绝对优势流行株。

截至目前，奥密克戎 5 个亚型（BA.1、BA.2、BA.3、BA.4、BA.5）已经先后演变成系列子代亚分支 709 个，其中重组分支 72 个。随着新冠病毒在全球的持续传播，新的奥密克戎亚分支将会持续出现。全球数个月以来流行的奥密克戎变异株主要为 BA.5.2，但是 2022 年 10 月份以来免疫逃逸能力和传播力更强的 BF.7、BQ.1 和 BQ.1.1 等亚分支及重组变异株（XBB）的传播优势迅速增加，在部分国家和地区已经取代 BA.5.2 成为优势流行株。

国内外证据显示奥密克戎变异株肺部致病力明显减弱，临床表现已由肺炎为主衍变为以上呼吸道感染为主。我国境内常规使用的 PCR 检测方法的诊断准确性未受到影响，但一些已研发上市的单克隆抗体药物对其中和作用已明显降低。

新冠病毒对紫外线、有机溶剂（乙醚、75% 乙醇、过氧乙酸和氯仿等）以及含氯消毒剂敏感，75% 乙醇以及含氯消毒剂较常用于临床及实验室新冠病毒的灭活，但氯己定不能有效灭活病毒。

（二）流行病学

1. 传染源

传染源主要是新冠病毒感染者，在潜伏期即有传染性，发病后 3 天内传染性最强。

2. 传播途径

主要传播途径为经呼吸道飞沫（直径一般在 5~10 μm）传播和密切接触传播，接触病毒污染的物品也可造成感染。在相对封闭的环境中长时间暴露于高浓度气溶胶情况下存在经气溶胶（<5 μm）传播的可能。由于在粪便及尿中可分离到新型冠状病毒，应注意粪便及尿对环境污染造成气溶胶或接触传播。

3. 人群易感性

人群普遍易感。但是否感染主要取决于接触机会，与接触病毒的量有一定关系。同样的接触机会下，老年人、慢性病患者以及抵抗力差的人感染概率更大，病情进展相对更快，严重程度更高。

4. 流行特征

新型冠状病毒传染性非常强，可以引起大流行。目前，奥密克戎变异株已成为我国境外输入和本土疫情的优势流行株。现有研究提示，奥密克戎变异株平均潜伏期缩短，多为 2~4

天，传播能力更强，传播速度更快，感染剂量更低，致病力减弱，具有更强的免疫逃逸能力，现有疫苗对预防该变异株所致的重症和死亡仍有效。

目前新型冠状病毒肺炎已经成为全球重大的卫生事件，可以引起全世界广泛传播。

【发病机制与病理】

该病目前仍处于研究阶段。是过激的免疫反应制造的大量自由基引起的器官损伤。

新型冠状病毒主要引起肺泡炎症，会导致弥漫性的肺泡损伤而引起肺炎。在肺泡腔内有炎症细胞的浸润、浆液性渗出和形成透明膜。肺泡上皮细胞内可见病毒包涵体，都提示着病毒造成了肺泡的损伤而导致肺炎。在影像学上可以表现为肺实变或者是肺部的间质性病变。

【护理评估】

（一）健康史

重点询问有无与来自疫区人员或确诊患者的接触史；居住的环境内是否有该病患者或疑似患者等；近期是否到过新型冠状病毒感染中、高风险区。了解患者的起病情况、主要症状及处置经过等。

（二）身体状况

潜伏期多为 2~4 天。

主要表现为咽干、咽痛、咳嗽、发热等，发热多为中低热，部分病例亦可表现为高热，热程多不超过 3 天；部分患者可伴有肌肉酸痛、嗅觉味觉减退或丧失、鼻塞、流涕、腹泻、结膜炎等。少数患者病情继续发展，发热持续，并出现肺炎相关表现。重症患者多在发病 5~7 天后出现呼吸困难和（或）低氧血症。严重者可快速进展为急性呼吸窘迫综合征、脓毒症休克、难以纠正的代谢性酸中毒和出凝血功能障碍及多器官功能衰竭等。极少数患者还可有中枢神经系统受累等表现。

儿童感染后临床表现与成人相似，高热相对多见；部分病例症状可不典型，可表现为呕吐、腹泻等消化道症状或仅表现为反应差、呼吸急促；少数可出现声音嘶哑等急性喉炎或喉气管炎表现或喘息、肺部哮鸣音，但极少出现严重呼吸窘迫；少数出现热性惊厥，极少数患儿可出现脑炎、脑膜炎、脑病甚至急性坏死性脑病、急性播散性脑脊髓膜炎、吉兰-巴雷综合征等危及生命的神经系统并发症；也可发生儿童多系统炎症综合征（MIS-C），主要表现为发热伴皮疹、非化脓性结膜炎、黏膜炎症、低血压或休克、凝血障碍、急性消化道症状及惊厥、脑水肿等脑病表现，一旦发生，病情可在短期内急剧恶化。

大多数患者预后良好，病情危重者多见于老年人、有慢性基础疾病者、晚期妊娠和围产期女性、肥胖人群等。

（三）临床分型

1. 轻型

以上呼吸道感染为主要表现，如咽干、咽痛、咳嗽、发热等。

2. 中型

持续高热大于 3 天或（和）咳嗽、气促等，但呼吸频率（RR）<30 次/分、静息状态下吸空气时指氧饱和度>93%。影像学可见特征性新冠病毒感染肺炎表现。

3. 重型

成人符合下列任何一条且不能以新冠病毒感染以外其他原因解释：

(1) 出现气促，RR≥30 次/分；

(2) 静息状态下，吸空气时指氧饱和度≤93%；

(3) 动脉血氧分压（PaO_2）/吸氧浓度（FiO_2）≤300 mmHg（1 mmHg=0.133 kPa），高海拔（海拔超过 1000 米）地区应根据以下公式对 PaO_2/FiO_2 进行校正：PaO_2/FiO_2×[760/大气压（mmHg）]；

(4) 临床症状进行性加重，肺部影像学显示 24~48 小时内病灶明显进展>50%。

4. 危重型

符合以下情况之一者：

(1) 出现呼吸衰竭，且需要机械通气；

(2) 出现休克；

(3) 合并其他器官功能衰竭需 ICU 监护治疗。

（四）心理-社会状况

了解患者对新型冠状病毒感染的认识程度；对发热、呼吸困难等症状的心理反应、应对措施及效果；对住院隔离的认识及适应情况；患病后对学习、工作、生活的影响，家庭及亲友对患者的态度、对本病的了解程度及对消毒隔离的认识程度。

（五）辅助检查

1. 一般检查

发病早期外周血白细胞总数正常或减少，可见淋巴细胞计数减少，部分患者可出现肝酶、乳酸脱氢酶、肌酶、肌红蛋白、肌钙蛋白和铁蛋白增高。部分患者 C 反应蛋白（CRP）和血沉升高，降钙素原（PCT）正常。重型、危重型病例可见 D-二聚体升高、外周血淋巴细胞进行性减少，炎症因子升高。

2. 病原学及血清学检查

(1) 核酸检测：可采用核酸扩增检测方法检测呼吸道标本（鼻咽拭子、咽拭子、痰、气管抽取物）或其他标本中的新冠病毒核酸。荧光定量 PCR 是目前最常用的新冠病毒核酸检测方法。

(2) 抗原检测：采用胶体金法和免疫荧光法检测呼吸道标本中的病毒抗原，检测速度快，其敏感性与感染者病毒载量呈正相关，病毒抗原检测阳性支持诊断，但阴性不能排除。

(3) 病毒培养分离：从呼吸道标本、粪便标本等可分离、培养获得新冠病毒。

(4) 血清学检测：新冠病毒特异性 IgM 抗体、IgG 抗体阳性，发病 1 周内阳性率均较低。恢复期 IgG 抗体水平为急性期 4 倍或以上升高有回顾性诊断意义。

3. 胸部影像学

合并肺炎者早期呈现多发小斑片影及间质改变，以肺外带明显，进而发展为双肺多发磨玻璃影、浸润影，严重者可出现肺实变，胸腔积液少见。

（六）治疗原则及主要措施

1. 一般治疗

(1) 按呼吸道传染病要求隔离治疗。保证充分能量和营养摄入，注意水、电解质平衡，维持内环境稳定。高热者可进行物理降温、应用解热药物。咳嗽咳痰严重者给予止咳祛痰药物。

（2）对重症高危人群应进行生命体征监测，特别是静息和活动后的指氧饱和度等。同时对基础疾病相关指标进行监测。

（3）根据病情进行必要的检查，如血常规、尿常规、CRP、生化指标（肝酶、心肌酶、肾功能等）、凝血功能、动脉血气分析、胸部影像学等。

（4）根据病情给予规范有效氧疗措施，包括鼻导管、面罩给氧和经鼻高流量氧疗。

（5）抗菌药物治疗：避免盲目或不恰当使用抗菌药物，尤其是联合使用广谱抗菌药物。

（6）有基础疾病者给予相应治疗。

2. 抗病毒治疗

（1）奈玛特韦片/利托那韦片组合包装。适用人群为发病 5 天以内的轻、中型且伴有进展为重症高风险因素的成年患者。用法：奈玛特韦 300 mg 与利托那韦 100 mg 同时服用，每 12 小时 1 次，连续服用 5 天。

（2）阿兹夫定片。用于治疗中型新冠病毒感染的成年患者。用法：空腹整片吞服，每次 5 mg，每日 1 次，疗程至多不超过 14 天。使用前应详细阅读说明书，注意与其他药物的相互作用、不良反应等问题。不建议在妊娠期和哺乳期使用，中重度肝、肾功能损伤患者慎用。

（3）莫诺拉韦胶囊。适用人群为发病 5 天以内的轻、中型且伴有进展为重症高风险因素的成年患者。用法：800 毫克，每 12 小时口服 1 次，连续服用 5 天。不建议在妊娠期和哺乳期使用。

（4）单克隆抗体：安巴韦单抗/罗米司韦单抗注射液。联合用于治疗轻、中型且伴有进展为重症高风险因素的成人和青少年（12~17 岁，体重≥40 kg）患者。用法：二药的剂量分别为 1000 mg。在给药前两种药品分别以 100 mL 生理盐水稀释后，经静脉序贯输注给药，以不高于 4 mL/分的速度静脉滴注，之间使用生理盐水 100 mL 冲管。在输注期间对患者进行临床监测，并在输注完成后对患者进行至少 1 小时的观察。

（5）静注 COVID-19 人免疫球蛋白。可在病程早期用于有重症高风险因素、病毒载量较高、病情进展较快的患者。使用剂量为轻型 100 mg/kg，中型 200 mg/kg，重型 400 mg/kg，静脉输注，根据患者病情改善情况，次日可再次输注，总次数不超过 5 次。

（6）康复者恢复期血浆。可在病程早期用于有重症高风险因素、病毒载量较高、病情进展较快的患者。输注剂量为 200~500 mL（4~5 mL/kg），可根据患者个体情况及病毒载量等决定是否再次输注。

（7）国家药品监督管理局批准的其他抗新冠病毒药物。

3. 免疫治疗

（1）糖皮质激素。对于氧合指标进行性恶化、影像学进展迅速、机体炎症反应过度激活状态的重型和危重型病例，酌情短期内（不超过 10 日）使用糖皮质激素，建议地塞米松 5 mg/日或甲泼尼龙 40 mg/日，避免长时间、大剂量使用糖皮质激素，以减少副作用。

（2）白细胞介素 6（IL-6）抑制剂：托珠单抗。对于重型、危重型且实验室检测 IL-6 水平明显升高者可试用。用法：首次剂量 4~8 mg/kg，推荐剂量 400 mg，生理盐水稀释至 100 mL，输注时间大于 1 小时；首次用药疗效不佳者，可在首剂应用 12 小时后追加应用 1 次（剂量同前），累计给药次数最多为 2 次，单次最大剂量不超过 800 mg。注意过敏反应，有结核等活动性感染者禁用。

4. 抗凝治疗

用于具有重症高风险因素、病情进展较快的中型病例，以及重型和危重型病例，无禁忌证情况下可给予治疗剂量的低分子肝素或普通肝素。发生血栓栓塞事件时，按照相应指南进行治疗。

5. 俯卧位治疗

具有重症高风险因素、病情进展较快的中型、重型和危重型病例，应当给予规范的俯卧位治疗，建议每天不少于 12 小时。

6. 心理干预

患者常存在紧张焦虑情绪，应当加强心理疏导，必要时辅以药物治疗。

7. 重型、危重型支持治疗

(1)治疗原则：在上述治疗的基础上，积极防治并发症，治疗基础疾病，预防继发感染，及时进行器官功能支持。

(2)呼吸支持：

①鼻导管或面罩吸氧

PaO_2/FiO_2 低于 300 mmHg 的重型病例均应立即给予氧疗。接受鼻导管或面罩吸氧后，短时间(1~2 小时)密切观察，若呼吸窘迫和(或)低氧血症无改善，应使用经鼻高流量氧疗(HFNC)或无创通气(NIV)。

②经鼻高流量氧疗或无创通气

PaO_2/FiO_2 低于 200 mmHg 应给予经鼻高流量氧疗(HFNC)或无创通气(NIV)。接受 HFNC 或 NIV 的患者，无禁忌证的情况下，建议同时实施俯卧位通气，即清醒俯卧位通气，俯卧位治疗时间每天应大于 12 小时。

部分患者使用 HFNC 或 NIV 治疗的失败风险高，需要密切观察患者的症状和体征。若短时间(1~2 小时)治疗后病情无改善，特别是接受俯卧位治疗后，低氧血症仍无改善，或呼吸频数、潮气量过大或吸气努力过强等，往往提示 HFNC 或 NIV 治疗疗效不佳，应及时进行有创机械通气治疗。

(3)有创机械通气

一般情况下，PaO_2/FiO_2 低于 150 mmHg，特别是吸气努力明显增强的患者，应考虑气管插管，实施有创机械通气。但鉴于部分重型、危重型病例低氧血症的临床表现不典型，不应单纯把 PaO_2/FiO_2 是否达标作为气管插管和有创机械通气的指征，而应结合患者的临床表现和器官功能情况实时进行评估。值得注意的是，延误气管插管，带来的危害可能更大。

早期恰当的有创机械通气治疗是危重型病例重要的治疗手段，应实施肺保护性机械通气策略。对于中重度急性呼吸窘迫综合征患者，或有创机械通气 FiO_2 高于 50% 时，可采用肺复张治疗，并根据肺复张的反应性，决定是否反复实施肺复张手法。应注意部分新型冠状病毒感染患者肺可复张性较差，应避免过高的 PEEP 导致气压伤。

(4)气道管理

加强气道湿化，建议采用主动加热湿化器，有条件的使用环路加热导丝保证湿化效果；建议使用密闭式吸痰，必要时气管镜吸痰；积极进行气道廓清治疗，如振动排痰、高频胸廓振荡、体位引流等；在氧合及血流动力学稳定的情况下，尽早开展被动及主动活动，促进痰液引流及肺康复。

（5）体外膜肺氧合（ECMO）

ECMO启动时机：在最优的机械通气条件下（$FiO_2 \geqslant 80\%$，潮气量为 6 mL/kg 理想体重，$PEEP \geqslant 5$ cmH$_2$O，且无禁忌证），且保护性通气和俯卧位通气效果不佳，并符合以下之一，应尽早考虑评估实施 ECMO。

① $PaO_2/FiO_2 < 50$ mmHg 超过 3 小时；

② $PaO_2/FiO_2 < 80$ mmHg 超过 6 小时；

③动脉血 pH<7.25 且 $PaCO_2 > 60$ mmHg 超过 6 小时，且呼吸频率>35 次/分；

④呼吸频率>35 次/分时，动脉血 pH<7.2 且平台压>30 cmH$_2$O。

符合 ECMO 指征，且无禁忌证的危重型病例，应尽早启动 ECMO 治疗，避免延误时机，导致患者预后不良。

（6）重型或危重型妊娠患者：应多学科评估继续妊娠的风险，必要时终止妊娠，剖宫产为首选。

（7）营养支持：应加强营养风险评估，首选肠内营养，保证热量25~30 千卡/kg/日、蛋白质>1.2 g/kg/日摄入，必要时加用肠外营养。可使用肠道微生态调节剂，维持肠道微生态平衡，预防继发细菌感染。

8.中医治疗

本病属于中医"疫"病范畴，病因为感受"疫戾"之气，各地可根据病情、证候及气候等情况，参照下列方案进行辨证论治。涉及超药典剂量，应当在医师指导下使用。针对非重点人群的早期新冠病毒感染者，可参照《新冠病毒感染者居家中医药干预指引》《关于在城乡基层充分应用中药汤剂开展新冠病毒感染治疗工作的通知》中推荐的中成药或中药协定方，进行居家治疗。

【主要护理诊断/问题】

1.体温过高　与病毒感染有关。

2.气体交换受损　与病毒感染引起呼吸困难有关。

3.有传播感染的危险　与新型冠状病毒经呼吸道传播感染有关。

4.潜在并发症　呼吸衰竭、休克等。

【护理目标】

1.患者配合治疗，体温降至正常。

2.患者呼吸功能恢复正常，未发生呼吸衰竭，或发生呼吸衰竭后经配合抢救、护理，恢复正常。

3.严格执行消毒隔离制度，无交叉感染出现。

4.患者无并发症出现，或出现并发症能被及时发现和得到处理。

【护理措施】

（一）一般护理

根据患者病情，明确护理重点并做好基础护理。重型病例密切观察生命体征和意识状态，重点监测血氧饱和度。危重型病例 24 小时持续心电监测，每小时测量患者的心率、呼吸频率、血压、血氧饱和度（SpO$_2$），每 4 小时测量并记录体温。合理、正确使用静脉通路，并保持各类管路通畅，妥善固定。卧床患者定时变更体位，预防压力性损伤。按护理规范做好无创机械通气、有创机械通气、人工气道、俯卧位通气、镇静镇痛、ECMO 治疗的护理。特别注意患者口腔护理和液体出入量管理，有创机械通气患者防止误吸。

1. 消毒措施　病房应保持空气清新，能保持良好的自然通风。每天通风 2~3 次，每次不少于 30 min。物体表面可选择用 1000 mg/L 的含氯消毒液或 75% 乙醇溶液，用擦拭或浸泡消毒方法。地面可用 1000 mg/L 的含氯消毒液擦拭或喷洒消毒。室内空气消毒在人居住条件下，可选择过氧乙酸、过氧化氢和二氧化氯等消毒剂，采用超低容量喷雾法进行消毒。有条件的医疗机构可配备循环风空气消毒设备（医用）进行空气消毒。患者呼吸道分泌物，排泄物、呕吐物等要进行严格处理。大量污染物用含吸水成分的消毒粉、漂白粉或一次性吸水材料完全覆盖后，上足量的 5000~10000 mg/L 的含氯消毒液作用 30 min 以上，清除干净。清除过程中避免接触污物。患者的排泄物、分泌物、呕吐物等应有专门容器收集，用含 20000 mg/L 含氯消毒剂，按粪、药比例 1:2 浸泡消毒 2 h。

2. 饮食护理　轻症及无症状感染者给予清淡营养的软食或半流质饮食。成人每天补液量为 1500~2000 mL，并注意水、电解质平衡。昏迷及有吞咽困难患者给予鼻饲或静脉输液，以保证足够的水分和营养。恢复期应逐渐增加高蛋白、高热量饮食。

（二）病情观察

1. 密切观察生命体征，特别是体温及呼吸的变化，每 1~2 小时测体温一次，观察呼吸的频率、节律、幅度的改变，是否低氧血症，及时判断有无呼吸衰竭。

2. 准确记录 24 小时出入量。

3. 并发症的观察，如呼吸衰竭及肺部感染等。

（三）用药的护理

大多数患者仅需对症护理，指导患者正确、规范用药。用药过程中要注意上述药物的不良反应、禁忌证以及与其他药物的相互作用等问题，同时要注意和其他药物的相互作用。不建议同时应用 3 种以上抗病毒药物；出现不可耐受的毒副作用时应停止使用相关药物。

（四）对症护理

发热患者根据医嘱给予退热处理，使用退热药物后应密切监测体温变化和情况。卧床患者定时变更体位，预防压力性损伤。按护理规范做好无创机械通气、有创机械通气、人工气道、俯卧位通气、镇静镇痛、体外膜氧合诊疗的护理。特别注意患者口腔护理和液体出入量管理，有创机械通气患者防止误吸。

急救物品的准备：如需行气道插管、气管切开或应用人工呼吸机的患者，应做好相应的术前准备。

（五）心理护理

正确评估患者心理状态类型与需求。评估患者认知改变、情绪反应和行为变化，给予患者心理调适等干预措施。给患者提供恰当情感支持和信息支持，鼓励患者树立战胜疾病的信心，消除不确定感和焦虑。

（六）健康指导

1. 管理传染源　及时隔离和治疗。讲解新冠病毒感染的临床过程及预后，指导患者按要求进行隔离，以防疫情扩散。出院后第 2 周、第 4 周到医院随访、复诊。

2. 切断传播途径　疾病预防指导在流行期前有计划地开展群众性卫生防范指导，做好各项防控措施，提醒社区居民不去人多拥挤的公共场所。如必须去，一定要佩戴医用口罩。多通风，勤洗手，公筷制，与人保持 1 m 以上距离，打喷嚏或咳嗽时应掩住口鼻。指导社区居民如有发热、咳嗽、乏力、咽痛、嗅（味）觉减退、腹泻等症状时应及时到指定发热门诊就诊。近期去过高风险地区或与确诊、疑似病例有接触史的，应主动进行新冠病毒核酸检测。

各级各类医疗机构发现新冠病毒感染病例应依法在国家传染病直报网报告。

3. 保护易感人群　预防接种是保护易感人群的根本措施。增强免疫力，接触他人做好个人防护等。

课堂互动 ▶ 简述新型冠状病毒感染流行期，易感人群如何进行有效防护？

【护理评价】

1. 患者体温是否恢复正常。
2. 患者呼吸困难症状是否得到缓解或恢复正常。
3. 患者是否能配合执行隔离消毒制度，有无发生交叉感染。
4. 患者有无并发症发生，出现并发症能否被及时发现和得到处理。

【思考题】

1. 新型冠状病毒感染的临床表现有哪些？
2. 非重症新型冠状病毒感染患者存在哪些护理问题？
3. 新型冠状病毒感染患者的主要隔离措施有哪些？

测一测

第三章

细菌感染性疾病患者的护理

第一节　伤寒、副伤寒患者的护理

学习目标

1. 掌握伤寒的身体状况、并发症、护理评估、护理诊断及护理措施。
2. 熟悉伤寒的流行病学特征、治疗要点及预防措施。
3. 学会应用护理程序对伤寒患者制定合理的护理计划，实施正确的护理措施。能熟练的对伤寒患者及家属进行健康宣教。
4. 具有严谨求实的工作态度，尊重传染病患者的身心需求，体现出护士的爱伤精神和人文关怀。

案例导入

　　陈某某，19岁。因"持续发热1周，伴乏力、厌食、腹胀、腹泻"入院。体温波动在39℃~40℃，腹泻3~5次/天。

　　护理体检：体温39.2℃，脉搏110次/分，呼吸23次/分，BP 110/82 mmHg，表情淡漠，腹部可见5个淡红色斑丘疹，直径约1.5 mm，压之褪色。肝肋下2.0 cm，脾肋下1.5 cm，质软，有轻压痛。

　　实验室检查：WBC $4.5×10^9$/L，N 61%，L 36%。肥达试验"O"抗体效价1：100，"H"抗体效价1：180。

　　问题：

　　1. 根据本节内容请考虑该患者的医疗诊断及诊断依据？

　　2. 目前存在的主要护理诊断/问题及具体护理措施是什么？

◇ 一、伤寒患者的护理

【疾病概述】

　　伤寒(typhoid fever)是由伤寒杆菌引起的急性全身性细菌性传染病。典型的临床表现以持续发热、全身中毒症状、腹部不适、肝脾肿大、白细胞减少、玫瑰疹、相对缓脉等为特征。主要的严重并发症有肠出血及肠穿孔。伤寒和副伤寒按乙类传染病进行防治管理。

（一）病原学

伤寒杆菌为肠道杆菌沙门菌属 D 群，革兰染色阴性，有鞭毛，能运动。主要抗原有菌体"O"抗原、鞭毛"H"抗原和表面"Vi"抗原，人体对三者都能产生相应的抗体。用凝集反应检测血清中"O"及"H"抗体，即肥达反应，有助于伤寒的临床诊断，检测"Vi"抗体则用来发现伤寒慢性带菌者。该菌只感染人类，不产生外毒素，伤寒菌体裂解时释放内毒素，为致病的主要因素。

伤寒杆菌在自然环境中生命力较强，耐低温，水中可存活 2~3 周，粪便中可存活 1~2 个月，在牛奶中可繁殖，但对光、热、干燥及消毒剂抵抗力弱，日光直射数小时死亡，煮沸后即可杀灭。对一般化学消毒剂敏感，5%苯酚溶液或 70%乙醇 5 分钟内即可杀死。

> **课堂互动**▶ 1. 患者使用后的餐具如何进行消毒？
> 　　　　　　2. 生活中我们如何处置伤寒患者的排泄物？

（二）流行病学

1. 传染源　患者或带菌者为唯一传染源。带菌者有以下三种：①潜伏期带菌者，潜伏期内从粪便排菌；②暂时带菌者，恢复期仍然排菌，但在 3 个月内停止；③慢性带菌者，恢复期排菌超过 3 个月。有胆道系统疾病的女性或老年患者易变为慢性带菌者，少数患者可终生排出细菌，是伤寒不断传播甚至流行的主要传染源。典型伤寒患者在病程 2~4 周排菌量最大，传染性最强，而轻型患者难以被及时诊断、隔离。

知识链接："伤寒玛丽"

> **课堂互动**▶ 为什么原有慢性肝胆管疾病的患者是伤寒不断传播甚至流行的主要传染源？

2. 传播途径　主要通过消化道传播。水源污染和食物污染是本病重要的传播途径，可引起暴发流行。日常生活密切接触是伤寒散发流行的传播途径。苍蝇和蟑螂等媒介可携带伤寒杆菌引起散发流行。

3. 人群易感性　人群普遍易感。病后多可获得持久免疫力，再次患病者极少。伤寒与副伤寒之间无交叉免疫力。免疫力与血清中"O"、"H"、"Vi"抗体效价无关。

4. 流行特征　常年可发病，以夏秋季散发为主，好发于学龄期儿童和青年，无明显性别差异。完善的卫生供水和污水处理系统可使伤寒发病率维持在较低水平。

【发病机制与病理】

伤寒杆菌进入人体后是否发病取决于伤寒杆菌的数量、致病性以及人体的防御能力。伤寒杆菌进入消化道后，一般可被胃酸杀灭，若入侵病菌数量较多或胃酸缺乏时，病菌可侵入小肠，进入回肠集合淋巴结、肠系膜淋巴结中生长繁殖，再由胸导管释放进入血流引起第一次短暂的菌血症，此阶段患者无症状，相当于临床潜伏期。伤寒杆菌通过血流进入全身各器官，如肝、脾、胆囊、肾及骨髓等组织器官内继续大量繁殖，再次进入血流，引起第二次菌血症，同时释放内毒素，引起发热、全身不适、毒血症状、皮肤玫瑰疹和肝脾大等临床表现，血培养常为阳性，此时相当于病程第 1~2 周，即病程初期。

在病程第 2~3 周，伤寒杆菌随着血流播散至全身各脏器及皮肤等处，临床到达极期。此时大量病菌经胆管进入肠道随粪便排出，经肾脏随尿液排出，故粪便、尿液培养可呈阳性。细菌随胆汁排入肠道，经肠黏膜再度侵入肠壁淋巴组织，使原已致敏的淋巴组织产生严重的炎症反应，导致其坏死、溃疡形成。如果坏死或溃疡累及血管，可引起肠出血；溃疡穿透小肠肌层及浆膜层可引起肠穿孔。

病程第 4 周，人体免疫力进一步加强，在血流及器官中的细菌逐渐被消灭，主要表现为细胞免疫功能增强，肠壁溃疡逐渐愈合，病情缓解，进入恢复期。少数患者由于免疫功能低下等原因，潜伏在体内的伤寒杆菌可再度繁殖，并再次侵入血流引起复发。症状消失后，仍有部分患者可能成为慢性带菌者。

主要病理特点是全身单核吞噬细胞系统的增生性反应，以回肠下段的集合淋巴结及孤立淋巴滤泡的病变最具特征性。病程第 1 周，淋巴组织高度水肿呈纽扣样突起，镜下可见淋巴组织内有大量吞噬细胞增生；此种吞噬细胞具有强大的吞噬能力，可吞噬淋巴细胞、红细胞、伤寒杆菌及坏死组织碎屑，又称"伤寒细胞"；第 2 周增大的淋巴组织和淋巴滤泡坏死；第 3 周坏死组织脱落，形成溃疡，甚至可以导致肠出血和肠穿孔；第 4 周溃疡逐渐愈合，不留瘢痕。肠道的病变范围与病情的严重程度不一定成正比，有的患者有严重的中毒症状，但肠道病变较轻微，而有的患者病情较轻，但可突然发生肠出血或肠穿孔。

【护理评估】

(一)健康史

1. 病史　询问患者起病情况、热程、热型、饮食情况，有无腹胀、便秘、腹泻，腹泻日数，每日腹泻次数及量，询问患者有无全身不适、乏力、咽痛、咳嗽、食欲下降等，病后神志状态及听力有无减退，有无皮疹、出疹日数，经过何种治疗及其效果等。

2. 流行病学资料　询问当地是否有伤寒流行，饮食、饮水及个人卫生情况，有无与伤寒患者接触史，既往是否患过伤寒等。

(二)身体状况

潜伏期长短与伤寒杆菌的感染数量及机体免疫状态有关，通常为 7~14 天。

1. 典型伤寒　自然病程约为 4 周，可分为 4 期。

(1)初期：相当于病程第 1 周，缓慢起病，发热是最早出现的症状，发热前可有畏寒，寒战少见，体温呈阶梯形上升，于 5~7 日内达 39℃~40℃。常伴有全身不适、乏力、咽痛、咳嗽、食欲下降、腹痛、四肢酸痛、腹泻或便秘等症状，右下腹可有轻压痛。

(2)极期：相当于病程第 2~3 周。

1)高热：持续不退，多呈稽留热型，未经治疗可持续约 2 周，少数呈弛张热或不规则热。

2)玫瑰疹：多出现于病程第 7~14 天，为淡红色小斑丘疹，直径 2~4 mm。多在 10 个以内，压之褪色，主要分布于胸、腹及肩背，分批出现，多在 2~4 天内消退。

3)循环系统症状：常有相对缓脉，偶见重脉，并发中毒性心肌炎时，相对缓脉不明显。重症患者出现脉搏细速、血压下降等循环衰竭表现。

4)肝脾肿大：大多数患者有轻度的肝脾肿大，质软有压痛。

5)神经系统症状：由伤寒杆菌内毒素作用中枢神经系统所致，与疾病严重程度成正比。

患者常表现为表情淡漠、呆滞、听力减退，严重者可有谵妄、颈项强直甚至昏迷，神经系统症状多随体温下降而逐渐恢复。儿童可出现抽搐。

6）消化道症状：多数患者出现食欲减退、腹胀、便秘，少数出现腹泻，有时腹泻与便秘交替出现。因回肠下段与回盲部多出现肠道病变，故右下腹可有轻压痛。

7）其他：高热期间，患者可有蛋白尿、水晶型汗疹、消瘦及脱发等。

（3）缓解期：相当于病程第3~4周。体温逐渐下降，神经、消化系统症状减轻，肿大的肝脾逐渐回缩，但仍易出现肠出血、肠穿孔等并发症的危险，需注意观察病情。

（4）恢复期：相当于病程第5周。体温恢复正常，神经系统和消化系统症状消失，肝脾恢复正常。少数患者退热后1~3周，临床症状再度出现，血培养再次阳性，称为复发。多见于抗菌治疗不彻底的患者。部分患者体温开始逐渐下降但未至正常时又复上升，临床症状加剧，血培养阳性，称为再燃，可能与菌血症未被完全控制有关。

知识链接

儿童伤寒与老年伤寒的特点

儿童伤寒：年龄越小临床表现越不典型。起病较急，呕吐和腹泻等消化道症状明显，热型不规则，便秘较少。多数无相对缓脉，玫瑰疹较少见，肝脾肿大明显，外周血白细胞计数可不减少，容易并发支气管炎或肺炎，肠出血和肠穿孔少见。

老年伤寒：发热通常不高，多汗时容易出现虚脱。病程迁延，恢复期长。并发支气管肺炎和心力衰竭多见，死亡率较高。

2. 其他临床类型　除上述典型表现外，伤寒可有轻型、暴发型、迁延型、顿挫型及小儿型和老年型等多种临床类型。

3. 并发症

（1）肠出血：为常见的并发症，多见于病程第2~4周。常因饮食不当、过早下床活动、腹泻、排便过度用力及治疗性灌肠等因素诱发。出血轻重不一，从大便隐血阳性至大量血便。出血量少时可无症状，大量出血时可发生失血性休克表现。

（2）肠穿孔：为最严重的并发症。常发生于病程第2~4周，穿孔部位多发生在回肠末段，成人比儿童多见。穿孔前可有腹胀、腹泻或肠出血等前兆。临床表现为右下腹突然剧烈疼痛，出现腹膜刺激征征象，伴恶心、呕吐、出冷汗、脉搏浅速、呼吸急促，重者可出现感染性休克表现。白细胞计数升高，腹部 X 线检查可发现膈下游离气体。

（3）中毒性肝炎：常发生在病程第1~3周。体格检查可见肝大和压痛。血清 ALT 轻至中度升高，仅有少部分患者血清胆红素轻度升高。

（4）中毒性心肌炎：常出现在病程第2~3周，往往伴有严重的毒血症表现。主要表现为第一心音低钝、心律失常、脉搏增快、血压下降等。心肌酶谱异常，心电图检查可出现 PR 间期延长、ST 段下降或平坦、T 波改变等异常。

（5）其他并发症：支气管炎及肺炎、溶血性尿毒综合征、急性胆囊炎、骨髓炎、肾盂肾炎、脑膜炎和血栓性静脉炎等。

(三)心理-社会状况

患者对伤寒的认识及了解程度,对发热等症状的心理反应、应对措施及效果,对住院隔离的认识及适应情况。对患者工作、学习的影响,对支付医疗费有无困难,家庭及亲友对患者的态度,患者常因起病急、进展迅速、症状重,甚至有生命危险,重者症状恢复时间长等产生紧张恐惧、悲观失望等情绪反应。

(四)辅助检查

1. 血常规 外周白细胞数减少,白细胞计数多为$(3\sim5)\times10^9/L$,伴中性粒细胞减少、嗜酸性粒细胞减少或消失,病情恢复后逐渐回升至正常。嗜酸性粒细胞计数可作为判断病情轻重与疗效的指标。血小板计数一般正常或稍低,如突然下降应警惕并发 DIC 或溶血性尿毒综合征的可能。

2. 细菌培养 血培养为最常用的确诊依据,在病程第 1~2 周阳性率可达 80%~90%;骨髓培养阳性率比血培养高,粪便培养第 3~4 周阳性率最高,可高达 80%~95%;尿培养第 3~4 周培养阳性率仅为 25%。

3. 伤寒血清凝集试验(肥达反应) 对伤寒、副伤寒有辅助诊断价值。试验原理即应用伤寒杆菌菌体抗原"O"、鞭毛抗原"H"等 5 种不同抗原测定患者血清中各种抗体的凝集效价。若"O"抗体凝集效价≥1:80 及"H"抗体效价≥1:160 时,可确定为阳性。通过每 5~7 天复检 1 次,观察效价的动态改变,若逐渐上升,诊断价值较大。"Vi"抗体的检测效价在 1:40以上有诊断意义,可用于慢性带菌者的调查,如"Vi"抗体效价平稳下降,提示带菌状态消除。

4. 分子生物学诊断方法 DNA 探针(DNA Probe)和聚合酶链反应(PCR)等,通过检测伤寒杆菌 DNA 片段,达到辅助诊断的目的。近年来采用酶联免疫吸附试验(ELISA)检测伤寒抗原、抗体,具有特异性强、快速、简便等特点。

(五)治疗原则及主要措施

1. 一般治疗

按消化道传染病隔离。发热期患者卧床休息,密切观察体温、脉搏、血压、腹部体征和大便等变化,注意皮肤及口腔的护理,防止压疮和肺部感染,饮食给予高热量、高营养、易消化的食物,一般退热后 2 周才恢复正常饮食。

2. 药物治疗

(1)喹诺酮类药物:是目前治疗伤寒的首选药物,具有抗菌谱广、杀菌力强、细菌耐药性低的优点。目前常用的有诺氟沙星、氧氟沙星、环丙沙星、培氟沙星、洛美沙星等。

(2)头孢菌素:第三代头孢菌素有强大的抗伤寒杆菌作用,临床应用效果良好,不良反应少,尤其适用于孕妇、儿童、哺乳期妇女以及对氯霉素耐药菌所致的伤寒。常用药物头孢曲松、头孢哌酮、头孢他啶等。

(3)氯霉素:用于氯霉素敏感株,在伤寒杆菌敏感地区仍可作为首选药物。

(4)其他治疗:还可选用氨苄西林、复方新诺明等。

3. 对症治疗

高热时可进行物理降温,不宜用大量退热药,以免体温骤降,大汗虚脱,便秘者禁用泻药,可使用生理盐水 300~500 mL 低压灌肠;腹胀时饮食应给予少糖低脂饮食,必要时肛管排气,禁用新斯的明等促进肠蠕

知识链接:医圣与伤寒

动的药物，严重毒血症状的高危患者，应在有效足量的抗菌药物配合下使用小量糖皮质激素，以减轻毒血症状，常用氢化可的松或地塞米松。

4.并发症的治疗

肠出血：禁食，绝对卧床休息，严密观察血压、脉搏、神志变化及便血情况，注射镇静剂及应用一般止血药，大量出血经内科治疗无效者，应考虑手术治疗。

肠穿孔：禁食，胃肠减压，静脉补液以维持水、电解质和酸碱平衡，同时应用足量抗生素，伴腹膜炎的患者应尽早手术治疗。

中毒性心肌炎：严格卧床休息，在足量有效的抗菌药物的治疗下，应用肾上腺皮质激素；应用能量合剂改善心肌营养状态，心力衰竭时应给予洋地黄和利尿药维持至症状消失。

【主要护理诊断/问题】

1.体温过高　与伤寒杆菌感染并释放大量内毒素有关。

2.腹泻/便秘　与伤寒杆菌释放内毒素致肠道功能紊乱有关。

3.营养失调：低于机体需要量　与伤寒杆菌感染导致高热、食欲减退及腹部不适有关。

4.潜在并发症　肠出血、肠穿孔。

5.有感染的危险　与长期卧床及机体抵抗力下降有关。

6.知识缺乏　缺乏伤寒的疾病知识及消毒、隔离知识。

【护理目标】

1.体温下降至正常，不适感减轻。

2.腹痛、腹泻等症状缓解或完全消失。

3.能够自行活动并恢复正常。

4.肠出血、肠穿孔、中毒性心肌炎等得到有效预防或及时控制。

5.能严格执行隔离措施，未造成感染扩散和传播。

6.了解疾病有关知识，积极配合治疗。

【护理措施】

（一）一般护理

休息：发热期间患者应绝对卧床休息至热退后 1 周，进入恢复期无并发症时可逐渐增加活动，避免剧烈活动，预防肠出血及肠穿孔的发生。

隔离：采取消化道隔离，患者餐具和便器专人专用，排泄物和呕吐物须严格消毒处理。医护人员加强手卫生，避免院内感染。临床症状消失后，每隔 5~7 天进行粪便培养 1 次，连续 2 次为阴性可解除隔离。

饮食：给予营养丰富、清淡的流质饮食。鼓励患者少量多次饮水，促进内毒素排出。成人液体摄入量应保证每天 2000~3000 mL，儿童每天 60~80 mL/kg。科学合理地指导饮食，可有效避免肠出血、肠穿孔等并发症的发生。患者发热期间予以流质或无渣半流饮食，少量多餐，热退后以软食为主，热退后 2 周可逐渐恢复正常饮食，如病程进入第 2~3 周，尤其应加强饮食指导，嘱患者少量多餐，不宜过饱，避免生、冷、硬、粗等食物，并观察进食后胃肠道反应，肠出血时应禁食，静脉补充营养。缓解期时给予易消化的高热量、高蛋白质、高维生素、少渣流质或半流质饮食，避免进食产气的食物。

（二）病情观察

定时监测患者的生命体征，观察意识状态的变化，观察患者的发热程度、热型及体温的升降特点，密切注意患者有无黑便、隐血试验结果，有无明显腹部不适或突发剧烈腹痛等表现，及时发现肠出血、肠穿孔的体征。

> **课堂互动** ▶ 讨论玫瑰疹的特征及意义。

（三）用药的护理

遵医嘱用药，常用药物有喹诺酮类、头孢菌素、氯霉素等。

1. **喹诺酮类** 是目前治疗伤寒的首选药物，常用第三代喹诺酮类药物。首选诺氟沙星，口服，每天 3~4 次，疗程 14 天，亦可选用其他喹诺酮类药物，如氧氟沙星、环丙沙星等。该类药物常引起恶心、呕吐、腹痛、腹泻、头晕、失眠、一过性嗜酸性粒细胞增多等不良反应，用药期间应密切观察血象变化及有无相应不良反应出现。此外，因其影响骨骼发育，儿童、孕妇及哺乳期妇女应慎用。

2. **头孢菌素** 目前常用第三代头孢菌素，其在体外对伤寒杆菌有强大抗菌活性，临床应用效果好，毒副反应低，尤其适用于孕妇、儿童、哺乳期妇女以及氯霉素耐药菌引起的伤寒。可选用头孢三曲松、头孢哌酮，每天 2 次，疗程均为 14 天。注意观察有无过敏反应，因需要静脉给药，且价格偏贵，除儿童和妊娠妇女外一般不作为首选药物。

3. **氯霉素** 用于氯霉素敏感株，每天 3~4 次口服或静脉滴注，体温正常后剂量减半，再用 10~14 天，总疗程 2 周。新生儿、孕妇和肝功能明显异常的患者忌用，新生儿、孕妇、肝功能明显损害者禁用，少数患者在治疗过程中可发生粒细胞减少，严重者可发生再生障碍性贫血，用药期间注意监测血象变化。

（四）对症护理

1. **高热** 密切观察患者的体温及热型的变化。尤其在体温下降后，应警惕复发、再燃导致体温再次上升。采取有效的降温措施，常用物理降温方法，如头部冷敷、温水或乙醇擦浴等，尽量避免应用发汗退热药，以防体温骤降，大汗虚脱。擦浴时避免在腹部加压用力，以免引起肠出血或肠穿孔。保证体液的入量，充足的水分可使尿量增加，利于伤寒杆菌内毒素的排出，从而使体温下降。加强皮肤护理，高热出汗后及时温水擦拭，更换内衣，保持皮肤清洁、干燥。

2. **腹胀、便秘** 腹胀的患者停止易产气的饮食摄入，如牛奶、豆浆、含气饮料等。腹胀明显者遵医嘱用松节油涂擦腹部或肛管排气，禁用新斯的明，防止引起剧烈的肠蠕动，而诱发肠出血或肠穿孔。对于便秘的患者鼓励其多饮水，同时指导其养成定时排便的习惯，必要时给予开塞露，禁用泻药，防止肠蠕动增强而诱发并发症。患者进入恢复期后应逐渐增加含纤维多的食物，如新鲜水果和蔬菜等，以缓解便秘。

3. **肠出血和肠穿孔** 嘱患者绝对卧床休息，保持安静，必要时给予镇静剂。密切观察患者的面色、脉搏、血压变化及每次排便的量和颜色。肠出血时遵医嘱采取止血措施。肠穿孔患者在密切监测生命体征的同时，积极做好术前准备。

（五）心理护理

由于伤寒患者及家属缺乏伤寒有关知识，疾病影响了患者的工作、学习或生活，患者常出现恐惧、忧虑、焦躁等心理。因此，护理人员应加强对患者及家属的知识宣教，在精神上给予安慰和支持，缓解患者的心理压力，使患者积极配合治疗。

（六）健康指导

1. 对患者的指导　伤寒患者的排泄物可携带病菌，有传染性，应注意消化道隔离和消毒。对接触者需医学观察 15 天，对高危人群应进行定期普查。伤寒的恢复过程很慢，痊愈后仍需检查粪便，以防止其成为慢性带菌者。若有发热等不适，应及时随诊，以防止复发。若粪便或尿液培养呈阳性持续 1 年或 1 年以上者，不可从事饮食服务行业，且仍需用抗生素治疗。嘱患者遵医嘱用药，向患者介绍药物名称、剂量、给药时间和方法，教会其观察药物疗效和不良反应。

2. 预防疾病指导　做好饮食卫生，加强食品卫生管理是预防本病的关键。做好"三管一灭"，即管理公共饮食卫生、管理水源、管理粪便和消灭苍蝇、蟑螂等。养成良好的卫生与饮食习惯，坚持饭前、便后洗手，不饮生水，不吃不洁食物等。对被污染的食具、衣物、用品、地面、厕所等实施消毒，粪便用含氯石灰消毒后方可倒掉。做好饮食用具的清洁消毒，消灭苍蝇、蟑螂、老鼠，防止食品被污染。食品从业人员定期体检，发现带菌者要暂时脱离原工作岗位。易感人群及高危人群（如与带菌者密切接触者、出入伤寒流行区者等）可接种伤寒、副伤寒甲、乙三联菌苗或口服减毒活菌苗（如 Ty21a 株疫苗）进行预防，也可应急性口服复方磺胺甲噁唑片，每次 2 片，每天 2 次，连续服用 3~5 天进行预防。

【护理评价】

1. 体温是否下降至正常，不适感减轻。
2. 腹痛、腹泻等症状是否缓解或完全消失。
3. 是否能够自行活动并恢复正常。
4. 肠出血、肠穿孔、中毒性心肌炎等是否得到及时控制。
5. 是否能严格执行隔离措施，未造成感染扩散和传播。
6. 是否了解疾病有关知识，积极配合治疗。

二、副伤寒

副伤寒（paratyphoid fever）包括副伤寒甲、副伤寒乙、副伤寒丙 3 种，分别由副伤寒甲、副寒乙、副伤寒丙型沙门菌引起。

特点：副伤寒甲、乙引起肠黏膜层炎症性改变，病情轻，病程短，病死率低，溃疡少而表浅，肠出血、肠穿孔较少发生。副伤寒丙较多侵犯肠组织及器官，可表现为伤寒型、急性胃肠炎型及脓毒血症型。以脓毒血症型多见，表现为败血症型，可引起骨、关节、脑膜、心包、软组织等处的化脓性迁徙灶，其次为胃肠炎型。

微课：如何预防伤寒

副伤寒的表现与伤寒较难鉴别，需依靠细菌培养及肥达反应才能确诊。

治疗与伤寒相同。并发脓肿病灶者，在足量有效的抗生素应用的同时行外科手术治疗。

【思考题】

1. 简述伤寒患者的临床表现、饮食护理。
2. 试述肥达试验的临床意义。

测一测

第二节　细菌性痢疾患者的护理

学习目标

1. 掌握：细菌性痢疾的身体状况及护理措施。
2. 熟悉：细菌性痢疾的流行病学特征、治疗要点及预防措施。
3. 学会应用护理程序正确评估各型细菌性痢疾患者现存和潜在的健康问题，制定合理的护理计划，实施正确的护理措施。
4. 能熟练指导患者饮食与休息，正确进行预防细菌性痢疾的健康宣教。
5. 不畏惧细菌性痢疾传染性，对患者体现人文关怀精神。

案例导入

　　王某，男性，46岁。在烧烤店聚餐后出现高热、腹泻，发病初起为稀便，后转为脓血便。护理体查：T 38℃，P 100次/分，R 20次/分，BP 116/78 mmHg，贫血貌，营养不良，左下腹压痛，可扪及增粗的乙状结肠。

　　实验室检查：WBC $10×10^9$/L，大便镜检 WBC 8个/Hp。

　　问题：

1. 根据本节内容，请考虑该患者的初步医疗诊断及诊断依据。
2. 目前存在的主要护理诊断/问题及具体护理措施有哪些？

【疾病概述】

　　细菌性痢疾（bacillary dysentery）简称菌痢，是由志贺菌（痢疾杆菌）引起的肠道传染病，亦称志贺菌病（shigellosis）。临床以发热、腹痛、腹泻、里急后重和排黏液脓血便，可伴全身毒血症状等为主要特征。临床表现轻重不一，轻者仅有腹痛、腹泻，严重者可有感染性休克和（或）中毒性脑病，预后差。一般为急性，少数迁延成慢性。目前细菌性痢疾为乙类传染病，需严格管理。

(一)病原学

痢疾杆菌属肠杆菌科志贺菌属，革兰染色阴性，菌体短小，有菌毛，无鞭毛、荚膜和芽孢。按其抗原和生化反应的不同可分为 4 群及 47 个血清群，分别为 A 群痢疾志贺菌、B 群福氏志贺菌、C 群鲍氏志贺菌、D 群宋内志贺菌，我国目前以 B 群福氏和 D 群宋内志贺菌为主。志贺菌所有菌株均可产生内毒素，是引起全身毒血症的主要因素。痢疾志贺菌还可产生外毒素，又称志贺毒素，具有肠毒性、神经毒性和细胞毒性，分别引起相应临床症状。

志贺菌存在于患者及带菌者的粪便中，在外界环境中生存力较强。在粪便中数小时内死亡，对酸和一般消毒剂敏感，加热 60℃ 10 分钟可被杀死，但在污染物品及瓜果、蔬菜上可存活 10~20 天。D 群宋内志贺菌抵抗力最强，B 群次之，A 群抵抗力最弱。

课堂互动 粪便管理是消化道传播疾病防治的重要内容，是否同样是菌痢的防治重点项目？为什么？

(二)流行病学

1. 传染源 包括急、慢性菌痢患者和带菌者。非典型患者、慢性菌痢患者及无症状带菌者，由于症状不典型而容易误诊或漏诊，且管理困难，因此在流行病学中具有重要意义。

2. 传播途径 主要经粪-口途径传播。志贺菌随粪便排出，污染食物、水、生活用品或手，经口使人感染。亦可通过苍蝇污染食物而传播。

3. 人群易感性 人群普遍易感，以儿童及青壮年多见。病后可获得一定的免疫力，但持续时间短而不稳定，且不同菌群及血清型间无交叉免疫，易反复感染而多次患病。

4. 流行特征 本病终年散发，夏秋季发病率升高，有明显的季节性，与苍蝇活动、气候条件、夏季饮食习惯、集体抵抗力等因素有关。主要集中发生在水源管理差、医疗条件差的地区。

课堂互动 是不是不与细菌性痢疾患者共同进餐就不会被传染呢？为什么？

【发病机制与病理】

痢疾杆菌经口进入消化道，大部分可被胃酸杀灭，未被杀灭进入肠道的少量痢疾杆菌也可因正常菌群的拮抗作用及肠黏膜表面分泌性 IgA 阻止对黏膜上皮细胞的吸附而不能致病。当免疫力低下或细菌数量多时，细菌可借菌毛黏附于肠黏膜上皮细胞并进行繁殖，然后侵入固有层继续繁殖，引起肠黏膜充血、水肿等炎症反应和固有层小血管痉挛使肠黏膜出现缺血、坏死，分泌黏液和脓性分泌物，并形成多处浅表溃疡，致临床出现腹痛、腹泻和脓血便，直肠括约肌受刺激后可产生里急后重。由于痢疾杆菌在人体内被吞噬细胞所吞噬，很少侵入黏膜下层，故本菌一般不侵入血液，极少引起菌血症或败血症，但可释放内、外毒素，内毒素可增高肠壁通透性，增加毒素吸收，引起临床上的发热和毒血症状等，外毒素与引起肠道症状及神经系统症状有关。

菌痢的肠道病变主要在结肠，以乙状结肠和直肠病变最显著，严重者可累及整个结肠及回肠下段。肠黏膜的基本病变，急性期为黏膜出现弥漫性纤维蛋白渗出性炎症，肠黏膜表面有大量黏液脓血性渗出物覆盖，与坏死的肠黏膜上皮细胞融合形成灰白色的伪膜，脱落后可见黏膜溃疡，多为不规则浅表性溃疡，仅限于固有层，故很少引起肠穿孔及大量肠出血，慢性病变可有肠黏膜水肿及肠壁增厚，溃疡可不断形成及修复，并有息肉样的增生及疤痕形成，可导致肠腔狭窄。中毒型痢疾肠道病变不显著，仅有充血水肿，很少有溃疡，但全身病变较重，可见多数脏器的微血管痉挛及通透性增加；大脑及脑干水肿，神经细胞变性及点状出血；肾小管上皮细胞变性坏死，肾上腺皮质可见出血和萎缩。

课堂互动 ┆细菌性痢疾患者排黏液脓血便，这是怎么回事呢？┆

【护理评估】

（一）健康史

注意发病的季节，询问患者的生活环境及个人卫生状况；是否有不洁的饮食史，如进食被污染的食物、水等；是否有食物型暴发流行或水型暴发流行；询问患者腹痛、腹泻、黏液脓血便及里急后重情况；评估患者既往痢疾病史、发病年龄、机体营养状况、起病缓急、发热程度、用药、治疗情况及疗效等。

（二）身体状况

潜伏期一般为 1~4 天，短者数小时，长者可达 7 天。菌痢患者潜伏期长短和临床症状的轻重取决于患者的年龄、抵抗力、感染细菌的数量、毒力及菌型等因素。根据病程的长短和病情的轻重将细菌性痢疾分为以下临床类型。

1. 急性菌痢　根据肠道症状及毒血症轻重可分为 4 型。

（1）普通型（典型）　起病急，高热伴畏寒、寒战，体温可高达 39℃ 以上，伴头疼、乏力、食欲减退等全身中毒症状。早期有恶心、呕吐，继而出现阵发性腹痛、腹泻和里急后重（腹痛欲便而不适，便时肛管有沉重下坠感）。大便性状开始为稀水样便，1~2 天后转变为黏液脓血便，每天排便可达数十次，便量少。体检有左下腹压痛及肠鸣音亢进。发热一般于 2~3 天后自退，腹泻常持续 1~2 周缓解或自愈，少数转为慢性。

（2）轻型（非典型）　全身毒血症状和消化道症状较轻或无，不发热或低热。大便次数较少，每天 10 次以内，呈糊状或稀便，有黏液但无脓血，有轻微腹痛及左下腹压痛，病程短，3~7 天可自愈，少数患者可转为慢性。

（3）重型　多见于年老、体弱、营养不良患者。急性发热，腹泻每天 30 次以上，为稀水脓血便，甚至大便失禁。腹痛、里急后重明显。后期可出现严重腹胀及中毒性肠麻痹，常伴呕吐，严重失水可引起外周循环衰竭。部分病例表现为中毒性休克，体温不升，常有酸中毒和水、电解质平衡失调，少数患者可出现心、肾功能不全。

（4）中毒型　多见于 2~7 岁体质较好的儿童，成人偶有发生。起病急骤，突起畏寒、高热、体温高达 40℃ 以上，病势凶险，全身中毒症状严重，反复惊厥、嗜睡、昏迷及抽搐，可迅速发生循环衰竭和呼吸衰竭，以严重毒血症状、休克和（或）中毒性脑病为主要临床表现，肠道症状较轻，可无腹泻和脓血便，但发病 24 小时内可出现痢疾样粪便，常需盐水灌肠或肛拭子行粪便检查方可诊断。根据其主要临床表现可分为 3 型。

1）休克型（周围循环衰竭型）　较多见，以感染性休克为主要表现，早期患者面色灰白、四肢厥冷、指甲发白、心率快、脉细速、血压正常或稍低、尿量减少、神志正常。晚期血压下降甚至测不出，皮肤花斑，伴不同程度意识障碍，可出现心、肾功能不全的症状，重型病例不易逆转,可致多脏器功能损伤与衰竭,危及生命。

2)脑型(呼吸衰竭型) 以中枢神经系统症状为主要表现,由于脑血管痉挛引起脑缺氧、脑水肿、颅内压升高甚至出现脑疝,而出现中枢性呼吸衰竭。多数患者无肠道症状而突然发病,患者可出现剧烈头痛、频繁呕吐,血压显著升高,最后下降;频繁或持续性惊厥、昏迷、瞳孔大小不等,可忽大忽小,对光反应迟钝或消失,眼球下沉呈落日征,呼吸节律不齐,深浅不匀或叹息样呼吸,严重者可出现中枢性呼吸衰竭等临床表现。

3)混合型 病情最为凶险,病死率最高。该型实质上涉及循环、呼吸及中枢神经系统等多系统器官的病变,常先出现惊厥,未能及时抢救则迅速发展为呼吸衰竭和循环衰竭。最为凶险,病死率极高。

2.慢性菌痢 菌痢患者反复发作或病程迁延不愈达 2 个月以上,即为慢性菌痢。导致菌痢慢性化的可能原因有:①急性期治疗不及时或治疗不当,经正规治疗但因菌株耐药而转成慢性。②机体抵抗力低下,营养不良、胃酸低、慢性胆囊炎等胃肠道疾患,分泌型 IgA 缺乏等。③与感染的细菌菌型有关,如福氏菌易导致慢性感染。根据临床表现可分为 3 型。

(1)急性发作型 有慢性菌痢史,常因进食生冷食物或受凉、过度劳累等因素诱发急性发作,可出现腹痛、腹泻、脓血便,发热常不明显。

(2)慢性迁延型 急性菌痢发作后,迁延不愈,时重时轻。常有腹痛、长期腹泻或腹泻与便秘交替、稀黏液便或脓血便,体检可见左下腹压痛,可扪及增粗的乙状结肠,大便间歇排菌,长期腹泻导致营养不良、贫血、乏力等。

(3)慢性隐匿型 有急性菌痢病史,无明显临床症状。大便培养可检出志贺菌,结肠镜检可发现黏膜炎症或溃疡等病变。

课堂互动 ▶ 儿童患菌痢有没有生命危险?哪些症状提示可能患上了这种疾病?

(三)心理–社会状况

评估患者有否抑郁、悲观、焦虑等不良情绪,对住院隔离治疗的认识及适应情况;患病后对家庭、生活、工作等的影响;社会支持系统的作用,如家属对细菌性痢疾知识的了解程度、对患者的心理支持等。

课堂互动 ▶ 排脓血便就是患菌痢,这种说法对吗?为什么?

(四)辅助检查

1.常规检查

(1)血常规 急性期外周血白细胞计数可轻至中度增高,多在$(10\sim20)\times10^9/L$,以中性粒细胞升高为主。慢性菌痢可有贫血。

(2)便常规 外观多为黏液脓血便,量少无粪质。镜检可见大量成堆的脓细胞、白细胞、分散的红细胞,如有巨噬细胞更有助于诊断。

2.病原学检查

1)细菌培养:确诊依据为粪便培养出痢疾杆菌。早期连续多次、抗菌治疗前、采新鲜粪便的脓血部分、采用适当培养基可提高培养阳性率。

2)特异性核酸检测:采用核酸杂交或 PCR 可直接检测出粪便中的痢疾杆菌核酸,具有灵敏度高、特异性强、简便、快速、对标本要求低等特点。但必须在具备检测条件的单位应用,故尚未广泛应用。

3.血清学检查

与细菌培养比较具有早期快速诊断的优点。但由于粪便中抗原成分复杂,易出现假阳性反应,故目前临床上尚未广泛应用。

(五)治疗原则及主要措施

1.急性菌痢　一般治疗应注意饮食,补充水分,维持水、电解质和酸碱平衡,必要的对症治疗。目前喹诺酮类是成人抗痢疾的首选药物,具有抗菌谱广、强杀菌作用,对耐药菌株亦有较好的疗效,口服后可完全吸收等优点。常用诺氟沙星、环丙沙星、氧氟沙星等。因喹诺酮类药物影响骨髓发育,故妊娠妇女、儿童及哺乳期妇女可选用第三代头孢菌素。也可选择口服甲硝唑或用庆大霉素、阿米卡星等。

2.慢性菌痢　病原治疗应积极做病原菌分离及细菌药敏试验,以合理选择有效的抗菌药物,可联合应用两种不同类型的抗菌药物,疗程延长到 10~14 日,重复 1~3 个疗程,亦可应用药物保留灌肠疗法,灌肠液内加用小量肾上腺糖皮质激素,以增加其渗透作用而提高疗效。

3.中毒性菌痢　本病病势凶险,应早期诊断,及时采用综合急救措施。应用有效的抗菌药物静脉滴注,如选用环丙沙星、氧氟沙星;选用第三代头孢菌素,如头孢噻肟等;降温镇静等对症治疗,积极抗休克治疗,脱水剂、吸氧、呼吸中枢兴奋剂及必要时气管切开和应用人工呼吸器,是抢救患者生命的关键。

【主要护理诊断/问题】

1.体温过高　与志贺菌释放内毒素作用有关。

2.腹泻　与痢疾杆菌引起肠道病变有关。

3.组织灌注量改变　与内毒素导致微循环障碍有关。

4.疼痛　腹痛　与细菌毒素作用于肠壁,引起肠痉挛有关。

5.营养失调:低于机体需要量　与发热、腹泻导致体液丢失过多,食欲下降导致摄入不足有关。

6.潜在并发症　周围循环衰竭、中枢性呼吸衰竭、惊厥、脑疝等。

【护理目标】

1.患者体温恢复正常,不适感消失。

2.腹部疼痛消失。

3.患者胃肠道功能恢复,排便次数、大便性状趋于正常。

4.患者组织灌注量得到改善,生命体征恢复正常。

5.能采取严格的隔离消毒措施,避免传播疾病。

【护理措施】

(一)一般护理

1.隔离　实施消化道隔离,直至症状消失,隔日粪便培养 1 次,连续 2 次阴性。对粪便、呕吐物及污染物进行严格消毒。

2. **休息** 急性期患者卧床休息，对频繁腹泻、发热、虚弱无力者，协助床边排便以减少体力消耗。中毒型菌痢患者应绝对卧床休息，专人监护，安置患者平卧位或休克体位，儿童去枕平卧，头偏向一侧。

知识链接：一起群体感染细菌性痢疾事件

3. **饮食** 严重腹泻伴呕吐者可暂禁食，静脉补充所需营养，使肠道得到充分休息。能进食者，应进食高热量、高维生素、少渣、少纤维素，清淡易消化流质或半流饮食，避免生冷、多渣、油腻或刺激性食物。少量多餐，可饮葡萄糖盐水，促进毒素排出，病情好转逐渐过渡至正常饮食。因为循环衰竭患者肢端循环不好，故应注意保暖，可调高室温，减少暴露，加盖棉被，放置热水袋，喝热饮料等。给氧时应持续监测血氧饱和度，并监测动脉血气分析，观察氧疗效果。根据每日出入量情况及血液生化检查结果补充水及电解质，避免发生脱水及电解质紊乱。轻者可口服补液盐溶液，严重者静脉补液。

（二）病情观察

密切监测体温变化，注意热型、发热持续时间、伴随症状、结合实验室检查，以综合评估病情，观察排便次数、量、性状、伴随症状，同时注意患者脱水体征、出入量、饮食情况、体重、治疗效果等。

（三）用药的护理

遵医嘱用药，常用药物有喹诺酮类、匹美西林、头孢曲松等。

1. **喹诺酮类** 是目前治疗成人急性菌痢最为理想的药物。首选环丙沙星。常见不良反应有恶心、呕吐、腹痛、腹泻、心慌、胸闷、心律不齐、头晕、耳鸣、失眠、一过性嗜酸性粒细胞增多等。因影响骨髓发育，故孕妇、儿童及哺乳期妇女慎用。

2. **其他抗菌药物** 匹美西林和头孢曲松可应用于任何年龄组，同时对多重耐药菌株有效。此药属青霉素类，故青霉素过敏者忌用，偶见休克症状，若出现皮疹、荨麻疹、发烧等过敏反应时应停止给药并给予适当处理。有黄疸的新生儿或有黄疸严重倾向的新生儿禁用。

3. **微生态调节剂** 抗菌药物使用后，菌群失调引起的慢性腹泻可给予微生态制剂如乳酸杆菌或双歧杆菌，饭后半小时温水口服。婴幼儿服用时可将胶囊内药粉用温开水或牛奶冲服。

课堂互动▶ 简述细菌性痢疾的饮食护理和肠道症状护理。

（四）对症护理

1. **高热** 进行物理降温，如头部冷敷，乙醇擦浴、冷盐水灌肠等，有皮疹者禁用乙醇擦浴。物理降温效果不佳者可遵医嘱药物降温。注意监测体温，每4 h测1次，注意热型及伴随症状。密切观察生命体征及病情变化。注意室温维持在18℃～22℃，湿度在60%左右为宜。注意通风，鼓励患者多饮水，每日至少2000 mL。给予高热量、高蛋白、高维生素的流质或半流质饮食。患者大量出汗后及时温水擦浴，更换内衣，保持皮肤清洁、干燥。高热患者易发生口腔炎，可用生理盐水清洁口腔。遵医嘱用退热药，注意剂量及出汗情况，避免大汗导致虚脱。

2. **消化道症状** 腹痛剧烈者可局部热敷或按医嘱使用阿托品等解痉药物，保持肛门及周围皮肤清洁干燥，每次排便后清洗肛周，并涂以润滑剂减少刺激，每日用温水或1∶5000高锰酸钾溶液坐浴，防止感染。伴有明显里急后重者，嘱患者排便时不要过度用力，以免脱肛。发生脱肛时，可戴橡胶手套助其回纳。

3. 周围循环衰竭　应积极抗休克治疗，扩充血容量、纠正酸中毒、维持水与电解质平衡，快速静脉滴注低分子右旋糖酐及葡萄糖盐水，给予碱性液纠正酸中毒。在扩充血容量的基础上，应用抗胆碱类阿托品解除微血管痉挛，降低周围血管阻力。如血压仍不回升，则可加用升压药，以增加心肌收缩力，改善重要器官的血液灌注。注意保护重要器官功能，有心力衰竭者可用毛花苷 C，短期应用糖皮质激素。

4. 呼吸衰竭　脑水肿可用 20% 甘露醇脱水，及时应用血管扩张剂以改善脑血管痉挛，也可应用糖皮质激素。出现呼吸衰竭则可用呼吸兴奋剂，必要时气管切开及应用人工呼吸机。

(四) 心理护理

由于患者及其家属对本病认识不足，且急性菌痢起病急、肠道症状和全身毒血症状明显、中毒型痢疾来势凶险等，因此会引起患者及其家属的紧张和恐惧感。慢性菌痢迁延不愈，患者可有贫血、营养不良而影响学习与工作，易使患者情绪低落，产生焦虑情绪，患者迫切需要来自各方面的关爱与照顾。对患者及其家属进行菌痢相关知识的教育，消除患者的畏惧心理，降低其恐惧感，消除焦虑情绪。

课堂互动 ▶ 菌痢可以进行疫苗注射预防吗?

(五) 健康指导

1. 对患者的指导　菌痢患者应及时隔离、治疗，粪便消毒对于传染源的控制极为重要，应向患者及家属说明。遵医嘱按时、按量、按疗程坚持服药，争取急性期彻底治愈，以防转变为慢性菌痢。慢性菌痢患者可因进食生冷食物、暴饮暴食、过度紧张和劳累、受凉、情绪波动等诱发急性发作，应注意避免诱发因素，加强体育锻炼，保持生活规律，复发时及时治疗。

2. 疾病预防指导

(1) 管理传染源　急、慢性患者和带菌者应隔离或定期进行访视管理，并给予彻底治疗，大便培养连续 2 次阴性方可解除隔离，对炊事人员、水源管理人员、托幼机构、保教人员等行业人群中的患者，应立即调离原工作岗位并给予彻底治疗。慢性菌痢患者和带菌者在治愈前一律不得从事上述行业的工作。

(2) 切断传播途径　养成良好的个人卫生习惯，餐前便后洗手，不饮生水，不摄入不洁食物，把好"病从口入"关。

(3) 保护易感人群　WHO 报告，目前尚无获准生产的可有效预防志贺菌感染的疫苗，我国主要采用口服活菌苗，活菌苗主要通过刺激肠道产生分泌型 IgA 及细胞免疫而获得免疫性，免疫期可维持 6~12 个月，但仅对同型有效。

【护理评价】

1. 患者体温是否恢复正常，不适感是否消失。

2. 腹部疼痛是否消失。

3. 患者胃肠道功能是否恢复，排便次数、大便性状是否趋于正常。

4. 患者组织灌注量是否改善，生命体征是否恢复正常。

微课：细菌性痢疾的预防

5. 能否采取严格的隔离消毒措施，避免传播疾病。

6. 是否对患者及时治疗、护理，密切观察病情，防止并发症的发生或并发症被及时救治、护理。

【思考题】

1. 急性普通型菌痢的粪便特点是什么？

2. 对于患者的消化道症状如何护理？

3. 如何对该患者进行心理护理？

测一测

第三节　细菌性食物中毒患者的护理

学习目标

1. 掌握细菌性食物中毒的身体状况及护理措施。

2. 熟悉细菌性食物中毒的流行病学特征、治疗要点及预防措施。

3. 学会应用护理程序正确对各型细菌性食物中毒患者现存和潜在的健康问题进行诊断，制定合理的护理计划，实施正确的护理措施。

4. 能熟练指导患者休息与饮食，正确进行预防细菌性食物中毒的健康宣教。

5. 关爱患者，尽量满足患者合理的身心需求，体现护士的人文关怀。

案例导入

成某，女，58 岁。因"腹痛、呕吐、腹泻 6 小时"入院。患者进食生牛肉 7 小时后出现腹痛，为上腹阵发性绞痛，伴恶心、呕吐，腹痛过后有腹泻，大便共 7 次，排泄物为稀水样便，带有少量黏液，腹泻后腹痛有所缓解。

护理体检：T 37.8℃，P 95 次/分，R 21 次/分，BP 120/85 mmHg，腹软，上腹部有压痛，肠鸣音亢进，实验室检查：WBC $9.5×10^9$/L、N 75%。粪便常规：WBC(+)/HP，RBC 3~5 个/HP，粪便培养：见沙门菌。

问题：

1. 该患者的初步医疗诊断及诊断依据是什么？

2. 目前存在的主要护理诊断/问题及具体护理措施是什么？

【疾病概述】

细菌性食物中毒(bacterial food poisoning)是指进食被细菌或细菌毒素污染的食物引起的急性感染性中毒性疾病。根据临床表现不同分为胃肠型食物中毒与神经型食物中毒两大类,其中以胃肠型多见,目前细菌性食物中毒属丙类传染病,需监测管理。

(一)病原学

引起胃肠型细菌的种类很多,常见有以下几种:

1. **沙门菌属** 是引起胃肠型食物中毒最常见的细菌之一,革兰阴性杆菌,广泛存在于家畜、鸟类、鱼类、家禽及鼠类的肠道中。该菌属在自然界的抵抗力较强,细菌由粪便排出,污染水、食物、餐具,在肉、蛋、乳类和土壤能存活数月。在22℃～30℃下可在食品中大量繁殖,但不耐热,60℃ 15～30分钟可将其灭活,5%苯酚5分钟亦可杀死。

2. **副溶血性弧菌** 革兰阴性嗜盐杆菌,在无盐的培养基中不能生长,广泛存在于海产品及含盐较高的腌制食品中。本菌存活能力强,在海水中可存活40天以上,但对酸及热敏感,普通食醋中3～5分钟或加热至56℃ 5分钟可将其灭活。

3. **大肠埃希菌** 为肠道正常存在的菌群,一般不致病,但某些类型如产毒性大肠埃希菌、致病性大肠埃希菌、侵袭性大肠埃希菌、肠出血性大肠埃希菌能引起食物中毒。大肠埃希菌对外界抵抗力较强,在水和土壤中能存活数周,加热60℃ 15～20分钟可灭活。

4. **金黄色葡萄球菌** 能引起食物中毒的金黄色葡萄球菌只限于能产生肠毒素的菌株。该菌存在于人体的皮肤、鼻咽部、指甲或化脓性的感染灶中。本菌可污染淀粉类、肉类、乳类等食品,在适宜的温度下大量繁殖并产生肠毒素,产生的肠毒素耐高温,是致病的主要原因,产生的肠毒素煮沸30分钟仍可保持毒性。

5. **蜡样芽孢杆菌** 为厌氧革兰阳性粗大芽孢杆菌,在自然界分布较广,在水、垃圾、土壤、人和动物的粪便及食品等均可以检出。在适宜温度(28℃～35℃)下可在食物中大量繁殖形成芽孢,产生肠毒素引起中毒。其繁殖型加热至80℃ 20分钟可被灭活,芽孢耐热,煮沸至少20分钟以上可被灭活。

6. **变形杆菌** 分为普通、奇异、产黏、潘氏变形杆菌4种,前3种可引起食物中毒。该菌为革兰阴性多形性小杆菌,无芽孢,有鞭毛,能运动。广泛存在于水、土壤、腐败的有机物及人、家禽和家畜的肠道中,鱼蟹类最常受到污染。

(二)流行病学

1. **传染源**

1)胃肠型食物中毒:被致病菌感染的动物和人,以及带菌的食物。

2)神经型食物中毒:主要是携带肉毒杆菌的动物,如家禽等,患者无传染性。

2. **传播途径** 主要经消化道传播,通过进食被细菌或细菌毒素污染的食物而致病,苍蝇和蟑螂可作为传播媒介。

3. **人群易感性** 人群普遍易感,感染后所产生的免疫力弱,且致病菌血清型多,故易反复感染。

4. **流行特征** 本病在5～10月份较多,7～9月份尤易发生,与夏季气温高、细菌易于在食物中大量繁殖有关。常因食不新鲜的食物而引起。病例可散发,但多以暴发和集体发病的形式出现，有共同的可疑进食史，病情轻重与进食量有关，未进食者不发病，停止食用可疑食物后流行迅速停止。

【发病机制与病理】

细菌污染食物后，大量繁殖并产生毒素是食物中毒的根本原因。人体是否发病及病情的轻重与食物污染的程度、进食量和人体的抵抗力等因素有关。细菌及其毒素随污染的食物进入人体后，肠毒素可激活肠上皮细胞膜上的腺苷酸环化酶而引起一系列酶反应，促进肠液和氯离子的分泌，抑制肠上皮细胞对钠和水的吸收，从而导致分泌性腹泻，菌体裂解释放的内毒素可引起发热及胃肠黏膜炎症，从而导致呕吐、腹泻等胃肠道症状，部分致病菌可侵袭肠黏膜上皮细胞及黏膜下层，引起黏膜充血、水肿、上皮细胞变性、坏死、溃疡等病理变化，故患者可见黏液便和血便，另外，变形杆菌可使蛋白质中的组氨酸脱羧形成组胺，从而引发过敏反应。部分病例可有肝、肾、肺等器官的中毒性病理改变。

【护理评估】

(一) 健康史

了解患者有无进食不洁食物史，是否处于发病季节，询问患者患病的起始时间，有无明显起因，主要症状及其特点，有无伴随症状及并发症，既往检查、治疗经过及效果，目前主要的不适及用药等。

(二) 身体状况

课堂互动 ▶ 患者出现哪些表现让我们警觉其可能患有胃肠型食物中毒？

1. **胃肠型食物中毒**　潜伏期短，超过72小时的病例可基本排除食物中毒，金黄色葡萄球菌一般为1~6小时，副溶血性弧菌为6~12小时，大肠埃希菌为2~20小时，沙门菌为4~24小时，变形杆菌为5~18小时，蜡样芽孢杆菌为1~2小时等。

细菌性食物中毒临床表现基本相似，以急性胃肠炎症状为主，主要表现为恶心、呕吐、腹痛、腹泻等。患者起病急，中上腹部疼痛多见，呈持续性或阵发性绞痛，随后出现恶心、呕吐，呕吐物多为食物，继之出现腹泻，常先吐后泻，轻重不一，每天数次至数十次，可为黄色稀水便、黏液便或血水样便。部分患者呕吐较剧烈，可呕出胆汁和胃液，严重者可出现脱水、酸中毒甚至休克。查体见上腹部、脐周轻度压痛，肠鸣音亢进。少数患者出现畏寒、发热、乏力、头痛等全身中毒症状。病程短，多在1~3天恢复。

2. **神经型食物中毒**　潜伏期为12~36 h，可短至2 h，最长可达8~10 d。潜伏期长短与外毒素的量有关。中毒剂量越大则潜伏期越短，病情越重。

临床表现以神经系统症状为主。轻者仅有轻微不适，重者可于24 h内死亡。一般急性起病，病初表现为头晕、恶心、呕吐，继而眼内外肌瘫痪，出现复视、眼睑下垂、瞳孔散大或两侧瞳孔不等大，重症者出现吞咽困难、咀嚼困难、发声困难、呼吸困难等，四肢弛缓性瘫痪，无病理反射。病程长短不一，轻者通常可于4~10 d内恢复，重症患者抢救不及时多数小时死亡，死亡原因多为延髓麻痹所致呼吸衰竭，心功能不全及误吸肺炎所致继发性感染。

3. **并发症**　剧烈吐泻可引起脱水、酸中毒及休克。

(三)心理-社会状况

患者常因突然发病、频繁吐泻等出现焦虑、恐惧等心理。

课堂互动 ▶ 如何区别不同致病菌引起的胃肠型食物中毒?

(四)辅助检查

1. 血常规 沙门菌感染者白细胞计数多正常。副溶血性弧菌及金黄色葡萄球菌感染者,白细胞计数可高达 $10×10^9/L$ 及以上,中性粒细胞比例增高。

2. 粪便检查 稀水样大便镜检可见少量白细胞;血水样便镜检可见多数红细胞,少量白细胞,将患者的呕吐物、排泄物和进食的可疑食物做细菌培养,可获得相同病原菌。血性黏液便则可见到大量红细胞及白细胞。

3. 细菌学培养 对患者呕吐物、排泄物以及所进可疑食物做细菌培养,可培养出相同病原菌即可确诊。

(五)治疗原则及主要措施

1. 胃肠型食物中毒 以对症治疗为主。

(1)一般治疗:消化道隔离,卧床休息,给予易消化流质或半流质饮食。

(2)对症治疗:呕吐、腹痛剧烈患者,可口服或注射山莨菪碱 10 mg,或皮下注射阿托品 0.5 mg。高热者给予物理降温。轻度脱水能进食者给予口服补液,有严重脱水甚至休克者,应快速静脉补充液体,保持水、电解质、酸碱平衡及抗休克治疗,酸中毒者酌情补碱。

(3)病原治疗:通常可不用抗菌药物,可以经对症疗法治愈。伴有高热或腹泻的严重患者,可根据细菌培养结果及药敏试验选用敏感抗菌药物,如沙门菌、副溶血弧菌可选用喹诺酮类药物或第三代头孢菌素。

2. 神经型食物中毒

(1)一般治疗 卧床休息,适当用镇静剂,以免瘫痪加重。进食可疑食物 4 h 内可用5%碳酸氢钠或 1:4000 高锰酸钾溶液洗胃及灌肠。对无肠麻痹者,可服导泻剂或灌肠清除未吸收的毒素,但不能用镁剂。补充每日必需的营养、水及电解质。保持呼吸道通畅,加强监护、密切观察病情变化。

(2)抗毒素治疗 应早期应用多价抗毒素血清(A、B、E 型)对本病进行治疗。在起病后 24 h 内或瘫痪发生前注射最为有效,每次 5 万~10 万 U,静脉或肌内注射,用药前先做过敏试验。

(3)其他治疗 盐酸胍啶有促进周围神经释放乙酰胆碱作用,对神经瘫痪和呼吸功能有改进作用,可鼻饲给予,但会出现胃肠反应、肌痉挛等。可用青霉素消灭肠道内肉毒杆菌防止其继续繁殖产生神经毒素。

【主要护理诊断/问题】

1. 腹痛 与胃肠道炎症及痉挛有关。

2. 腹泻 与肠道炎症感染有关。

3. 有体液不足的危险 与细菌及其毒素作用于胃肠道黏膜引起呕吐、腹泻,大量体液丢失有关。

4.潜在并发症 脱水、酸中毒、休克等。

5.焦虑 与知识缺乏有关。

【护理目标】

1.体温下降至正常，不适感减轻。

2.腹痛、腹泻缓解或完全消失。

3.不发生脱水、酸中毒、休克等并发症并能得到及时控制。

课堂互动▶ 胃肠型食物中毒患者常因呕吐、腹泻等症状出现营养失调的问题，作为护理人员如何帮助患者改善其营养状况？

【护理措施】

(一)一般护理

1.隔离措施 采取消化道隔离，沙门菌食物中毒者应床边隔离。患者食具和便器专用，对其排泄物、呕吐物和剩余食物严格消毒处理后排放，餐前、便后洗手。

2.休息 保持病室空气流通、清新，患者的呕吐物及排泄物及时清理，必要时可喷洒消毒液或清新剂。呕吐、腹泻、发热严重的患者绝对卧床休息，病情好转后，逐渐增加活动量。

3.饮食护理 呕吐严重者应暂禁食，呕吐停止后宜进食清淡、易消化的流质或半流质饮食，病情缓解后可逐渐恢复正常饮食。鼓励患者少量多次饮水或淡盐水，以补充因呕吐、腹泻丢失的水分和电解质。

(二)病情观察

1.严密观察呕吐和腹泻的次数、量及吐泻物的颜色、性状，及时将呕吐物和粪便送检。

2.同时注意观察伴随症状，如畏寒、发热和腹痛等。

3.注意观察患者的血压、神志、面色、皮肤弹性及温湿度。记录24小时出入量，及时发现脱水、酸中毒、周围循环衰竭等。

(三)用药的护理

一般不用抗菌治疗，可经对症疗法治愈。重者可按不同的病原菌选用有效的抗菌药物治疗，病情严重伴高热或排黏液脓血便者，可根据不同病原菌类型遵医嘱选用敏感抗生素。如沙门菌、副溶血弧菌可选用喹诺酮类药物，变形杆菌可选用氨基苷类药物，金黄色葡萄球菌可选用青霉素类药物等。发生酸中毒时，遵医嘱酌情使用5%碳酸氢钠注射液或11.2%乳酸钠溶液静脉滴注。

嘱患者正确用药，注意药物的种类、剂量及用药时间等，注意观察药物疗效及不良反应，如阿托品用后可出现口干、心动过速、瞳孔变大、视物模糊等表现。神经型食物中毒应用多价抗毒血清治疗时宜尽快早期应用，注射前应做皮肤过敏试验，阴性者可静脉注射但速度不宜过快。阳性者采用脱敏疗法，为防止过敏性休克的发生，注射前应备好抢救物品，注射后应密切观察有无呼吸急促、脉搏加快等变态反应的表现，一旦出现，应立即给予肾上腺素、吸氧等急救处理。

(四)对症护理

1.呕吐 有助于清除胃肠道残留的毒素，故一般不予止吐处理，但注意防止误吸。呕吐严重者暂时禁食，静脉补充水和电解质，患者呕吐后，应做好口腔护理，协助清水漱口，同时清理呕吐物，保持环境清洁、无异味。

2. 腹痛 采取舒适卧位，禁冷饮，注意腹部保暖，可放置热水袋热敷，解除肠道痉挛，腹痛剧烈者遵医嘱可用解痉剂阿托品0.5 mg肌内注射或口服丙胺太林（普鲁本辛）等，以缓解疼痛。

3. 腹泻 一般不用止泻剂，以便毒素排出。记录24小时出入量和监测血液生化检查结果，及时发现脱水、酸中毒、周围循环衰竭等征象。剧吐或腹泻频繁者遵医嘱给予静脉输液，补充水电解质。

4. 皮肤及口腔护理 保持皮肤清洁、干燥，做好会阴及肛门皮肤护理，便后清洁肛周，并涂润滑剂，减少刺激。保持口腔清洁，清醒患者给予温开水或生理盐水漱口，婴幼儿或昏迷患者应做好口腔护理。

5. 神经型食物中毒的护理 洗胃和导泻应在进食可疑食物后4 h进行，以清除肠道内尚未吸收的毒素，患者可因眼肌麻痹而影响视觉功能，应注意环境安全，并协助患者进行日常活动，以防坠床、跌伤等意外。咽肌麻痹易致口腔分泌物积聚于咽喉部而引起吸入性肺炎，应保持呼吸道通畅，及时清除口腔分泌物。呼吸困难者予以吸氧，做好气管切开等抢救准备。肉毒杆菌中毒者病情恢复较慢，如全身乏力眼肌瘫痪可持续数月之久，应建议患者延长休息期，加强功能康复锻炼。

知识链接：蘑菇中毒急救

（五）心理护理

患者因紧张、不安、畏惧、不配合治疗，应认真做好患者及其家属的思想工作，给家属讲解中毒的危害性，争取家属的支持与配合。患者出现脱水、休克要给予耐心细致的心理护理，使患者配合治疗。关心体贴患者，主动满足患者生活需要，及时处理其不适症状，耐心解释隔离治疗和限制活动与饮食的重要性，减轻或消除焦虑、恐惧情绪。

（六）健康指导

`课堂互动`▶ 在生活中如何预防发生胃肠型食物中毒？

1. 对患者的指导 感染性食物中毒患者的呕吐物和排泄物可携带病菌，有传染性，应注意消化道隔离和消毒。胃肠型食物中毒较多见，预后良好。患者遵医嘱用药，向患者介绍药物名称、用药剂量、给药时间和方法，教会其观察药物疗效和不良反应。

2. 预防疾病指导 做好饮食卫生，加强食品卫生管理是预防本病的关键。改变不良的饮食习惯，指导患者不食用未经煮熟的肉类食品，不进食剩菜剩饭，不食用变质食品。特别应重视腊肉、罐头、火腿以及发酵豆制品的卫生质量。食品容器、砧板、刀具等应严格生熟分开，做好消毒工作，防止交叉污染。做好饮食用具的清洁消毒，消灭苍蝇、蟑螂、老鼠，防止食品被污染。食品从业人员定期体检，发现带菌者暂时脱离原工作岗位。

家庭预防食物中毒的方法

1.购买鱼、肉、海鲜等食物时，注意其新鲜度；使用过农药的蔬菜要在用药15日后才采食，所有蔬菜先用清水浸泡30分钟以上并反复冲洗后再食用。

2.腌菜时选用新鲜菜、多放盐，至少腌30日以上再食用。

3.加工、盛放生食与熟食的器具应分开使用。加工、储存食物一定要做到生熟分开。

4.正确烹调加工食品，隔夜食品、动物性食品、生豆浆、豆角等必须充分加热。煮熟方可食用。

【护理评价】

患者腹痛、腹泻等症状是否得到控制，摄入营养能否保证机体需要量，是否发生脱水、酸中毒、休克等并发症或能否及时得到控制。

【思考题】

1.简述胃肠型食物中毒患者的临床表现。

2.简述胃肠型食物中毒患者的护理措施。

测一测

第四节　霍乱患者的护理

学习目标

1.掌握：霍乱的流行病学、临床表现、治疗原理和护理措施。

2.熟悉：霍乱的病原学特点及预防措施。

3.学会应用护理程序对霍乱患者进行病情观察及对症护理。

4.能熟练地对霍乱患者及其家属进行健康宣教，科学指导预防。

5.严格执行甲类传染病的管理要求，发生重大疫情时具备无私奉献的精神。

案例导入

　　王某，女，55 岁。因"腹泻、呕吐 1 天"入院。患者 1 天前进食生菜后出现腹泻，开始为黄色稀水样便，后转为米泔样水便，量多十余次，随后出现呕吐数次，开始为胃内容物，后为水样物。尿量逐渐减少，近 24 小时尿量约 500 mL。

　　护理体检：T 36.9℃，P 85 次/分，R 22 次/分，BP 80/60 mmHg。神清，精神差，全身皮肤弹性差，口唇干燥、发绀，眼窝下陷，肠鸣音亢进。

　　实验室检查：WBC $16×10^9$/L，N 80%，大便常规为黏液便，WBC(+)，血生化 K^+ 3.0 mmol/L，Na^+ 115 mmol/L，Cl^- 90 mmol/L。

　　问题：

　　1. 考虑该患者的初步医疗诊断及诊断依据是什么？

　　2. 目前存在的主要护理诊断/问题及具体护理措施是什么？

【疾病概述】

　　霍乱(cholera)是由产生霍乱毒素的霍乱弧菌(Vibrio cholerae)引起的烈性肠道传染病。临床表现轻重不一，典型表现为无痛性剧烈腹泻、呕吐、脱水及肌肉痉挛、循环衰竭伴严重电解质紊乱与酸碱平衡失调，甚至出现急性肾衰竭等主要特征。最常见的感染原因是食用被霍乱患者粪便污染过的水。发病高峰期在夏季。能在数小时内造成腹泻、脱水甚至死亡。米泔水样粪便是霍乱的典型临床特征，霍乱属于国际检疫传染病，为我国法定甲类传染病，需强制管理。

(一) 病原学

课堂互动 ▶ 如果生活中发现购买鱼虾被霍乱弧菌污染，应如何处理？

　　霍乱弧菌为革兰染色阴性弧菌。菌体短小，呈弧形或逗点状，无芽孢，菌体末端有一根鞭毛，活动性强。霍乱弧菌分为两个生物型，古典生物型和埃尔托生物型。这两个生物型除某些生物学特征有所不同外，在形态学及血清学性状方面几乎相同，对干燥、紫外线、热、酸及一般消毒剂(含氯制剂、碘制剂)均敏感。干燥 2 小时、煮沸 1~2 分钟或加热 55℃ 10 分钟即可杀灭。最适宜 pH 为 7.2~7.4，生长温度为 37℃。在正常胃酸中仅存活 4 分钟，在外界自然环境中可存活时间较长，在江、河中埃尔托型弧菌能生存 1~3 周，在鱼虾或贝壳生物中可生存 1~2 周，在菜板和抹布上可存活相当长的时间。

(二) 流行病学

1. 传染源　患者和带菌者是霍乱的主要传染源，尤其是轻型患者和带菌者易被忽略，可造成广泛的污染和传播。带菌者分健康带菌者、潜伏期带菌者和病后带菌者三种。健康带菌者的传染期短，一般不超过 7 日；潜伏期带菌者传染期更短，多在最末一两日；病后带菌者有两种情况：恢复期带菌和慢性带菌，绝大多数患者恢复期带菌的时间不超过一周，慢性带菌(持续排菌超过 3 个月)者少见，可能与胆囊或胆道的炎症有关。轻型、隐性感染者、潜伏期、恢复期患者及健康带菌者易被忽视而得不到及时隔离与治疗，也是重要传染源。

2.**传播途径** 主要通过消化道传播，多经水传播，也会通过带菌者的排泄物（尿液、粪便）传播。食物、手和苍蝇等也会传播霍乱。

3.**人群易感性** 人群普遍易感，胃酸缺乏者尤其易感，以隐性感染为主。病后可获得一定程度免疫力，可产生抗菌抗体和抗肠毒素抗体，但持续时间较短，可再次被感染。

4.**流行特征** 热带地区全年均可发病，在我国的流行季节为夏、秋季，高峰多在 7~9 月。主要分布在沿海、沿江。

知识链接

海地霍乱的暴发

2010 年 10 月 22 日，海地卫生官员确定当地暴发霍乱，这次暴发的疫情是海地地震灾后最严重的公共卫生事件。其主要原因是当地恶劣的卫生条件（尤其是饮水卫生条件）。截止到 2011 年 7 月 22 日，海地的霍乱疑似病例已超过 38.89 万例，5899 名患者死于该病。

课堂互动 ▶ 霍乱患者泻吐物呈"米泔水"样的原因是什么？

【发病机制与病理】

霍乱弧菌侵入人体后是否发病取决于机体免疫力和霍乱弧菌的致病力两方面因素。正常胃酸可杀死霍乱弧菌，当胃酸缺乏时或入侵弧菌数量较多时，未被胃酸杀死的弧菌就进入小肠，在碱性肠液内迅速繁殖，并产生大量毒性强烈的外毒素。霍乱弧菌外毒素进入细胞，致使肠液大量分泌，超过肠管再吸收的能力，使水和氯化钠在肠腔集聚，形成本病特征性的剧烈水样腹泻及呕吐。霍乱肠毒素还能促使肠黏膜杯状细胞分泌黏液增多，使腹泻的水样便中含大量黏液，由于肠液中含有大量的水、电解质和黏液，加上胆汁分泌减少，所以泻吐物呈"米泔水"样。

在临床上出现剧烈泻吐，严重脱水，致使血容量明显减少，体内盐分缺乏，血液浓缩，出现周围循环衰竭。剧烈泻吐，电解质丢失、低钾低钠、肌肉痉挛、酸中毒等甚至发生休克及急性肾衰竭。

霍乱主要病理变化为严重脱水，脏器实质性损害不明显。可见皮肤苍白、干燥、无弹性，皮下组织和肌肉脱水，心、肝、脾等脏器因脱水而缩小，胃肠道的浆膜层干黏，肠黏膜轻度炎症，肠腔内充满米泔水样液体。肾脏肿大，肾小球和肾间质毛细血管扩张，肾小管变性和坏死。

【护理评估】

（一）健康史

询问患病的起始时间，主要症状及其特点，患者的接触史，特别是与外来入境人员（带菌者）的接触史，是否有不洁的饮食史，如污染食物、水、生活用品等，注意发病的季节，以及患者的生活环境及个人卫生状况。

(二)身体状况

潜伏期为平均 1~3 天，短者数小时，长者 7 天。多数患者起病急，少数患者有乏力、头晕、腹胀、轻度腹泻等前驱症状。

1. 典型霍乱　病程分为 3 期。

(1)泻吐期：多数以急剧腹泻开始，继而呕吐，无发热、腹痛和里急后重。大便量多，每次可超过 1000 mL，每天数次至数十次，甚至难以计数，甚至出现排便失禁。开始大便为泥浆样或水样，有粪质，随后迅速变为米泔水样，无粪臭，带腥味。有肠道出血者粪便呈洗肉水样。呕吐常为喷射状，少有恶心，轻者可无呕吐，呕吐物先为胃内容物，后为米泔水样。本期持续数小时至 1~2 天。

(2)脱水期：严重泻吐后出现脱水、电解质紊乱、代谢性酸中毒甚至循环衰竭。此期一般为数小时至 2~3 天。轻度脱水患者可见皮肤黏膜稍干燥，皮肤弹性略差，失水量约 1000 mL，儿童 70~80 mL/kg；中度脱水患者皮肤弹性差，眼窝凹陷，声音轻度嘶哑，血压下降及尿量减少，失水量约为 3000 mL，儿童 80~100 mL/kg；重度脱水患者可见极度无力，皮肤无弹性，眼球下陷，面颊深凹，手指皱瘪，舟状腹，神志淡漠或烦躁不安，失

知识链接：霍乱流行
从未停歇

水量约 4000 mL，儿童 100~120 mL/kg。周围循环衰竭严重失水可引起低血容量性休克，患者表现为四肢厥冷、脉搏细速、血压下降、少尿或无尿、意识障碍、烦躁不安、嗜睡甚至昏迷。肌肉痉挛多见于腓肠肌和腹直肌，由于泻吐使钠盐大量丢失所致，表现为痉挛性疼痛、肌肉呈强直状态。低钾综合征表现为肌张力减弱、腱反射消失、鼓肠甚至心律失常。代谢性酸中毒表现为呼吸增快，严重者可有意识障碍甚至昏迷。

(3)恢复期或反应期：腹泻停止、脱水纠正后，患者症状逐渐消失，尿量增加，生命体征恢复正常，体力逐渐恢复。约 1/3 患者有反应性发热，可能由于循环改善后残存的肠内毒素继续吸收所致，多波动在 38℃~39℃，持续 1~3 天后可自行消退。

2. 临床类型　根据脱水程度、血压、脉搏及尿量等，将霍乱分为五型。

(1)无症状型：感染者无任何症状，仅呈排菌状态，排菌期一般为 5~10 天。

(2)轻型：起病缓慢，患者微感不适，腹泻每天少于 10 次，粪质软或稀，无呕吐及脱水表现，生命体征正常，尿量稍减少。

(3)中型(典型)：每天泻吐达 10~20 次，米泔水样便，有一定程度的脱水，血压稍低，脉稍细数，少尿。

(4)重型：泻吐频繁，每天 20 次以上，脱水严重，血压低甚至不能测出，脉细弱常不能触及，无尿。

(5)小儿霍乱：表现不典型，常以高热、极度不安、面色青灰、皮肤、肌肉干瘪、昏迷等多见，少有泻吐，病情重，病死率高。

3. 并发症

(1)急性肾衰竭：为最常见的并发症，也是常见的死亡原因。

(2)急性肺水肿：常见于严重脱水，快速补液时，若不及时纠正酸中毒可诱发急性肺水肿。

(3)低钾综合征。

课堂互动 ▶ 如何识别霍乱患者并发了急性肾衰竭和急性肺水肿？

(三)心理-社会状况

患者及其亲属对疾病的认识程度、心理状态，对住院隔离及康复治疗的认识，患者的家庭成员组成及其对患者的关怀程度等，因本病起病急，病情重，患者因剧烈泻吐而极度虚弱，患者常出现精神恐慌、焦虑、烦躁等心理反应。

课堂互动 ▶ 霍乱患者病情进展快、病死率高，应如何快速处置？

(四)辅助检查

1.一般检查 脱水导致血液浓缩，血常规检查红细胞和血红蛋白相对增高，白细胞计数$(10\sim30)\times10^9/L$，中性粒细胞及单核细胞增多。血生化检查血清钾、钠、氯和碳酸氢盐降低，血 pH 下降，血肌酐和血尿素氮上升。尿常规检查尿液多呈酸性，可有少量蛋白、红细胞、白细胞及管型。粪便常规检查多为水样，部分患者可见黏液，镜检可见少许红细胞、白细胞。

2.细菌性检查

(1)涂片染色：粪便涂片可见革兰阴性稍弯曲的弧菌，呈鱼群状排列。

(2)粪便培养：将粪便接种于碱性蛋白胨水培养基上，在$36℃\sim37℃$下增菌培养$6\sim8$小时后再分离培养。增菌培养能提高霍乱弧菌的检出率，和分离培养结合可对其生物型和血清型做出鉴定，为明确诊断提供依据，粪便留取应在抗菌治疗前，且应尽快送检培养。

(3)动力试验及制动试验：急性期将新鲜粪便滴在玻片上，做悬滴或暗视野镜检查，可见运动活跃呈穿梭状的弧菌，加入特异性抗血清，细菌停止活动，即为阳性，此项检查可作为霍乱流行期间的快速诊断方法。

3.血清学检查检测 霍乱弧菌感染后产生的抗菌抗体和抗肠毒素抗体，主要用于流行病学的追溯诊断和粪便培养阴性可疑者的诊断，抗凝集素抗体双份血清滴度 4 倍以上增长有诊断意义。

4.核酸检测 通过 PCR 方法鉴别霍乱弧菌，此法可快速诊断霍乱。

(五)治疗原则及主要措施

治疗原则：严密隔离，以补液治疗为主，辅以抗菌药物及对症治疗。

1.一般治疗 按甲类传染病严密隔离，及时上报疫情。确诊患者与疑似患者应分开隔离。

2.补液疗法 补充液体和电解质是治疗的关键环节。补液原则：早期、快速、足量、先盐后糖、先快后慢、纠酸补碱、见尿补钾。

(1)静脉补液 适用于重度脱水、不能口服补液的中度和重度脱水患者。补液量和速度应根据脱水程度、血压、脉搏、尿量及血浆比重等决定。第一个 24 h 补液总入量：轻型患者$3000\sim4000$ mL，中型患者 $4000\sim8000$ mL，重型患者 $8000\sim12000$ mL。最初 2 h 内快速输入 $2000\sim4000$ mL。中型患者输液速度为 $5\sim10$ mL/min，重型应多条静脉输注，先按 $40\sim80$ mL/min 输液，待血压脉搏恢复正常后改为 $20\sim30$ mL/min，直至休克纠正为止。并视脱水改善情况逐步减慢输液速度。儿童补液量按轻、中、重型每日分别以 $120\sim150$ mL/kg、$150\sim200$ mL/kg、$200\sim250$ mL/kg 补液。只要腹泻未止即应补钾，浓度一般不宜超过 0.3%。酸中毒严重者应酌情使用碳酸氢钠加以纠正。

（2）口服补液　霍乱肠毒素对肠道吸收钾、碳酸氢盐及葡萄糖的能力影响不大，因此对轻、中型患者给口服补液。重型患者经静脉补液情况改善，血压回升，呕吐停止后改为口服补液。WHO 推荐的口服补液盐（ORS）配方：葡萄糖 20 g，氯化钠 3.5 g，碳酸氢钠 2.5 g（可用枸橼酸钠 2.9 g 代替），氯化钾 1.5 g，溶于 1000 mL 饮用水内。对轻、中度脱水患者 ORS 用量最初 6 小时，成人每小时 750 mL，不足 20 kg 的儿童每小时 250 mL。

3.病原治疗　抗菌药物可缩短病程，减少腹泻量及排菌期，是霍乱的辅助治疗，不能取代补液治疗。常用药物有诺氟沙星，环丙沙星，多西环素。注意其疗效及不良反应，常用的多西环素、喹诺酮类药物，不良反应较大，尤其对妊娠妇女、儿童要慎用，密切观察患者用药过程的反应。可应用多西环素，成人 200 mg 顿服，次日口服 100 mg。儿童每日 6 mg/kg，连服 2 日。亦可应用诺氟沙星，每次 200~400 mg，每日 3 次，连服 2 日。在治疗期间，应向患者说明药物名称、用法、疗程及不良反应等。

4.对症治疗　重症患者补足液体后，血压仍低者，可加用血管活性药物提升血压，如：多巴胺、间羟胺等。有急性肺水肿及心力衰竭者暂停补液，应及时给予快速强心、利尿等。急性肾衰竭者，应及时纠正酸中毒及电解质紊乱，伴有严重氮质血症者则可进行血液透析。

【主要护理诊断/问题】

1.腹泻　与霍乱肠毒素作用致大便次数增多有关。
2.体液不足　与频繁剧烈腹泻、呕吐有关。
3.疼痛　与泻吐使钠盐大量丢失导致腹直肌、腓肠肌痉挛有关。
4.恐惧　与突然起病、病情发展迅速、严重脱水及实施严格隔离等有关。
5.活动无耐力　与频繁泻吐导致电解质丢失有关。
6.潜在并发症　急性肾衰竭、急性肺水肿、电解质紊乱等。

【护理目标】

1.焦虑、恐惧心理减轻或消除。
2.体液能够及时补充，解除周围循环衰竭的危险。
3.能严格执行隔离措施。
4.对患者及时治疗、护理，密切观察病情，不发生并发症或并发症被及时救治和护理，如代谢性酸中毒、低血钾及循环衰竭等。

【护理措施】

（一）一般护理

1.隔离　2 小时内上报疫情，确诊患者就地按甲类传染病进行严密隔离，直至症状消失后 6 日，并隔日粪便培养 1 次，连续 3 次阴性方可解除隔离。

2.休息　急性期患者卧床休息，限制活动，便器放于床边便于拿取。协助患者床边排便、以减少体力消耗。

3.饮食　剧烈泻吐时应暂禁食，使肠道得到充分休息。待症状好转可给予少量多次饮水。病情控制后逐步过渡到温热、低脂易消化的流质饮食，如淡盐水、果汁、藕粉等，尽量避免饮用牛奶、豆浆等容易产生肠胀气的食物。

课堂互动 ▶ 霍乱患者剧烈泻吐出现营养失调的问题，我们如何帮助患者改善营养状况？

(二) 病情观察

密切观察病情，每 1~2 小时测生命体征一次，注意神志、尿量、皮肤黏膜弹性、面色的变化，每 0.5~1 小时记录 1 次。观察记录吐泻物的量、性状、颜色，并及时采集泻吐物送检。注意观察水、电解质、酸碱平衡失调症状，根据皮肤黏膜弹性、血压、脉搏、尿量、神志等变化判断脱水程度，特别要注意低钠、低钾的表现，监测血清钠、钾、钙、氯、肌酐、尿素氮等化验结果，严格记录 24 小时出入量。

(三) 用药的护理

遵医嘱使用敏感抗菌药，注意观察有无胃肠道反应、肾毒性、过敏、粒细胞减少等副作用，注意观察用药效果。

课堂互动 ▶ 霍乱患者进行大量快速输液或加压输液时应注意什么？

(四) 对症护理

1. 体液不足 应迅速建立两条以上静脉通道，根据脱水程度和病情轻重确定输液量和速度，大量或快速输液时用较粗的针头，选择易于固定的血管进行穿刺，必要时可应用输液泵保证液体及时准确输入，有条件可行中心静脉穿刺，输液同时监测中心静脉压的变化。根据脱水程度和病情轻重确定输液量和速度。大量快速输液或加压输液时，应适当加温至 37℃ ~ 38℃，以免出现不良反应。快速输液或加压输液过程中监测有无输液反应的发生，如烦躁、胸闷、咳嗽、心悸、颈静脉充盈、肺部干、湿啰音等，应及时做出相应的处理。遵医嘱使用血管活性药、氯化钾等药物时，注意观察不良反应。

2. 呕吐、腹泻 密切观察呕吐物、腹泻的次数、量、颜色、性状，病情较轻者呕吐后可用温水漱口，减轻不适。病情重或呕吐严重者禁食，协助做好口腔护理。频繁腹泻者便后坐浴，在肛周涂凡士林，以保持肛周皮肤清洁，避免感染、糜烂，伴明显里急后重者，嘱咐患者排便时不要过度用力，以防脱肛，脱肛者帮助肛管及时回纳。

3. 肌肉痉挛的护理 出现腹直肌、腓肠肌痉挛时，局部使用热敷、按摩等方法解除痉挛。严重时，可遵医嘱给予解痉止痛药物。

4. 并发症的观察及护理 重点做好支气管肺炎、心功能不全等并发症的观察，一旦出现相应症状，要及时做好相应的护理。

(五) 心理护理

积极与患者及家属进行沟通，解释本病的发生、发展过程，强调严密隔离的重要性和隔离期限，让患者充分表达自己的情感，以了解患者的顾虑，帮助患者树立战胜疾病的信心和增强安全感。主动、热情地接待患者，与患者进行有效沟通。了解患者顾虑、困难，满足合理需要。热心帮助患者及时清除排泄物、更换污染的床单，为患者创造清洁舒适的环境，增强安全感，消除紧张与恐惧感。

(六) 健康指导

1. 对患者的指导 向患者及家属解释本病的发生、发展过程，说明严密隔离的重要性及隔离期限，霍乱患者应及早隔离治疗，直到症状消除后 6 天，并隔天粪便培养 1 次，连续 3 次培养阴性，方可解除隔离。

2. 疾病预防指导

（1）管理传染源　加强对传染源的管理是控制霍乱流行的重要环节。开设肠道门诊，健全疫情报告制度，对腹泻患者进行登记并采便培养是发现霍乱患者的重要方法。对密切接触者应严密检疫 5 天，留粪便培养并服用预防性药物。

（2）切断传播途径　改善环境卫生，加强"三管一灭"即管理饮食、饮水、粪便和消灭苍蝇等，特别做好水源保护和饮用水消毒。向公众宣传霍乱早期症状，指导公众养成良好卫生习惯，不饮生水、不食生冷或变质食物，饭前便后要洗手。严禁使用未经无害化处理的粪便施肥。霍乱流行期间，大力宣传，自觉停止一切宴请聚餐，出现症状及时到医院肠道门诊就医。

（3）保护易感人群　积极锻炼身体，提高抗病能力。霍乱流行期间，有选择地为疫区人群接种霍乱菌苗，如 B 亚单位-全菌体菌苗或减毒口服活菌苗。

病案分析

【护理评价】

患者焦虑、恐惧心理是否减轻或消除；体液是否能够及时补充，解除周围循环衰竭的危险；是否严格执行隔离措施；是否能对患者进行及时治疗、护理，密切观察病情；是否发生并发症或并发症能否被及时救治、护理。

【思考题】

1. 霍乱患者的粪便检查特征性改变有哪些？
2. 简述霍乱患者隔离方法。

测一测

第五节　流行性脑脊髓膜炎患者的护理

学习目标

1. 掌握：流行性脑脊髓膜炎的护理措施。
2. 熟悉：流行性脑脊髓膜炎的流行病学特征、治疗要点及预防措施。
3. 学会应用护理程序正确对流行性脑脊髓膜炎患者进行完整的护理评估，制定合理的护理计划，实施正确的护理措施。
4. 能熟练的对流行性脑脊髓膜炎患者及其家属进行健康教育，科学指导预防接种。
5. 具有严谨求实的工作作风，不惧职业风险，体现对患者的爱伤精神和人文关怀。

案例导入

患儿，女，7岁，因"发热、头痛2天，神志不清半天"入院。伴全身乏力、恶心、呕吐。

护理体检：T 39.2℃，P 118次/分，R 23次/分，BP 120/80 mmHg。神志不清，呼之不应，全身皮肤可见大量瘀点及瘀斑，膝腱反射亢进，克氏征(+)，布氏征(+)，巴氏征(±)。

实验检查：WBC $22×10^9$/L，N 89%。脑脊液为淡黄色混浊，糖8 mg/dL，蛋白730 mg/dL，氯化物680 mg/dL，皮肤瘀斑涂片可见革兰阴性双球菌。

问题：

1. 请问该患者的初步医疗诊断及诊断依据是什么？
2. 目前存在的主要护理诊断/问题及具体护理措施是什么？

【疾病概述】

流行性脑脊髓膜炎(meningococcal meningitis)简称流脑，是由脑膜炎奈瑟菌(又称脑膜炎球菌)引起的化脓性脑膜炎。临床上以突起高热、剧烈头痛、频繁呕吐、皮肤黏膜瘀点、瘀斑及脑膜刺激征为主要特征，脑脊液呈化脓性改变，严重者可有败血症休克及脑实质损害，常可危及生命。患者和带菌者为传染源，儿童发病率高，主要经空气传播，多发于冬春季，可迅速死亡。目前流行性脑脊髓膜炎属乙类传染病，需严格管理。

(一)病原学

脑膜炎奈瑟菌(又称脑膜炎球菌)属于奈瑟菌属，为革兰染色阴性双球菌，呈卵圆形或肾形，凹面相对成双排列或四联排列，有多糖荚膜，无芽孢，不活动。细菌裂解后可释放内毒素，是致病的重要因素。根据脑膜炎球菌特异性荚膜多糖抗原的不同，可将脑膜炎球菌分为13个血清群及20多个血清型，其中A、B、C三群最常见，我国流行菌群以A群为主，占90%以上，B、C群次之，但近年来B群和C群发病有增多的趋势，引起散发和小流行，C群耐药性最强。

本菌为专性需氧菌，人是脑膜炎球菌唯一的天然宿主，可在患者鼻咽部、血液、脑脊液、皮肤瘀斑中检测出，也可从带菌者鼻咽部分离出来。该菌抵抗力很弱，对寒冷、干燥、炎热及一般消毒剂均敏感，漂白粉、乳酸等1 min或紫外线照射15 min均可杀死细菌。在体外产生自溶酶自溶死亡，因此采集标本时应注意保温并及时快速送检。

(二) 流行病学

1.**传染源** 带菌者和患者为本病的传染源。患者从潜伏期末开始至病后10日内均有传染性。隐性感染率很高，流行期间人群带菌率高达50%以上，感染后细菌寄生于正常人鼻咽部，不引起症状而成为带菌者，不易被发现，因此被认为是最重要的传染源。

2.**传播途径** 病原菌借咳嗽、喷嚏、说话等由飞沫经空气直接传播，因其在体外生活力极弱，通过日常用品间接传播的机会极少。但密切接触，如同睡、怀抱、哺乳、亲吻等对2岁以下婴幼儿传播本病有重要意义。

3.**人群易感性** 人群普遍易感，与其免疫水平密切相关。以6个月至2岁婴幼儿发病率最高，以后随年龄增长，发病率逐渐下降。新生儿有来自母体的抗体，故发病少见。人感染后产生的免疫力较持久，各群、各型之间虽有交叉免疫，但不持久。

4.**流行特征** 四季均可发病，有明显的季节性，以冬春季发病较多。多发生于11月份开始至次年2~4月份达高峰，5月份开始下降。人体感染后产生特异性抗体，但随着人群免疫力下降和易感者逐渐增加，本病呈周期性流行，一般每3~5年出现一次小流行，8~10年出现一次大流行。流行因素与室内活动多，空气不流通，阳光缺少，居住拥挤，患上呼吸道病毒感染等有关。

【发病机制与病理】

不同菌株脑膜炎球菌的侵袭力不同，脑膜炎球菌自鼻咽部侵入人体后是否发病取决于细菌数量、毒力强弱和机体防御功能。如机体免疫力强，入侵的细菌迅速被消灭，若机体免疫力较弱，细菌可在鼻咽部繁殖，大多数人成为无症状带菌者，部分表现为上呼吸道炎症且获得免疫力。少数人群机体免疫力明显低下或细菌数量多、毒力较强时，病原菌自鼻咽部黏膜侵入毛细血管和小动脉而进入血液循环，形成暂时菌血症，可无症状或仅表现为皮肤出血点，仅有极少数患者发展为败血症，通过血-脑屏障侵犯脑脊髓膜，形成化脓性脑膜炎。

病菌释放的内毒素是本病致病的重要因素，普通型流脑败血症期间，脑膜炎球菌大量繁殖并释放内毒素，侵袭小血管和毛细血管的内皮细胞，引起局部出血、坏死、细胞浸润和血栓栓塞，临床表现为皮肤瘀点或瘀斑，内脏有不同程度的出血。脑膜炎期，在炎性介质的作用下，脑膜和脊髓膜血管内皮细胞充血、水肿、出血、坏死和通透性增加，引起化脓性脑膜炎、颅内压升高，出现惊厥、昏迷等症状。暴发休克型脑膜炎是由于脑膜炎球菌进入血循环并释放大量内毒素，使全身小血管痉挛，导致严重的微循环障碍，有效循环血容量减少，引起感染性休克和酸中毒。脑膜炎球菌内毒素较其他内毒素更易激活机体的凝血系统，因此在休克早期便出现弥散性血管内凝血(DIC)及继发性纤溶亢进，进一步加重微循环障碍、出血和休克,最终引起多器官功能衰竭。

【护理评估】

(一)健康史

询问近期是否有与类似患者的接触史,流脑预防接种史、既往流脑病史及其体质情况,发病季节,患者的年龄及起病的方式,发热程度及伴随症状,患者有无嗜睡、剧烈头痛、呕吐、抽搐、惊厥等症状,有无皮肤黏膜瘀点瘀斑、脑膜刺激征等,既往检查、治疗经过及效果,目前的主要不适及用药情况。

(二)身体状况

潜伏期1~7天,一般为2~3天。临床类型有普通型、暴发型、轻型和慢性型。以普通型最常见,占全部病例的90%以上。

1.普通型 据其发展过程可分为4期,各期之间无明显界限。

(1)前驱期(上呼吸道感染期) 主要表现为低热、咽痛、咳嗽、鼻咽炎等上呼吸道感染症状,持续1~2天。但因发病急,进展快,此期常被忽视。

(2)败血症期 突发或前驱期后突发寒战、高热,体温迅速升高达40℃以上,伴头痛、肌肉酸痛、食欲减退及精神极度萎靡等毒血症症状。婴幼儿发作多不典型,常表现为哭闹不安、烦躁、惊厥、拒食以及因皮肤感觉过敏而拒抱,70%~90%患者有皮肤黏膜瘀点或瘀斑,直径1mm~2cm,常见于四肢、软腭、眼结膜及臀等部位,初呈鲜红色,迅速增多,扩大,瘀斑中心皮肤呈紫黑色坏死或大疱,为本期主要体征。少数患者伴有脾肿大、关节痛。多于1~2天后进入脑膜炎期。

(3)脑膜炎期 除高热及毒血症状持续,瘀点、瘀斑继续存在外,主要表现为神经系统症状,如剧烈头痛、喷射性呕吐、烦躁不安、血压升高、颈项强直及脑膜刺激征阳性,严重者可出现谵妄、意识障碍及抽搐。本期经治疗可于2~5天内进入恢复期。

(4)恢复期 治疗后体温逐渐恢复正常,意识及精神状态改善,皮肤瘀点、瘀斑大部分被吸收,坏死部位结痂,症状逐渐好转,神经系统检查正常。约有10%的患者可出现口唇疱疹,一般在1~3周内痊愈。

2.暴发型 多见于儿童,起病急,病情凶险,若抢救不及时可在24小时内死亡。根据其临床特点可分为3型。

(1)休克型 突起寒战、高热,严重者体温不升。短期内(12h)出现全身皮肤及黏膜广泛瘀点、瘀斑,并迅速融合成大片伴中央坏死,可形成大片坏死性紫癜。循环衰竭为本型重要特征,表现为面色苍白、四肢湿冷、皮肤呈花斑状、口唇及指(趾)发绀、脉搏细速、血压下降或测不出,本型易并发DIC。大多数患者脑膜刺激征缺如,脑脊液大多澄清,细胞数正常或轻度增加。血培养多阳性。

(2)脑膜脑炎型 主要表现为脑膜及脑实质损害,患者常于1~2天内出现严重的神经系统症状,主要表现为颅内压升高症状,高热、剧烈头痛、喷射样呕吐、意识障碍,迅速进入昏迷状态,反复惊厥,锥体束征阳性、脑膜刺激征常为阳性,严重者可发生脑疝,致中枢性呼吸衰竭而死亡。

(3)混合型 可先后或同时出现上述两型的临床表现,是最严重的类型,病死率高。

3. 轻型　可见于流脑流行后期，多为年长儿及青少年，表现为低热、轻微头痛及咽痛等上呼吸道感染症状，皮肤黏膜出现瘀点少，脑膜刺激征可阳性，脑脊液多无明显变化，咽部培养可检出脑膜炎球菌，多数可自愈。

4. 慢性型　此型罕见，成人患者居多，可迁延数周至数月，主要表现为间歇性寒战、发热，每次发热持续12小时后缓解，间隔1~4天再次发作，每次发热后成批出现皮肤瘀点或皮疹，常伴关节痛、脾大、白细胞增多，病程可持续数周至数月，但一般状态好，需反复多次血液培养或瘀点涂片检查才可检测到病原菌，易误诊及漏诊。

5. 并发症　由于早期应用抗生素治疗，并发症及后遗症均已极少见。并发症包括继发感染、中耳炎、化脓性关节炎等。后遗症是因脑膜炎对脑实质损害而发生瘫痪、癫痫和精神障碍等。

(三)心理-社会状况

因暴发型流脑病情危重、死亡率高，患者、家属均可产生紧张、焦虑及恐惧心理。评估患者及家属是否紧张、焦虑、恐惧等心理反应，对住院隔离治疗的认识及适应情况。社会支持系统的作用，如家属对流行性脑脊髓膜炎知识的了解程度、对患者的心理支持等。

知识链接

婴幼儿与老年人流脑特点

婴幼儿流脑特点：临床表现不典型，除高热、拒食、吐奶、烦躁和尖声哭叫外，惊厥、腹泻和咳嗽较成人多见，而脑膜刺激征不明显，前囟未闭者大多囟门紧张隆起，少数患儿因频繁呕吐、出汗导致失水反而可见前囟下陷。

老年人流脑的特点：以上呼吸道感染症状多见，热程长，意识障碍明显，皮肤黏膜瘀点、瘀斑发生率高。暴发型多见，预后差，死亡率高。实验室检查血白细胞可正常或减少。

(四)辅助检查

1. 血常规　白细胞计数明显增高，一般为(10~20)×10⁹/L，中性粒细胞在80%~90%或以上，并发DIC者血小板明显减少。

2. 脑脊液检查　典型的脑膜炎期脑脊液压力升高，外观混浊或脓样、白细胞计数明显升高达10×10⁹/L以上，以中性粒细胞增高为主，蛋白含量增高，氯化物及糖含量明显降低。病初或休克型患者，脑脊液多无改变，应在12~24小时后复查。

3. 细菌学检查　细菌学检查阳性可确诊。皮肤瘀点处的穿刺处涂片检查简便、迅速，细菌阳性率为50%~70%。脑脊液沉淀涂片检查，阳性率为60%~80%，是早期诊断的重要方法。亦可取血液、皮肤瘀点处组织液或脑脊液作细菌培养，应在抗菌药物使用前进行检测。

4. 血清免疫学检查　检测患者早期血及脑脊液中特异性抗原，阳性率在90%以上，有助于早期诊断。检测A群脑膜炎球菌特异性抗体，如恢复期效价较急性期升高4倍以上，则有诊断价值。

(五) 治疗原则及主要措施

1. 普通型

(1) 一般及对症治疗　早期诊断,就近住院隔离、治疗。卧床休息,流质饮食,补充液体和电解质。做好皮肤及黏膜的护理,防止瘀斑破溃感染。保持呼吸道通畅,预防并发症。高热时给予物理降温或退热药,颅内压增高者予脱水剂降颅压,惊厥时使用镇静剂。

(2) 病原治疗　一旦高度怀疑脑膜炎球菌感染,应在 30 分钟内给予抗菌治疗,尽早、足量应用细菌敏感并能透过血-脑屏障的抗菌药物是病原治疗的原则。青霉素 G 对脑膜炎球菌高度敏感但不易透过血-脑屏障,在脑膜炎时,需大剂量使用才能达到治疗的有效浓度,适用于败血症期或休克型患者。头孢菌素类抗菌效果好,且脑脊液中浓度高,适用于不能用青霉素 G 及青霉素耐药患者,常用药物头孢噻肟、头孢曲松。氯霉素有良好的抗菌作用,较易透过血脑屏障,但须注意其对骨髓造血功能抑制作用,故一般不首选,儿童不推荐应用。磺胺类仅用于对磺胺类药物敏感的流行菌株的患者。

2. 暴发型

(1) 休克型　应尽早应用有效抗生素,可首选青霉素 G。抗休克治疗,快速给予葡萄糖盐水、低分子右旋糖酐等液体,补液量及成分应视脱水情况而定;在补充血容量的基础上,应用血管扩张药,常用山莨菪碱(654-2),如效果不佳,可用多巴胺、酚妥拉明等。及时纠正酸中毒,可用 5%碳酸氢钠静脉滴注纠正酸中毒;保护重要脏器功能,如心功能不全者使用强心剂,对疑有 DIC 形成者(皮肤瘀点瘀斑迅速增多、扩大并有血小板减少或凝血时间异常者),应及早应用肝素等抗凝药物治疗。高凝状态纠正后,应输入新鲜血、血浆及应用维生素 K 以补充被消耗的凝血因子。

(2) 脑膜脑炎型　治疗重点是尽早使用敏感抗生素,可联合用药,快速控制感染。及时脱水降压,减轻脑水肿,防止脑疝及呼吸衰竭。重症患者可短期使用肾上腺皮质激素,如地塞米松。发生呼吸衰竭时,应积极治疗脑水肿,注意保持呼吸道通畅,予吸氧,必要时应用呼吸兴奋剂、气管切开及应用呼吸机辅助呼吸。高热及惊厥者,采用物理降温与药物降温,及早使用镇静剂,必要时行亚冬眠疗法等。

【主要护理诊断/问题】

1. 体温过高　与脑膜炎球菌感染有关。
2. 疼痛:头痛　与脑膜炎症、脑水肿、颅内压增高有关。
3. 组织灌流量改变　与脑膜炎球菌内毒素引起微循环障碍有关。
4. 意识障碍　与脑膜炎症、脑水肿、颅内压增高有关。
5. 皮肤完整性受损:皮疹　与皮肤血管受损有关。
6. 潜在并发症　休克、脑水肿、脑疝、呼吸衰竭。

【护理目标】

1. 患者体温逐渐恢复正常,不适感消失。
2. 疼痛减轻或消失。
3. 患者重要器官的组织灌注量正常。
4. 患者皮肤保持完整,无破损。

5. 对患者及时治疗、护理,密切观察病情,不发生并发症或并发症被及时救治、护理,如惊厥、脑疝、呼吸衰竭等。

【护理措施】

(一)一般护理

1. 隔离　呼吸道隔离至体温正常、症状消失后 3 日或不少于发病后 7 日。

2. 休息　安静卧床休息,病室应保持空气流通、舒适、安静。

3. 饮食　应给予高热量、高蛋白质、高维生素、易消化的流质或半流质饮食。鼓励患者少量、多次饮水,保证入量 2000~3000 mL/d。频繁呕吐不能进食及意识障碍者应按医嘱静脉输液,注意维持水、电解质平衡。

(二)病情观察

严密监测生命体征、意识状态,记录 24 小时出入量,注意全身皮肤有无瘀点、瘀斑的变化情况。观察瞳孔是否等大等圆,对光反射是否存在。一旦发现意识障碍、烦躁不安、剧烈头痛、喷射状呕吐、血压升高等病情变化,应及时通知医生积极配合处理。

(三)用药的护理

遵医嘱应用抗菌治疗、抗休克治疗、减轻脑水肿、纠正呼吸衰竭等治疗。青霉素以其高效、低毒、价廉而常为首选抗菌药物,但因不易透过血-脑屏障,须大剂量使用才能达到有效治疗浓度,可酌情选用磺胺类、氯霉素、头孢菌素等抗菌药物。应用青霉素时应注意给药剂量、间隔时间、疗程及青霉素过敏反应。应用磺胺类药物应注意其对肾的损害,需观察尿量、性状及尿常规,鼓励患者多饮水,以保证足够入量,或给予口服或静脉碱性药物。应用氯霉素者应注意观察胃肠道反应及骨髓抑制现象等。20%甘露醇快速静脉滴注以脱水降低颅内压,应用脱水剂治疗时应注意按规定时间输入药量(250 mL 液体应在 20~30 分钟内注射完毕),准确记录出入量,注意观察有无水、电解质紊乱及注意患者心功能状态。肝素不能与其他药物混合使用,注意用法、剂量、间隔时间、观察出血情况等。

(四)对症护理

1. 发热护理　发热时每 4 h 测量体温。体温超过 39℃,采取物理降温,如冰敷、冷盐水灌肠,有皮疹者不宜使用温水或酒精擦浴降温,必要时遵医嘱使用退热药物。做好口腔护理和皮肤清洁。

2. 皮疹护理　衣服宜宽大、松软、清洁、干燥,保持床单位清洁。做好皮肤清洁护理,重点保护有瘀点瘀斑的皮肤,病变局部不宜穿刺。定时翻身,翻身时避免拖拉等摩擦,以防皮肤破损,必要时用海绵圈、气垫床加以保护。瘀斑破溃后正确处理皮损,及时涂用抗生素软膏,并用消毒纱布外敷,预防继发感染。瘀点、瘀斑在吸收过程中常有刺痒感,应剪短指甲,避免抓破皮肤。

3. 休克护理　并发休克者立即取休克体位,注意保暖,建立静脉通道,迅速扩容,给予吸氧,备齐各种抢救药品及仪器及时配合抢救。

4. 颅内压增高、脑疝、呼吸衰竭护理　嘱患者绝对卧床,床头应抬高 15°~30°。出现颅内压增高时,密切观察生命体征、头痛、呕吐、意识、血压、瞳孔及病情变化。保持呼吸道通畅,吸痰、吸氧,做好气管切开的准备。有咽肌麻痹者或者意识障碍者,留置胃管,鼻饲,防止误吸。遵医嘱及时使用脱水剂、呼吸中枢兴奋剂。

5. 腰穿护理　协助患者完成腰椎穿刺等检查，嘱患者腰穿后去枕平卧 4~6 h，不要抬头起身，以免诱发脑疝。

(五) 心理护理

因流脑病情危重、死亡率高，患者、家属均可产生紧张、焦虑及恐惧心理。此时，护理人员要镇静，密切观察病情变化，以认真负责的工作作风和娴熟的操作技术，取得患者及家属的信赖，使其产生安全感。还应耐心做好安慰、解释工作，使患者增强治疗信心，主动配合治疗和护理。

课堂互动 ▶ 人们对流脑普遍易感，应如何进行预防呢？

(六) 健康指导

1. 对患者的指导　给患者讲解流脑的临床特点及预后，按呼吸道隔离，隔离至症状消失后 3 日，隔离期一般不少于 7 日，以防疫情扩散。由于流行性脑脊髓膜炎可引起脑神经损害、肢体运动障碍、失语、癫痫等后遗症，应指导患者和家属坚持进行切实可行的功能锻炼、按摩等，提高患者自我管理能力，以提高患者的生活质量。

2. 疾病预防指导

(1) 管理传染源　早期发现患者并就地隔离治疗。

(2) 切断传播途径　流行前期有计划地开展群众性卫生指导活动，减少大型集会，居室常通风，勤晒衣被和儿童玩具，避免携带儿童到人多拥挤的公共场所。

(3) 保护易感人群　对于 6 个月至 15 岁的易感人群进行预防接种，对于密切接触者可用药物预防，如复方磺胺甲噁唑，成人每天 2 g，儿童每天 50~100 mg/kg，连用 3 天，并医学观察 7 天。头孢曲松、氧氟沙星也有良好的预防作用。体质虚弱及年长者做好自我保护，如外出时戴口罩等。

知识链接

流脑公众预防要点

1. 良好个人卫生习惯：①打喷嚏或咳嗽时应用手绢或纸巾掩盖口鼻；②勤洗手，使用肥皂或洗手液及用流动水洗手；③不要与他人共用水杯、餐具；④每天开窗至少 3 次，每次不少于 10 分钟；⑤早晚间要认真刷牙，餐后用温生理盐水漱口。

2. 加强体育锻炼，增强抵抗力。

3. 做好防护：①儿童应尽量避免与有症状患者的接触；②流行季节在人员拥挤的场所内应戴口罩；③如出现发热、头痛、呕吐等症状，应及时就医。

【护理评价】

患者体温是否恢复正常，舒适感是否增加；疼痛是否减轻或消失；患者能否保持重要器官的组织灌注量正常；患者皮肤能否保持完整，无破损；是否对患者及时治疗、护理，密切观察病情，不发生并发症或并发症被及时救

微课：流行性
脑脊髓膜炎的预防

治、护理。

【思考题】

1. 普通型流脑的临床分期及各期特点有哪些?
2. 流脑患者的皮疹护理要点?

测一测

第六节　布鲁菌病患者的护理

学习目标

1. 掌握:布鲁菌病的主要临床特征、护理诊断及护理措施。
2. 熟悉:布鲁菌病的流行病学特征、治疗要点及预防措施。
3. 学会应用护理程序正确评估布鲁菌病患者现存和潜在的健康问题,能制定合理的护理计划,实施正确的护理措施。
4. 能熟练的对布鲁菌病患者及其家属进行健康宣教,科学指导预防。
5. 关爱患者,尽量满足患者合理的身心需求,体现护士的人文关怀。

案例导入

　　王某,女,52岁。因"间断发热1个月,头痛1周"入院,患者1个月前无明显诱因出现间断发热症状,体温波动在38.5℃~40℃,热退时大汗,伴乏力、关节疼痛。入院前1周患者出现头痛,以眼眶周围及顶枕部为主,呈持续性胀痛。

　　护理体检:T 39.0℃,P 105次/分,R 21次/分,BP 135/85 mmHg。神清,精神差,耳后、腋下、腹股沟浅表淋巴结如黄豆大小,无压痛,可移动,咽部充血。肝、脾肋下1.5 cm,质软,光滑,边缘钝,无触痛。四肢大关节有压痛,无红肿,活动受限。腱反射活跃,Babinski征阳性。

　　实验室检查:WBC $3.5×10^9$ L,N 38%,L 62%。血沉28 mm/h,血布氏杆菌凝集试验阳性。

　　问题:

1. 请问该患者的初步医疗诊断及诊断依据是什么?
2. 目前存在的主要护理诊断/问题及具体护理措施是什么?

【疾病概述】

布鲁菌病又称地中海弛张热、马尔他热、波浪热或波状热。由布鲁菌引起的动物源性人畜共患性全身性传染病。临床特点为长期反复发热、多汗、关节痛、肝脾及淋巴结肿大等。目前，布鲁菌病属乙类传染病，需严格管理。

(一)病原学

布鲁菌为革兰染色阴性短小杆菌，无芽孢、无鞭毛的需氧菌，最适生长温度为35℃~37℃，pH为6~6.8。该菌属共有六个生物种，分别为羊、牛、猪、犬、森林鼠和绵羊附睾种菌。其中羊种菌致病力最强，感染后临床症状重，猪种菌次之。

布鲁氏菌含20多种蛋白抗原和脂多糖，其中脂多糖在致病中起重要作用。该菌在自然环境中生存力较强，在乳及乳制品、皮毛中能生存数月，在病畜的分泌物、排泄物及死畜的脏器中能生存4个月左右。对常用的物理消毒方法和化学消毒剂敏感，湿热60℃或紫外线照射20 min即死亡，用3%的漂白粉澄清液数分钟也能灭菌。

(二)流行病学

1.传染源　患病的羊、牛、猪是主要传染源。目前已知有60多种家畜、家禽及野生动物是布鲁菌病的宿主。人传人虽有可能，但极少发生。

2.传播途径　本病可经多种途径传播。主要经皮肤、黏膜接触传播，如接产羊羔、接触病畜的排泄物、屠宰病畜、挤乳、剪毛等过程中未注意防护，病菌经破损的皮肤黏膜感染，其次也可经消化道和呼吸道传染，偶尔可通过哺乳、性行为、器官移植等发生人与人之间的传播。

3.人群易感性　人群普遍易感，病后可获得一定免疫力，不同种布鲁菌间有交叉免疫性，再次感染发病者极少，疫区居民可隐性感染而获免疫。

4.流行特征　本病为全球性疾病，我国内主要分布在内蒙、吉林、黑龙江、西北等牧区。全年均可发生，但以春末夏初为多。患者以青壮年为主，男性多于女性，患病与职业密切相关，牧民、兽医、屠宰工、挤乳工、皮毛加工者发病率明显高于一般人群。

【发病机制与病理】

布鲁菌经皮肤、黏膜进入人体后，随淋巴液到达临近的局部淋巴结，若人体抵抗力强，表现为隐性感染，细菌局限在淋巴结内，最终被消灭。反之，细菌在淋巴结内生长、繁殖而形成感染灶，当细菌繁殖到一定数量，突破淋巴结而进入血流，释放内毒素，出现菌血症和毒血症。病原菌随血流播散到全身各处，主要进入肝、脾、骨髓和淋巴结等器官细胞中，此时发热等症状逐渐消失，细菌在细胞内繁殖到一定程度可再度入血，体温再次升高，反复发作使患者的热型呈波浪式，临床称波浪热。感染易转为慢性，累及器官导致肝脾大、关节痛等体征。血管的增生破坏性病变为超敏反应所致，主要累及肝、脾、脑、肾等的小血管及毛细血管，骨、关节和神经系统的超敏反应性炎症主要表现为关节炎、关节强直、脊椎炎、骨髓炎、神经炎、神经根炎等。

【护理评估】

(一)健康史

询问发热时间,热型,持续时间等,职业及相关经历,是否有疑似接触史,是否有进食可疑食物史,询问是否曾经患过布鲁菌病,发病的地域有无本病的流行。既往检查、治疗经过及效果,目前的主要不适及用药情况。

(二)身体状况

潜伏期1~3周,平均2周。少数患者在感染后数月或一年以上发病。本病的病程一般可为急性感染和慢性感染。表现复杂多变,轻重不一,可呈多器官病变或局灶性感染和复发。

1.**急性感染** 缺乏特异性,大多数患者起病缓慢,常出现前驱症状,其表现类似重感冒。全身不适,疲乏无力,食欲下降,头痛肌痛、烦躁或抑郁等。

(1)发热:典型病例为波浪热,由于抗生素的广泛使用,所以典型的热型并不多见,目前最常见的热型是不规则热和弛张热,羊种菌感染发热明显,牛种菌感染低热者多。发热前多伴寒战,高热时全身无明显不适,但退热后症状加重,软弱无力,情绪忧郁,这种发热与其他症状相矛盾的现象,有一定诊断价值。

(2)多汗:为本病的突出症状之一,每于夜间或凌晨退热时大汗淋漓。也有患者发热不高或处于发热间歇期仍多汗,汗味酸臭。大量出汗后多数患者感软弱无力,甚至可因大汗虚脱。

(3)关节疼痛:常在发病初期出现,与发热并行,但疼痛程度与病理改变不平行。病变多发生于大关节,如膝、腰、肩等,也可多个关节同时受累,疼痛为游走性痛及针刺样痛,部分关节有红肿。也可有滑膜炎、腱鞘炎、关节周围软组织炎和骨髓炎等。

(4)泌尿生殖系统症状:男性可发生睾丸炎及附睾炎,多位于单侧,有明显的触痛。女性可有卵巢炎、输卵管炎、子宫内膜炎及乳房肿痛。个别病例出现肾炎、鞘膜积液。

(5)其他:坐骨神经、腰神经、肋间神经、三叉神经等均可因神经根受累而疼痛。脑膜、脑脊膜受累可发生剧烈头痛和脑膜刺激征。其次还可出现肝脾大,淋巴结增大以及皮疹,部分患者还可出现顽固性咳嗽,咳白色泡沫痰、鼻出血、便血等。

2.**慢性感染** 指病程超过6个月者。多由急性感染发展而来,也可由无症状感染者或轻症者逐渐变为慢性。症状多不明显,主要表现为疲劳、全身不适、精神抑郁等,可伴有固定或反复发作的大关节或肌肉疼痛,少数患者可有骨和关节的器质性损害。

3.**复发** 急性期患者经抗菌治疗后,约有10%以上可复发。复发时间可在初次治疗后的数月内或多年后发生,其机制可能与寄生于细胞内细菌逃脱了抗生素和宿主免疫功能的清除有关。

4.**并发症** 有全血减少、脑膜炎、脑膜脑炎、视神经炎、心内膜炎等。妊娠期患者如不进行抗菌治疗,流产、早产、死产均可发生。

▶ **课堂互动** ▶ 患者出现哪些临床表现让我们警觉可能感染了布鲁菌?

(三)心理-社会状况

因多汗、关节疼痛、间歇性发热,易使患者产生恐惧、焦虑等心理问题。患者及家属对布鲁菌病的认识程度、心理状态，对住院及康复治疗的认识，患者的家庭成员组成及其对患者的关怀程度等问题。

知识链接

自然灾害对布鲁菌病发生的影响

我国布鲁菌病疫区都不在主要河流的两岸，多处于干旱的边疆地区，即使在河流两岸，洪水对疫情影响也不大。但布鲁菌病受风雪及旱灾影响较大。因旱灾影响牧草质量，风雪灾影响牧区牲畜食草，这就使牲畜抵抗力下降，布鲁菌感染增加，从而影响人类布鲁菌病发生。

（四）辅助检查

1. 血常规　白细胞数正常或轻度减少，淋巴细胞相对或绝对增多，分类可达 60% 以上。红细胞沉降率在各期均增速，慢性感染者有轻或中度贫血。

2. 病原学检查　取患者血液、骨髓、乳汁、子宫分泌物均可做细菌培养。10 日以上可获阳性结果，急性感染培养阳性率可达 80%。近来开展的 PCR 检测布氏杆菌 DNA，速度快，能准确地作出诊断。

3. 血清学检查　试管凝集试验检测布鲁菌特异性抗体 IgM 和 IgG，抗体效价>1∶320 时，或效价在病程中有 4 倍或 4 倍以上的增长，则有诊断意义。

4. 特殊检查　并发骨关节损害者可行 X 线检查，有心脏损害可做心电图，有肝损伤做肝功能检查。对于增大的淋巴结必要时可做淋巴结活体组织检查，镜下看有无特异的肉芽肿。有脑部病变者可做脑脊液检查及脑电图。

（五）治疗原则及主要措施

1. 一般及对症治疗　一经诊断，立即给予治疗，以防疾病向慢性发展。注意休息，在补充营养的基础上，给予对症治疗，如高热者予物理降温或解热镇痛剂。头痛、关节痛者予镇痛剂，中毒症状明显可予肾上腺皮质激素治疗。

2. 药物治疗　首选的治疗方案为多西环素 200 mg/d 与利福平 600~900 mg/d 联合应用，疗程 6 周，以减少复发和慢性化。也可选用多西环素与链霉素联合。8 岁以下儿童及孕妇可采用利福平联合复方新诺明治疗。

3. 脱敏治疗　适用于慢性感染患者，采用少量多次注射布鲁菌抗原，进行静脉、肌内、皮下及皮内注射，使致敏 T 淋巴细胞释放细胞因子，可消耗致敏 T 淋巴细胞，避免引起剧烈的免疫损伤。

【主要护理诊断/问题】

1. 体温过高　与布鲁菌感染引起毒血症有关。
2. 疼痛：关节痛、肌肉痛、神经痛　与布鲁菌病变累及关节、肌肉、神经有关。
3. 有体液不足的危险　与出汗过多有关。
4. 躯体活动障碍　与慢性期骨、关节、肌肉受损有关。

【护理目标】

患者体温逐渐降至正常，疼痛症状减轻或消失，焦虑减轻或消失，能摄取足够水分，保持电解质平衡，对布鲁菌病基础知识有一定了解。

【护理措施】

(一) 一般护理

1. 隔离　患者进行消化道隔离、接触隔离至症状消失，血、尿细菌培养阴性方可解除隔离。患者的排泄物、污染物应做好消毒。

2. 环境与休息　急性期头痛明显者严格卧床休息，禁止坐起、站立、行走。协助患者取舒适的体位，保持关节功能位。

3. 饮食　给予营养丰富、易消化的饮食，并保证足够水分，成人每日入量 3000 mL 以上，出汗多或摄入量不足者应给予静脉补液。

(二) 病情观察

监测生命体征，特别是体温的变化，注意患者热型、体温升降方式、持续时间。观察有无肝、脾、淋巴结肿大、神经、关节疼痛、肌肉疼痛的程度、部位及伴随症状。注意各项检查结果。男性患者注意有无睾丸红肿、疼痛。

(三) 用药的护理

遵医嘱使用抗菌药物或脱敏疗法。

1. 抗菌治疗　急性期以抗菌治疗为主。注意监测药物不良反应，利福平可引起肝损害，并可使分泌物、排泄物变成橘黄色，服药前应先告知患者，以免引起恐惧；多西环素可致骨发育不良、胃肠道反应、肝损害、过敏反应等；四环素常引起恶心、呕吐、腹部不适、腹痛等，应指导其饭后服用；链霉素可致唇周或指端麻木感及耳鸣、听力减退、平衡失调等。一旦出现上述现象，须通知医生停药。

2. 菌苗治疗(脱敏疗法)　适用于慢性感染者。菌苗疗法可引起全身剧烈反应，如发冷、发热、原有症状加重，部分患者可出现休克、呼吸困难，故肝肾功能不全者、心血管疾病、肺结核者及孕妇忌用，在治疗过程中密切观察，发现不良反应及时报告医生。

⊙课堂互动▶ 布鲁菌病患者能治愈吗？如何预防本病复发？

(四) 对症护理

1. 发热　每 4 小时测量一次体温，绘制体温曲线，观察热型。体温超过 38.5℃时应给予物理降温，一般不用退热药，以免导致出汗量增加。发热患者体液消耗大，若出汗多时更换内衣裤、床单、被套，保持皮肤清洁、干燥，及时补充水分，一般发热患者每日应补充水分 3000 mL 以上，温开水或糖盐水均可。出汗时，应注意保暖防风，预防受凉感冒。

2. 关节痛　急性期关节痛者，将关节置于功能位，减少运动。可服用镇痛剂、热敷或理疗等，并采用支架保护关节，防止受压。协助患者翻身、按摩、肢体被动运动，防止关节强直与肌肉痉挛。关节疼痛有所减轻后，可自行关节周围按摩。可做关节体操练习，可进行关节温水浴，将患病关节或整个肢体置于温水中浸泡 20 分钟左右，每日 1 次。睾丸肿大可采用十字吊带托扶。

课堂互动 ▶ 患者关节症状明显，在出院后如何保护关节？

（五）心理护理

急性期患者因发热、多汗、关节和肌肉疼痛等症状，常预感重病在身，有恐惧、焦虑表现，慢性感染患者由于疾病反复发作，迁延不愈，常有抑郁表现。护士应根据不同病期患者的不同心理问题，给予心理疏导，急性感染患者加强巡视，耐心倾听，向患者解释病因、临床表现、治疗方法和预后，鼓励患者配合相关检查及治疗，消除顾虑，以利于疾病康复。

（六）健康指导

1.对患者及家属的指导　指导患者预防布鲁菌病。本病的复发率较高，说明急性期彻底治疗的重要性，以免复发和慢性化；慢性感染者应鼓励其坚持进行治疗，可结合针灸、理疗等康复治疗。患者出院后应避免过度劳累及注意增加营养，出院后1年内应定期复查。

2.疾病预防指导

1）管理传染源：对牧场、乳厂和屠宰场的牲畜定期进行卫生检查，检出的病畜及时隔离治疗，必要时宰杀。定期对健康的牲畜进行预防接种。急性期患者应隔离至临床症状消失及血、尿培养阴性。

2）切断传播途径：加强对畜牧产品的卫生监督，病畜、死畜必须深埋，皮毛消毒后需放置1~5个月以上方可运出疫区。管理好粪便，保护好水源，防止病畜或患者粪便污染水源。病畜、健畜分群分区放牧，病畜用过的牧场需经3个月自然净化后才能供健畜使用。

3）保护易感人群：对接触羊、牛、猪、犬等牲畜的饲养员、挤奶员、兽医、屠宰人员、皮毛加工员及炊事员等高危人群均应进行预防接种减毒活菌疫苗，保护期为1年。

【护理评价】

患者体温是否已降至正常，不再反复；疼痛症状是否得到控制或消失；患者是否不再焦虑，是否能够积极配合治疗；患者能否保证每日摄入足够水分，是否发生电解质平衡失调；患者是否具有了解相应疾病的基本知识，能够很好配合医护人员。

【思考题】

1.布鲁菌病的传播途径主要有哪些？
2.简述布鲁菌病急性期主要的临床表现。
3.简述布鲁菌病急性期的护理措施。

测一测

第七节 猩红热患者的护理

学习目标

1. 掌握：猩红热的典型皮疹特点，特征性体征及护理措施。
2. 熟悉：猩红热的流行病学特征，治疗要点及预防措施。
3. 学会应用护理程序对猩红热患者进行护理评估，作出正确的护理诊断，对患者进行病情观察并采取相应的护理措施。
4. 能熟练的对猩红热患者及其家属进行健康指导，对皮疹的护理方法及定期复查给予具体的指导。
5. 具有严谨求实的工作态度，尊重传染病患者的身心要求，体现出护士的爱伤精神和人文关怀。

案例导入

　　患儿，女，6 岁，因"高热、咽痛 1 天、哭闹不安"入院。体温持续 39℃ 以上，伴头痛、食欲减退，恶心、呕吐 5 次，全身皮肤弥漫性充血，并有针尖大小的丘疹。

　　护理体检：T 39.2℃，P 108 次/分，R 22 次/分，BP 108/75 mmHg，咽部和扁桃体充血肿胀，有脓性分泌物渗出。软腭充血水肿，有米粒大的出血点。颌下及颈部淋巴结肿大，有压痛，全身皮疹压之色退。

　　实验室检查：WBC 19.3×10⁹/L，N 90%。咽拭子涂片可见革兰阳性链球菌。

　　问题：

1. 患者的初步医疗诊断及诊断依据是什么？
2. 目前该患者存在的主要护理诊断/问题及具体护理措施是什么？

【疾病概述】

　　猩红热（scarlet fever）是由 A 组 β 型溶血性链球菌引起的急性呼吸道传染病。临床特征是突发高热、咽峡炎、全身弥漫性充血性点状皮疹和退疹后明显的脱屑。少数患者可出现变态反应，引起心、肾、关节的损害。患者自发病前 24 小时至疾病高峰时期的传染性最强，脱皮时期的皮屑无传染性。目前猩红热属乙类传染病，需严格管理。

　　（一）病原学

　　A 组 β 型溶血性链球菌也称化脓性链球菌，革兰染色阳性，呈链状排列。初检出时带有荚膜，但无芽孢和鞭毛。该型链球菌可产生多种毒素和酶。红疹毒素能导致猩红热皮疹及发热和全身中毒症状，链激酶（溶纤维蛋白酶）可溶解血块或阻止血浆凝固，能使脓液变得稀释，以利病菌在组织内扩散。透明质酸酶能溶解组织间的透明质酸，利于细菌在组织内扩散。溶血素对白细胞和血小板具有毒性。链球菌在体外抵抗力较强，在痰液和脓液中可存活数周，在无光照的灰尘中存活数日。加热56℃持续30分钟被杀灭，一般消毒剂均能将其杀灭。

知识链接

猩红热皮疹与其他发疹性疾病的鉴别

猩红热皮疹与其他发疹性疾病的鉴别要点：①麻疹：有明显的上呼吸道卡他症状。皮疹一般在第4天出现，大小不等，形状不一，呈暗红色斑丘疹，皮疹之间有正常皮肤，面部皮疹特别多。②风疹：起病第1天即出皮疹。开始呈麻疹样，第2天躯干部增多，且可融合成片，类似猩红热，但无弥漫性皮肤潮红，此时四肢皮疹仍为麻疹样，面部皮疹与身上一样多。皮疹于发病3天后消退，无脱屑。咽部无炎症，耳后淋巴结常肿大。③药疹：有用药史。皮疹有时可呈多样化表现，既有猩红热样皮疹，同时也有荨麻疹样皮疹。皮疹分布不均匀，出疹顺序也不像猩红热样由上而下，由躯干到四肢。无杨梅舌，除因患者咽峡炎而服药引起药疹者外，一般无咽峡炎症状。④金黄色葡萄球菌感染：有些金葡菌能产生红疹毒素，也可以引起猩红热样的皮疹。可靠细菌培养进行鉴别。

（二）流行病学

1. **传染源**　带菌者和患者为主要传染源。患者自发病前24小时至出疹期传染性最强。脱皮时期的皮屑无传染性，A组β型溶血性链球菌引起的咽峡炎患者，排菌量大且不被重视，是重要的传染源。

2. **传播途径**　主要经呼吸道飞沫传播，个别情况下也可由皮肤伤口或产妇产道侵入，引起"外科猩红热"或"产科猩红热"。偶可通过污染的牛奶、书籍、玩具或饮料传播。

3. **人群易感性**　人群普遍易感，感染后人体可产生抗菌和抗毒素2种免疫力。各型间没有交叉免疫，故患猩红热后仍可感染另一种红疹毒素的链球菌。

4. **流行特征**　全年均可发病，以冬春季多发，任何年龄均可发病，但主要见于儿童，以5～15岁居多。

【发病机制与病理】

A组β型溶血性链球菌由咽峡部、伤口等侵入，在咽部黏膜及局部淋巴组织不断增殖，主要产生三种病变：化脓性病变、中毒性病变和变态反应性病变。

1. **化脓性病变**　病原体黏附于咽部黏膜使局部产生炎性变化，使咽部和腭扁桃体红肿，表面被覆炎性渗出物，可有溃疡形成。通过蛋白酶使炎症扩散至邻近组织，引起腭扁桃体周围脓肿、鼻窦炎、中耳炎、乳突炎、颈部淋巴结炎、蜂窝织炎等，少数重症患者细菌可侵入血流，出现败血症及迁徙性化脓病灶。

2. **中毒性病变**　链球菌产生的红疹毒素进入血循环后，引起发热、头痛、皮疹等全身中毒症状。皮肤充血、水肿，白细胞浸润，形成典型的猩红热样皮疹。最后表皮死亡脱落，形成脱屑。黏膜充血，有时呈点状出血，形成黏膜内疹，舌乳头充血肿胀，呈草莓舌、杨梅舌。肝、脾、淋巴结等间质血管周围有不同程度的单核细胞浸润、充血及脂肪变性。心肌混浊肿胀和变性，严重者可有坏死。肾呈间质性炎症。偶见中枢神经系统有营养不良变化。

3. 变态反应性病变　部分患者在病期第 2~3 周时，出现心、肾、滑膜组织等处的非化脓性炎症。心脏受累可出现心肌炎、心包炎和心内膜炎，其发生机制可能是链球菌的酶使心脏释放自身抗原，导致自身免疫。多发性关节炎可能由链球菌的抗原与特异性抗体结合形成复合物引起。肾小球肾炎的发生可能为抗原抗体复合物沉积于肾小球引起。

课堂互动 ▷ 猩红热患者的皮疹为什么会出现脱屑？

【护理评估】

(一) 健康史

重点评估当地是否有本病流行，是否为流行季节。患者有无接触史，询问患者发病情况，有无发热，热型及持续时间，出疹时间及皮疹特征，患者有无咽部不适。既往检查、治疗经过及效果，目前的主要不适及用药情况等。

(二) 身体状况

猩红热潜伏期为 1~7 日，平均 2~3 日。

1. 典型(普通型)　流行期间大多数患者属于此型。典型病例分为 3 期。

(1) 前驱期：大多骤起畏寒、发热，发热多为持续性，重者体温可达 39℃~40℃，伴头痛、咽痛、恶心呕吐、食欲减退、咽部和扁桃体充血肿胀等全身不适。可见点状黄白色渗出物，易拭去。软腭充血水肿，并可有米粒大的红色斑疹或出血点，即黏膜内疹，一般先于皮疹而出现。

猩红热杨梅舌图片

(2) 出疹期：皮疹为猩红热最重要的特征之一。多数在发热后第 2 天出现，从耳后、颈部及上胸部开始，24 小时内即蔓及全身。典型的皮疹为在全身皮肤充血发红的基础上散布着针尖大小、密集而均匀的点状充血性红疹，压之色退，去压后复现，伴有痒感。严重者可有出血疹，在皮肤皱褶处，如腋窝、肘窝、腹股沟部可见皮疹密集或因压迫摩擦而呈紫红色线状出血，称为"线状疹"(也称"帕氏线")。面部充血潮红，可有少量点疹，口鼻周围充血较轻，相形之下显得苍白，称"口周苍白圈"。病初起时，舌被白苔，乳头红肿，突出于白苔之上，以舌尖及边缘处为显著，称为"草莓舌"。2~3 天后白苔开始脱落，舌面光滑呈肉红色，并可有浅表破裂，乳头仍突起，称"杨梅舌"。皮疹一般在 48 小时内达到高峰，之后体温下降，皮疹于 2~4 天可完全消失。重症者可持续 5~7 天甚至更久，颌下及颈部淋巴结可肿大，有压痛。

猩红热草莓舌图片

猩红热皮疹

(3) 恢复期：退疹后一周内开始脱屑，脱屑部位先后顺序与出疹顺序一致。面部及躯干多为糠麸样脱屑，手掌足底皮厚处可见"手套"、"袜套"状脱屑。脱屑持续 1~2 周。

2. 非典型

(1) 脓毒型　罕见，见于营养及卫生条件极差的小儿。主要为咽部红肿，甚至发生溃疡，渗出物较多，细菌扩散到附近组织，形成化脓性中耳炎、鼻窦炎、乳突炎及颈淋巴结炎，也可侵入血循环引起败血症。病情重，病死率高。

（2）中毒型 临床主要表现为毒血症。高热、剧吐、头痛、出血性皮疹，甚至神志不清，可有中毒性心肌炎及感染性休克。此型病死率高，很少见。

（3）外科型及产科型 病原菌由创口或产道侵入，局部先出现皮疹，由此延及全身，但无咽峡炎，全身症状轻，预后较好。

（4）轻型 常无发热或仅有短暂低热，全身症状及咽峡炎症状均较轻，皮疹少，消退快，仅轻度脱屑或无脱屑，但仍可引起变态反应性并发症。

3.并发症

（1）化脓性并发症 可由本病病原菌或其他细菌直接侵袭附近组织器官所引起。如中耳炎、乳突炎、鼻窦炎、颈部软组织炎、蜂窝织炎、肺炎等。由于早期应用抗菌疗法，此类并发症已少见。

（2）中毒性并发症 由细菌各种生物因子引起，多见于第1周，如中毒性心肌炎、心包炎、中毒性肝炎等。病变多为一过性，预后良好。

（3）变态反应性并发症 多见于恢复期，可出现风湿性关节炎、心肌炎、心内膜炎、心包炎及急性肾小球肾炎。并发急性肾炎时一般病情轻，多能自愈，很少转为慢性。

（三）心理-社会状况

因为咽部疼痛、进食困难、皮疹的出现，引起患者焦虑、恐惧的心理；被隔离，环境陌生、远离家人，患者易产生孤独、烦躁不安、依赖等心理。因此，要及时了解患者心理变化，还要了解家庭经济与重视情况及对患者带来的心理影响。

（四）辅助检查

1.常规检查

（1）血常规 白细胞计数增加，多达$(10\sim20)\times10^9$/L，中性粒细胞占80%以上，严重患者可出现中毒颗粒，出疹后嗜酸性粒细胞增多占5%~10%。

（2）尿常规 无明显异常，若发生肾脏变态反应时，则出现尿蛋白增加以及红细胞、白细胞和管型尿。

2.病原学检查 咽拭子或其他病灶分泌物培养可有A组β型溶血性链球菌生长可确诊。亦可用免疫荧光检查咽拭子涂片进行快速诊断。

（五）治疗原则及主要措施

1.一般治疗 按呼吸道传染病进行隔离。急性期卧床休息，给予流质或半流质饮食，中毒症状重者或进食少者，可静脉补液。加强皮肤与口腔护理。

2.病原治疗 首选青霉素，A组链球菌对青霉素敏感且不易产生耐药，早期应用可缩短病程，减少并发症。普通型剂量：儿童每天2万~4万U/kg，成人每次80万U，每天2~3次，肌内注射，疗程5~7天。重症患者应加大剂量和延长疗程，每天800万~2000万U，分2~3次静脉滴入，儿童每天20万U/kg，分2~3次静脉滴入，连用10天或热退后3天。对青霉素过敏者可用红霉素或头孢菌素。有条件者，可先做药物敏感性试验，根据结果选择敏感药物。使用时嘱患者餐后服药或减慢滴速，以减轻胃肠道反应或减轻对血管的刺激反应，注意观察有无过敏反应等。带菌者常规青霉素治疗剂量连用1周，一般均可转阴。

【主要护理诊断/问题】

1.体温过高 与感染、毒血症有关。

2. 皮肤黏膜完整性受损　与红疹毒素引起的皮肤损害有关。

3. 疼痛：咽痛　与咽及腭扁桃体炎症有关。

4. 潜在并发症　急性肾小球肾炎、风湿热等。

【护理目标】

患者体温恢复正常，舒适感增加，疼痛减轻或消失；患者皮肤保持完整，无破损；不发生心肌炎、急性肾小球肾炎等并发症；焦虑、恐惧等心理问题减轻或消除，树立战胜疾病的信心和勇气。

【护理措施】

（一）一般护理

1. 隔离与消毒　按呼吸道隔离至咽峡炎治愈或咽拭子培养连续 3 次阴性。加强房间通风换气或用紫外线进行空气消毒，患者的分泌物所污染的物品应及时消毒，可采取消毒液浸泡、擦拭、蒸煮或日光暴晒等。

2. 休息　急性期绝对卧床休息 2~3 日，以减少身体的消耗和心、肺、肾、关节的负担，减少并发症。

3. 饮食　发热时给予营养丰富、高维生素的流质、半流质饮食，保证足够热量摄入，补充足够水分，以利于散热及毒素的排出。如并发肾炎者应给予少盐、低蛋白质饮食，进入恢复期后，逐渐恢复正常饮食。

（二）病情观察

密切观察生命体征、咽痛症状、咽部分泌物变化以及出疹情况等。注意观察有无眼睑水肿、尿量减少及血尿等，每周尿常规检查 2 次，警惕急性肾炎的发生。

（三）用药的护理

遵医嘱尽早使用青霉素治疗，注意询问患者有无青霉素过敏史，做好皮试，用药过程中注意观察药物不良反应。对青霉素过敏，可选用红霉素治疗，应交代患者饭后服用，可减轻恶心、呕吐等胃肠道反应。

（四）对症护理

1. 发热　予适当的物理降温，可头部冷敷，温水擦浴，全身出疹及有出血倾向者忌用酒精擦浴和冷水擦浴。必要时遵医嘱给予药物降温。中毒症状明显者可用小剂量激素治疗。

2. 皮疹　保持皮肤清洁，衣被勤换洗，保持衣物清洁干燥，禁用肥皂水清洁皮肤（可用温水）；勤剪指甲，避免抓破皮肤继发感染，瘙痒较重者，可涂炉甘石止痒。脱皮不完全时，不可撕扯，可用消毒剪刀修剪，以免引起感染。

3. 口咽部护理　保持口腔清洁，年龄大的患儿除早晚刷牙外，每次饭后用温水漱口，年龄小的患儿可用棉签蘸温盐水擦拭口腔，咽痛明显者可含溶菌酶片、西瓜霜等，必要时用雾化吸入减轻患者咽部的不适感。

（五）心理护理

多与患者沟通，解除患者焦虑不安、紧张的不良情绪，针对患者和家属的心理状态进行心理疏导，鼓励患者积极配合治疗，给予患者心理支持和帮助，使患者树立恢复健康的信心。

猩红热的预防

预防性措施应以加强儿童个人卫生和环境卫生为主：①及时就医：在高发季节，一旦发觉儿童出现发热或皮疹，应及时送医院进行诊治。②治疗隔离患者：患儿应注意卧床休息，其他人接触患者时要戴口罩。抗生素治疗必须足程、足量，抗生素治疗24小时后，一般不再具有传染性。③通风和消毒：患儿居室要经常开窗通风换气，每日不少于3次，每次15分钟。患儿使用的食具应煮沸消毒，用过的手绢等要用开水煮烫。患儿痊愈后，要进行一次彻底消毒，玩具、家具要用肥皂水或来苏水擦洗。④加强学校卫生：在猩红热流行期间，托幼机构及小学要认真开展晨、午检工作，发现可疑者应请其停课、就医和隔离治疗。

（六）健康指导

1. 对患者及家属的指导　本病除急性期症状较重者需住院治疗外，一般可在家中护理治疗。向患者和家属介绍疾病特点、对发热及皮疹的护理方法。

2. 疾病预防指导

（1）管理传染源：猩红热患者应住院或家庭隔离治疗。儿童机构工作人员的带菌者，暂时调离工作，并给予治疗至3次培养阴性方可恢复工作。

（2）切断传播途径：流行期间应避免到人群密集的公共场所，接触患者应戴口罩，患者居室经常通风换气，每天不少于3次，每次15分钟。患者的食具应煮沸消毒，痊愈后进行一次彻底消毒。玩具及家具用来苏水擦洗一遍，或阳光下曝晒1~2小时。

（3）保护易感人群：对密切接触者医学观察7天，可用苄星青霉素120万U肌内注射一次进行预防，或口服复方磺胺甲噁唑，发现有扁桃体炎及咽峡炎患者可应用青霉素治疗。

课堂互动 ▶ 如何处理患儿接触过的物品？

【护理评价】

患者体温是否恢复正常，不适感是否消失；咽痛是否改善或消失；治疗有无效果；保护皮肤不破损的护理措施是否有效；有无心率、尿色、尿量、血压和关节等异常情况；有无心肌、肾、关节受累；能否遵照医嘱，积极配合治疗与护理。

【思考题】

1. 猩红热患者皮疹该如何护理？
2. 简述猩红热的流行病学特征。

测一测

第八节　白喉患者的护理

学习目标

1. 掌握：白喉的护理评价、护理措施。
2. 熟悉：白喉的流行病学特征、护理诊断及预防。
3. 学会应用护理程序对白喉患者进行护理评价，提出正确的护理诊断，会对患者进行病情观察并采取相应的护理措施。
4. 能熟练的对白喉患者及家属进行健康宣教，教会其科学预防。
5. 具有严谨求实的工作态度，严格进行标准预防，不惧怕传染病，体现出护士的爱伤精神和人文关怀。

案例导入

　　患者，女，10岁。因"咳嗽、咽痛4天，呼吸困难1天"急诊入院。近1天来咳嗽呈"犬吠样"，声音嘶哑，中度发热，第3天开始有明显呼吸困难。

　　护理体检：T 38.9℃，P 115次/分，R 25次/分，BP 88/65 mmHg，急性病容，满头大汗，面色苍白，有轻度发绀，鼻翼扇动，锁骨上窝轻度下凹，双侧颌下淋巴结肿大，有压痛，两侧扁桃体上有灰白色膜覆盖，以棉签擦拭不能拭去，用力剥离则有出血，心率快，规则无杂音。

　　实验室检查：WBC $18×10^9$/L，N 80%，L 33%。

　　问题：

　　1. 请问该患者的医疗诊断及诊断依据是什么？

　　2. 存在的主要护理诊断/问题及具体护理措施是什么？

【疾病概述】

　　白喉(diphtheria)是由白喉杆菌引起的急性呼吸道传染病。临床特征为咽、喉、鼻等处黏膜充血、肿胀并有不易脱落的灰白色假膜形成，由于细菌产生的外毒素所致全身中毒症状，如发热、乏力、恶心、呕吐和头痛等。严重者可并发心肌炎和末梢神经麻痹。预防接种是预防本病的主要措施。目前白喉属乙类传染病，需严格管理。

(一)病原学

　　白喉杆菌属棒状杆菌属，革兰染色阳性，具有明显的多形性，呈杆状或稍弯曲，一端或两端稍肥大，两端常见异染颗粒。白喉杆菌侵袭力较弱，其分泌的外毒素毒性强，是主要的致病物质。外毒素为不耐热的多肽，经0.3%~0.5%甲醛处理后可制成类毒素，用于预防接种或制备抗毒血清。白喉杆菌在食品、玩具、衣物上可存活数天至数周，对寒冷、干燥抵抗力强，在干燥假膜中可生存 3 个月。对热、一般消毒剂敏感，5%苯酚 1 分钟、0.1%氯化汞、5% 石炭酸和 3%~5%的来苏水溶液中均能迅速被杀灭，加热至 58℃ 10 分钟，阳光直射下数小时，均可灭菌。

课堂互动▶ 白喉杆菌容易被杀灭吗？被污染的物品如何灭菌？

(二)流行病学

1. 传染源　患者和带菌者都是传染源，潜伏期末也有传染性，鼻白喉症状轻而带菌时间长。不典型和轻症患者常漏诊，延误诊断治疗，在白喉的传播中有很重要的意义。

2. 传播途径　主要通过呼吸道飞沫传播，亦可经被污染的手、玩具、文具、食具及手帕等传播。或通过污染牛奶和食物而引起暴发流行。偶有经破损的皮肤、黏膜感染。

3. 人群易感性　人群对白喉普遍易感，2~10 岁发病率最高，由于白喉疫苗接种的广泛开展，儿童免疫力普遍增强，疾病高发年龄后移。患病后可获得持久性免疫，偶有数次发病者。

4. 流行特征　本病全年均可发病，以秋冬季节和初春时多见。世界各地均有发生，以散发为主，居住拥挤、卫生条件差的地区容易发生流行。白喉的病死率较高，应用抗毒素治疗前，病死率为 30%~50%。

【发病机制与病理】

白喉的病变分为局部假膜性炎症及外毒素引起的毒血症两方面。白喉杆菌侵入上呼吸道后，在黏膜表层组织内繁殖，其分泌的外毒素渗入局部，引起组织坏死和急性假膜性炎症，从血管渗出的液体中含有易凝固的纤维蛋白，将黏膜坏死组织、炎性细胞和白喉杆菌凝固在一起而形成特征性假膜，假膜覆盖于病变表面，质地致密，开始薄，继之变厚，边缘较整齐，不易脱落，用力剥脱时可出血。白喉外毒素与各组织细胞结合后可引起全身性病理变化，以中毒性心肌炎与白喉性神经炎最显著。神经炎以周围运动神经为主。

【护理评估】

(一)健康史

注意观察白喉流行季节和疾病的流行情况，询问患者是否接触过白喉患者；既往是否患过白喉；是否接种过“百白破三联疫苗”的主动免疫预防；询问患者发病情况，有无发热和感冒症状，有无毒血症症状等；咽部是否有不适感觉，呼吸是否顺畅等。

(二)身体状况

潜伏期为 1~7 日，一般为 2~4 日。根据假膜所在部位不同白喉分为 4 种类型，以发病率依次为咽白喉、喉白喉、鼻白喉和其他部位白喉。

1. 咽白喉　最常见类型，占发病患者数的 80%左右。毒血症轻重与假膜大小、治疗早晚及人体的免疫状态密切相关。

(1)轻型　发热和全身症状轻微，仅有轻度咽痛，腭扁桃体稍红肿，其上有点状或小片状假膜，有时无假膜形成，数日后症状可自然消失，但白喉杆菌培养阳性。易误诊为急性腭扁桃体炎。在白喉流行时应加注意。

（2）普通型 起病缓慢，有乏力、食欲下降、恶心、呕吐、头痛、轻至中等度发热和咽痛，婴幼儿可出现烦躁、哭闹，腭扁桃体中度红肿，其上可见乳白色或灰白色大片状假膜，但范围仍不超出腭扁桃体，24 小时后即有灰白色假膜形成，假膜边缘清楚，不易剥离，强行剥离则基底面出血。常伴有颌下淋巴结肿大及压痛。

（3）重型 全身症状重，有高热、面色苍白、恶心呕吐、极度乏力和脉搏增快，假膜范围较广而厚，可扩大至腭弓、腭垂及咽后壁及鼻咽部，甚至口腔黏膜。假膜呈大片状，颜色灰黄污秽，甚至因为出血而呈黑色，伴口臭。可有周围软组织水肿、心肌炎或周围神经麻痹。

（4）极重型 起病急，假膜范围更广泛，呈黑色，口腔有腐臭味，扁桃体和咽部高度肿胀，影响呼吸和吞咽，颈部到锁骨上窝因软组织水肿而似"牛颈"。全身中毒症状极为严重，体温可高达 40℃，伴有烦躁不安、呼吸急促、面色苍白、口唇发绀、脉细数、血压下降，甚至心脏扩大、心律失常或中毒性休克等，抢救不及时常易死亡。

2. 喉白喉 约占 20%左右。多为咽白喉向下扩散所致，少数为原发性。原发性喉白喉由于毒素吸收少，全身中毒症状并不严重。但少数由于假膜延及气管、支气管，可造成程度不等的梗阻现象，表现为犬吠样咳嗽，声音嘶哑、甚至失声，吸气性呼吸困难且进行性加重，可见鼻翼煽动、三凹征。严重者可出现发绀，若不及时行气管切开，可因窒息而死亡。

3. 鼻白喉 此型较为少见，多见于婴幼儿，多由咽白喉扩散而来。全身症状轻微或无，有鼻塞、流浆液血性鼻涕，可有张口呼吸，哺乳困难等，鼻孔周围可见表皮剥脱或浅溃疡，鼻前庭可见白色假膜。

4. 其他部位的白喉 其他部位白喉少见。白喉杆菌可侵入眼结膜、耳、外阴部、新生儿脐带及皮肤损伤处，产生假膜及化脓性分泌物，全身症状轻。眼、耳及外阴部白喉多为继发性。皮肤白喉在热带地区较多见，病程长，皮损往往经久不愈，愈合后可有黑色素沉着。患者很少有全身中毒症状，但可发生末梢神经麻痹。

5. 并发症

（1）中毒性心肌炎 最为多见，是本病死亡的主要原因，其发生率多在 10%以下。多发生于病程第 2~3 周。可有周围循环衰竭或急性心力衰竭的表现。

（2）周围神经麻痹 以运动神经麻痹为主。多发生于病程第 3~4 周。临床上以软腭麻痹最多见，表现为言语不清，呈鼻音声重、吞咽障碍、进食呛咳、腭垂反射消失等症状。一般可在 2~3 个月内恢复，多无后遗症。

（3）支气管肺炎 多见于幼儿，常为继发感染。喉白喉患者，尤其是假膜向下延伸至气管和支气管时，有助于肺炎的发生，或气管切开后，若护理不当，也易并发感染。

（4）其他 细菌继发感染，如可并发急性咽峡炎、化脓性中耳炎、淋巴结炎、败血症等。少数患者可并发中毒性肾病及中毒性脑病。

课堂互动 ▶ 患白喉是否会危及生命？

（三）心理-社会状况

咽部疼痛导致语言困难、吞咽困难，会造成患者恐慌，特别是进行隔离后，患者容易产生被遗弃的感觉。周围人对疾病的不了解，使患者及其家属产生焦虑、孤独的心理障碍。因此，要及时了解患者心理变化，还要了解家庭经济与重视情况，对患者进行的心理疏导。

（四）辅助检查

1. 血常规　白细胞升高，多在（10～20）×10⁹/L，中性粒细胞增高，严重时可出现中毒颗粒。

2. 细菌学检查　在假膜与黏膜交界处取标本涂片镜检和培养，可找到白喉杆菌。

（五）治疗原则及主要措施

常使用药物有白喉抗毒素（DAT）、抗生素等。使用抗毒素和抗生素治疗后，病死率迅速降低，近年在5%以下，死亡病例多为心肌炎。

1. 一般治疗　卧床休息3周以上，重者需4～6周。合并心肌炎者绝对卧床，过早活动极易猝死。供给足够热量，保持水、电解质平衡，注意口腔护理、室内通气，相对湿度60%为宜。

2. 病原治疗

（1）抗毒素（DAT）　是本病的特异性治疗方法。白喉抗毒素只能中和血清中游离外毒素，对已与细胞结合的外毒素无效。应早期（病后3～4天内）使用。用量按假膜部位、中毒症状及治疗早晚决定，普通型为3万～5万U，重型为6万～10万U，治疗晚者加大剂量，喉白喉适当减量，并注意抗毒素治疗后假膜很快脱落堵塞气道而窒息。儿童用量与成人相同，抗毒素可以肌内注射或稀释后静脉滴注，一次给完。皮试过敏者采用脱敏疗法。

（2）抗生素　首选药物为青霉素G，对各型白喉均有效，可抑制白喉棒状杆菌生长，缩短病程和带菌时间。每天80万～160万U，分2～4次肌内注射，疗程7～10天。对青霉素过敏者或应用青霉素1周后培养仍是阳性者，可改用红霉素，40～50 mg/（kg·d），分4次口服，也可用阿奇霉素或头孢菌素治疗。

（3）对症治疗　中毒症状重或并发心肌炎者可给予肾上腺皮质激素，必要时使用镇痛剂。喉白喉有梗阻或抗毒素应用后假膜脱落堵塞气道者，应行气管切开。

【主要护理诊断/问题】

1. 体温过高　与白喉杆菌感染有关。

2. 疼痛：咽、喉及病变部位疼痛　与白喉杆菌外毒素引发组织病变有关。

3. 有窒息的危险　与假膜脱落堵塞气道有关。

4. 营养失调：低于机体需要量　与咽部疼痛致吞咽困难、发热、食欲下降有关。

5. 组织灌注量改变　与白喉杆菌外毒素导致微循环障碍有关。

6. 潜在并发症　中毒性心肌炎、周围神经麻痹等。

【护理目标】

疼痛和不适减轻，体温恢复正常；保持呼吸道通畅，不发生窒息情况；不出现并发症。

【护理措施】

（一）一般护理

1. 隔离　采取呼吸道隔离，不少于7天。

2. 环境与休息　病室温湿度适宜，保持室内通风，空气清新。患者应卧床休息，一般不少于 3 周，假膜广泛者延长至 4~6 周，合并心肌炎应绝对卧床休息，过早活动极易猝死。病情好转后应逐渐恢复日常活动，避免劳累，因白喉局部病变好转后如不在意休息，仍然有猝死的可能。

3. 饮食　急性期给予高热量、丰富维生素、易消化的流质或半流质饮食，注意补充维生素 B 族和维生素 C。不能进食者给予鼻饲或静脉补充营养。注意补充足够的液体，每天摄水量大于 2000 mL，必要时可静脉输液以保证入量，维持水与电解质平衡。

（二）病情观察

密切观察患者的生命体征，呼吸情况，是否发生呼吸困难、声嘶、犬吠样咳嗽或三凹征等，注意患者咽部疼痛的程度，是否出现吞咽困难、发音不清等表现，密切观察有无梗阻的表现。中毒性心肌炎的观察，主要通过脉搏、心律、心电监护及时发现心肌炎，为其及时治疗提供依据。

[课堂互动] ▶ 白喉患者可导致中毒性心肌炎吗？治疗白喉有没有特效药？

（三）用药的护理

应用白喉抗毒素之前应询问过敏史，必须做皮试，阴性者可以直接应用，阳性者必须应用脱敏注射法，并应备好肾上腺素等抢救药品。白喉抗毒素应用原则是早期、足量、一次给药。注射抗毒素 2~3 周后注意观察有无血清病症状。应用抗毒素后假膜很快脱落，有阻塞气道造成窒息的危险，故应密切观察用药后假膜脱落情况。抗生素首选青霉素，应用之前必须做皮试，过敏者改用红霉素。

（四）对症护理

1. 咽痛　保持口腔清洁，协助患者用生理盐水、双氧水或朵贝液漱口，动作要轻柔，忌强行擦抹假膜，以防引起出血。鼓励患者进食时少食多餐，疼痛严重者给予雾化吸入，以减轻疼痛、咽干。疾病初期可用冰硼散或锡类散吹入咽喉病变处。

2. 喉梗阻患者的护理　密切观察病情，及时清理呼吸道分泌物或脱落的假膜，做好气管切开准备，可用吸痰器吸出脱落的假膜或钳取假膜。

3. 中毒性心肌炎　给予氧疗，绝对卧床休息 6 周以上，护理动作力求轻柔，必要时可给小剂量镇静剂。饮食不可过饱，保持大便通畅，保持环境安静，限制探视，减少不必要的干扰，保证患者充分的休息和睡眠时间。密切观察生命体征的变化，必要时予以心电监护，备好抢救药品。

知识链接：白喉抗毒素的发现

4. 周围神经麻痹的护理　遵医嘱给予大剂量维生素 B6 及 B12 肌内注射，并配合针灸、理疗、按摩。咽肌瘫痪者给予鼻饲，呼吸肌麻痹伴呼吸衰竭者，应用呼吸机辅助治疗。

（五）心理护理

多与患者沟通，解除患者焦虑不安、紧张、急躁等不良情绪，及时帮助患者减轻不适及生活上的困难，帮助患者及家属建立战胜疾病的信心，以利于疾病的恢复。

（六）健康指导

1. 对患者及家属指导　介绍白喉典型临床表现、治疗及护理方法等相关知识。出院后注意休息，避免疲劳、受凉等，室内注意通风及空气消毒。对并发心肌炎患者应特别强调休息的重要性，严重心肌炎患者在 1 年内禁止剧烈活动，定期复查。

　　2. 疾病预防指导

　　（1）管理传染源：白喉传染性强，白喉患者应及时隔离，全身和局部症状消失，连续 3 次（隔日 1 次）咽拭子培养阴性者才能解除隔离，接触者检疫 7 天；带菌者隔离 7 天，并用青霉素或红霉素治疗。

　　（2）切断传播途径：患者鼻咽分泌物和所用物品须严格消毒。呼吸道分泌物用苯酚处理 1 小时，污染衣物及用具可煮沸 15 分钟，不能煮沸的物品用 5% 煤酚皂浸泡 1 小时。

　　（3）保护易感人群：接种白喉菌苗是最主要的预防措施。新生儿出生后 3 个月开始按计划免疫程序注射"百白破"三联疫苗，7 岁以上儿童首次免疫或流行期易感者，可接种吸附精制白喉类毒素或吸附精制白喉和破伤风类毒素，密切接触的易感者可应用抗毒素，成人 1000~2000 U，儿童 1000 U，肌内注射行被动免疫，有效预防期为 2~3 周，1 个月后再行类毒素全程免疫。

知识链接

预防白喉

　　1. 早期发现，及时隔离治疗患者，直至连续 3 次咽拭子白喉杆菌培养阴性，可解除隔离，如无培养条件，起病后隔离 2 周。

　　2. 对密切接触者观察 7 日。对没有接受白喉类毒素全程免疫的幼儿，最好给予白喉类毒素与抗毒素同时注射。

　　3. 带菌者给予青霉素或红霉素治疗 5~7 日，细菌培养 3 次阴性方能解除隔离。用药无效者可考虑腭扁桃体摘除。

　　4. 患者接触过的物品及分泌物，必须煮沸或 10% 漂白粉、5% 苯酚溶液浸泡 1 小时。

【护理评价】

　　患者疼痛是否减轻；呼吸道是否通畅，有无发生窒息；是否出现并发症。

【思 考 题】

1. 简述白喉的传染源和传播途径。
2. 简述并发中毒性心肌炎的护理措施。

测一测

第九节 鼠疫患者的护理

学习目标

1. 掌握鼠疫的临床表现、诊断依据及治疗措施。
2. 熟悉鼠疫的病原学、流行病学。
3. 学会应用护理程序对鼠疫患者制订护理诊断、预防措施、护理措施。
4. 严谨求实、爱岗敬业，不畏惧疾病的传染性，具有爱伤理念，具备职业道德和团队合作能力。

案例导入

　　李某某，男，47岁，农民，贵州人，因"发热、头痛、呕吐伴全身皮肤黏膜出血1周"入院。查体：T 40.0℃、P 110次／分、R 20次／分、BP 119/66 mmHg，颜面潮红，全身皮肤有弥漫性出血点，两侧腹股沟淋巴结肿大，直径约2 cm，有4~5颗，部分已化脓。实验室化验：淋巴结穿刺液找到鼠疫耶尔森杆菌。

　　问题：

　　1.该患者可提出哪些护理诊断？并列出主要护理措施。

　　鼠疫(plague)是由鼠疫耶尔森菌(简称鼠疫杆菌)引起的自然疫源性疾病。临床主要表现为高热、淋巴结肿痛、出血倾向、肺部特殊炎症等。人间主要通过带菌的鼠蚤为媒介经皮肤传入至淋巴结引起腺鼠疫；经呼吸道传入发生肺鼠疫，均可发展为败血症，传染性强，病死率高，是危害人类最严重的烈性传染病之一。属国际检疫传染病，我国将其列为法定甲类传染病之首。

一、鼠疫患者的护理

【疾病概述】

(一)病原学

　　鼠疫耶尔森菌亦称鼠疫杆菌，属肠杆菌科，耶尔森菌属，革兰染色阴性。外观为短而粗、两端钝圆、两极浓染的椭圆形小杆菌，菌体长约1~1.5 μm，宽约0.5~0.7 μm，无鞭毛及芽胞，在动物体内能形成夹膜。革兰染色阴性。菌体含有内毒素，并能产生外毒素(鼠毒素)和其他毒力因子。对外界的抵抗力较弱，日光照射4~5小时或加热至55℃ 15分钟或100℃ 1分钟即可杀死病菌，常用化学消毒剂能将其杀灭，但在低温、潮湿及有机物内生存较久，在蚤粪内可存活1月，在尸体中可存活数周至数月。

(二)流行病学

1.传染源　主要是鼠类和其他啮齿动物如猫、羊、兔、骆驼、狼、狐等也可能成为传染源。各型患者均可为传染源，肺鼠疫患者是人类鼠疫的重要传染源。主要储存宿主以旱獭和黄鼠最为主，褐家鼠是次要储存宿主，但却是人类鼠疫的主要传染源。

2.传播途径

(1)经鼠蚤传播：通过蚤为媒介，构成"啮齿动物—蚤—人"的传播方式是主要传播途径。主要的媒介是鼠蚤。

(2)接触传播：接触患者的痰液、脓液或病鼠的皮、血、肉经破损皮肤或黏膜受染。

(3)呼吸道飞沫传播：肺鼠疫患者可借飞沫传播，造成人间肺鼠疫大流行。一般情况下腺鼠疫并不造成对周围的威胁。

3.人群易感性　人群普遍易感，并可为隐性感染。病后可获得持久免疫力。

4.流行特征

(1)鼠疫自然疫源地：世界各地尚存在许多鼠疫的自然疫源地，如非洲、亚洲、美洲发病最多。在我国有滇西黄胸鼠疫源地、青藏高原喜马拉雅旱獭疫源地最多。

(2)人类鼠疫与鼠类鼠疫的关系：动物间鼠疫先，人间鼠疫后。人间鼠疫：野鼠→家鼠→人。

(3)季节性：人类鼠疫多发生在夏秋季，这与鼠类繁殖活动有关。

(4)职业性：人类鼠疫首发病例常与职业有关，如狩猎者等。

【发病机制与病理】

1.发病机制

鼠疫耶尔森菌经皮肤侵入后，经淋巴管至局部淋巴结引起剧烈的出血坏死性炎症反应，此即"腺鼠疫"。鼠疫耶尔森菌经血液循环进入肺组织，则引起"继发性肺鼠疫"，由呼吸道排出的鼠疫耶尔森菌通过飞沫传入他人体内，则可引起"原发性肺鼠疫"。各型鼠疫均可发生鼠疫败血症。

2.病理变化

鼠疫的基本病理改变为淋巴管、血管内皮细胞损害和急性出血坏死性炎症。腺鼠疫表现为淋巴结的出血性炎症和凝固性坏死；肺鼠疫肺部病变以充血、水肿、出血为主；鼠疫败血症则全身各组织、脏器都可有充血、水肿、出血及坏死性改变。

【护理评估】

(一)健康史

1.询问患者及家属居住地是否有鼠类频繁活动或有被鼠蚤叮咬史；

2.询问个人史、家族史及预防接种史，了解既往做过的检查、治疗及结果，目前的主要不适症状及使用的药物；

3.询问患者发病情况，是否发热、畏寒，腹股沟、腋下、颈部淋巴结肿痛，有无咳嗽、咳黏液或血性泡沫痰、呼吸急促的状况；

4.通过询问了解患者对疾病的认知情况及家庭经济情况，避免因经济困难耽误治疗。

（二）身体状况

1.潜伏期　腺鼠疫多为 2~5 天。原发性肺鼠疫为数小时至 3 天。曾经接受预防接种者，可长达 9~12 天。

2.前驱症状　40%患者在发病前 4~5 天会出现乏力、头痛、纳差、恶心、稀便、畏寒等症状。

3.发病后表现　发病急骤，寒战、高热、体温骤升至 39℃~41℃，呈稽留热。剧烈头痛及四肢痛，继而出现中枢性呕吐、呼吸急促，心动过速，血压下降等。临床分为腺鼠疫、肺鼠疫和败血症型鼠疫等，它们各具其特征性表现。

4.腺鼠疫　最为常见，好发部位依次为腹股沟淋巴结(约占 70%)、腋下淋巴结(约占 20%)和颈部淋巴结(约占 10%)，多为单侧。发病后 2~3 天即有淋巴结肿大，有明显触痛且坚硬，与皮下组织黏连，失去移动性，周围组织显著水肿，可有充血和出血。若治疗及时，淋巴结肿大可逐渐消退。若治疗不及时，1 周后因淋巴结增大后病情加剧，出现严重毒血症、休克、继发败血症或肺炎而死亡。

5.肺鼠疫　既可原发，亦可继发于腺鼠疫患者。原发肺鼠疫起病急，起病急骤、寒战高热、剧烈胸痛、咳嗽、咳大量泡沫粉红色或鲜红色血痰；肺部仅可闻及少量散在湿啰音或轻微的胸膜摩擦音，较少的肺部体征与严重的全身症状常不相称。X 线检查呈支气管肺炎改变。常因心力衰竭、出血、休克而危及生命。

6.败血症型鼠疫　为最凶险的一型，可原发或继发，原发者的病情险恶，但少见。继发性败血症鼠疫多发生于肺鼠疫或腺鼠疫之后。病初有肺鼠疫或腺鼠疫的相应表现而病情进一步加重。主要表现为寒战高热或体温不升、神志不清或谵妄甚至昏迷，进而发生感染性休克、DIC 及皮肤广泛出血、瘀斑、发绀和坏死等。肺鼠疫与败血症鼠疫因发绀和皮肤出血坏死，死亡后皮肤呈黑色，故有"黑死病"之称。

微课：鼠疫的流行病学特征

7.其他类型鼠疫　如皮肤鼠疫、肠鼠疫、眼鼠疫、脑膜型鼠疫、扁桃体鼠疫等，均少见。各型鼠疫的病程一般为 1 周左右。

课堂互动▶ 如何尽早发现鼠疫患者，其最常见最突出的表现是什么？

（三）心理-社会状况

患者因起病急、症状重、病情进展快，死亡率高等而恐惧不安，加上严密隔离阻断了社会支持系统的关爱和照顾，易感到孤独甚至绝望。了解患者对鼠疫的认知、患者心理反应及对隔离治疗的适应和配合情况；是否有支付医药费的困难；家属及社会对患者的支持程度等。

（四）辅助检查

1.一般检查　血常规检查血白细胞计数升高，常达$(20~30)\times10^9/L$ 以上。初为淋巴细胞计数升高，以后中性粒细胞明显升高，红细胞、血红蛋白及血小板减少。尿常规检查有蛋白尿、血尿及管型，大便潜血可阳性。

2.细菌学检查　取淋巴结穿刺液、脓、血、痰、脑脊液等作涂片、培养查致病菌，或应用动物接种法进行细菌学检查，是确诊重要依据。

3.血清学检查

（1）间接血凝法（IHA）　用 F1 抗原检测患者或动物血清中 F1 抗体。F1 抗体持续 1-4 年，常用于流行病学调查及回顾性诊断。

（2）酶联免疫吸附试验（ELISA）　放射免疫沉淀试验可测定 Fl 抗体，较 IHA 更为敏感，适合大规模流行病学调查。

（3）荧光抗体染色检查法（FA）　用荧光标记的特异性抗血清检测可疑标本。特异性、灵敏性较高，可快速准确诊断。

知识链接

鼠疫流行

鼠疫——称霸中世纪数百年的死神，历史上首次鼠疫大流行发生于公元 6 世纪，起源于中东，流行中心在近东地中海沿岸。公元 542 年，经埃及南部塞得港沿海路传至北非、欧洲，几乎殃及当时所有著名国家。这次流行疫情持续了五六十年，流行极期每日死亡上万人，死亡总数近 1 亿人，这次大流行导致了东罗马帝国的衰落。第二次大流行发生于公元 14 世纪，在短短 5 年内，就导致了欧洲 1/3～1/2 的人口死亡。鼠疫的第三次大流行始于 19 世纪末（1894 年），从突然暴发开始，至 20 世纪 30 年代达最高峰，总共波及亚洲、欧洲、美洲和非洲的六十多个国家，死亡达千万人以上。此次流行传播速度之快和波及地区之广，远远超过前两次大流行。

（五）治疗原则及主要措施

患者应进行严格隔离。病原治疗与对症治疗相结合，全身治疗与局部治疗相结合，早期、联合、足量应用敏感的抗生素是降低残废率的关键措施。

1.链霉素为治疗各型鼠疫特效药。对严重病例应加大剂量。链霉素可与磺胺类或四环素等联合应用，以提高疗效。

2.庆大霉素分次静滴。

3.四环素在开始 2 日宜用较大量。不能口服时改静滴；退热后即改口服。

4.磺胺药宜用于轻症及腺鼠疫，与等量碳酸氢钠同服；不能口服时静滴，体温正常 3～5 天后停药。

5.β 内酰胺类、喹诺酮类和第三代头孢菌素也可选用。

6.用特效抗菌素的同时，加用强心和利尿剂，以缓解鼠疫菌释放的毒素对心、肾功能的影响。

【主要护理诊断/问题】

1.体温过高　与鼠疫杆菌感染有关。

2.疼痛：淋巴结疼痛　与淋巴结肿大及血管内皮细胞损害有关。

3.气体交换功能受损　与肺鼠疫导致肺组织病变有关。

4.潜在并发症　出血、感染性中毒性休克、DIC 等。

5.社交孤立　与严密隔离有关。

【护理目标】

1. 患者出院时体温下降至正常，不适感减轻。
2. 疼痛缓解或消退。
3. 恐惧心理得到改善
4. 能严格执行隔离措施。
5. 患者已知道科学的饮食、休息、隔离、消毒、预防知识。

【护理措施】

(一)一般护理

1. 隔离

(1)患者严格按甲类传染病隔离于隔离病院或隔离病区，腺鼠疫患者隔离至淋巴结肿大完全消散后再观察7天，肺鼠疫患者隔离至痰培养6次阴性时。

(2)入院时对患者做好卫生处理(更衣、灭蚤及消毒);

(3)病区、室内定期进行消毒，患者分泌物、排泄物及其污染物品应彻底消毒或焚烧。

(4)工作人员在护理和诊治患者时应穿连衣裤的"五紧"防护服，戴口罩，穿长筒胶鞋，戴橡胶手套及防护眼镜。鼠疫患者的尸体应用尸袋严密包套后焚烧。医务人员给患者诊疗护理后也应用消毒液消毒。

2. 休息　急性期应严格卧床休息，待症状改善后可逐步增加活动量，但以不感疲劳为度。

3. 饮食　给予高热量、易消化、营养丰富的流质或半流质饮食，并注意液体的补充。必要时给予鼻饲或静脉输液，以保证营养及液体的摄入。

(二)病情观察

1. 监测生命体征、神志、精神症状、皮肤黏膜出血情况及全身淋巴结肿大化脓情况等。每1~2小时一次，必要时随时监测。

2. 注意支气管肺炎的表现，如呼吸困难、发绀、胸痛、咳嗽、咯血或咳血性泡沫痰，以及肺部体征等。

3. 记录24小时出入量。

> (课堂互动)▶ 1. 鼠疫患者病情严重可导致心衰、败血症，如何观察及防范?
> 2. 鼠疫可以通过注射疫苗来预防吗?

(三)用药的护理

1. 链霉素　为腺鼠疫的首选药物，但其不良反应多且严重，若出现耳鸣、听力下降则应立即停用，并及时通知医生。成人首次剂量1 g，以后每次0.5~0.75 g，每4小时1次肌内注射，1~2天后改为每6小时1次，患者体温下降至37.5℃以下，全身及局部症状好转可逐渐减量。疗程一般10~20天，链霉素使用总量一般不超过60 g;肺腺鼠和败血症鼠疫者，成人首次剂量2 g，以后每次1 g。每4小时或6小时1次肌内注射，全身及呼吸道症状显著好转后可逐渐减量。疗程一般10~20天，链霉素使用总量一般不超过90 g。

2. 氯霉素 有脑膜炎症状者，在特效治疗的同时，辅以氯霉素治疗。成人每天 50 mg/kg，每 6 小时 1 次，分次静脉滴注，疗程 10 天。主要不良反应是抑制骨髓造血功能，在用药期间应定期做血常规检查，监测血象变化。小儿及孕妇慎用。

（四）对症护理

1. 高热 以物理降温为主，但不能用酒精擦浴，以免加重皮肤的充血、出血损害，体温超过 38.5℃可给予解热镇痛药，注意观察药物不良反应。

2. 疼痛 患者因局部淋巴结剧烈疼痛，可给予软垫或毛毯等加以保护；局部可热敷或 10%～20%鱼石脂乙醇缓解疼痛，采取舒适体位，切忌挤压；严重头痛并伴全身肌肉酸痛者，可遵医嘱给予水合氯醛，异丙嗪等；增大的淋巴结化脓时应切开引流，破溃者应及时清创，做好伤口护理及消毒、隔离处理。

3. 保持呼吸道通畅 肺鼠疫患者应及时清除口咽部的分泌物及痰液，必要时可行气管切开；有呼吸困难者可取半坐位或坐位，并给予吸氧，必要时应在湿化瓶内加入 20%～30%乙醇。

4. 皮肤、黏膜的护理 保持皮肤清洁干燥，每日用温水轻擦皮肤，禁用肥皂水、乙醇擦拭皮肤；可涂 5%碳酸氢钠或炉甘石洗剂涂擦止痒，剪短患者的指尖，防止抓伤皮肤造成继发感染；翻身时应注意避免拖、拉、拽等动作，以防造成皮肤擦伤，同时要注意勤换洗内衣裤，防止大、小便浸渍，衣着要宽松，被褥应保持清洁、松软、平整。

（五）心理护理

护理人员要冷静、沉着，以严谨的工作作风、认真负责的工作态度向患者及其亲属讲解心理因素对疾病的影响，说明所采取的各种消毒、隔离措施的目的和必要性。尊重、关心、体贴患者，设法让其与外界保持联系，如通过电话、网络与亲人、朋友等支持系统进行沟通交流，以满足其爱与归属的需要。做好患者亲属的指导工作，向亲属介绍本病的发生、发展及防治知识，消除对疾病的错误认识及焦虑、恐惧情绪，耐心安慰、鼓励患者，增加患者对治疗的信心，主动配合治疗，提高抢救成功率。

（六）健康指导

1. 对患者的指导 向患者及家属介绍鼠疫的疾病知识，如疾病发生的原因、临床表现及经过、治疗及护理方法，说明各种消毒、隔离措施的具体要求和重要性，取得患者及家属的理解和配合。鼓励患者建立治疗信心，战胜疾病。

2. 疾病预防指导

（1）管理传染源 大力加强疫情监测，及时了解鼠间鼠疫与人间鼠疫疫情。加强灭鼠灭蚤，控制鼠间鼠疫。鼠疫患者和疑似患者均应分别进行严格的消毒及隔离，就地治疗。腺鼠疫患者隔离至淋巴结肿大完全消散后，再观察 7 天。肺鼠疫患者隔离至痰培养 6 次阴性。对接触者医学观察 9 天，曾预防接种者应检疫 12 天。患者分泌物及排泄物用含氯石灰或甲酚皂液彻底消毒，死于鼠疫者的尸体应用尸袋严密包扎后焚烧。

（2）切断传播途径 加强国境与交通检疫，对来自疫区的车、船、飞机等进行严格检疫，并灭鼠灭蚤。对可疑旅客应进行隔离检疫。

（3）保护易感人群 注意加强个人防护，参与治疗或进入疫区的工作人员必须做好严格防护。如穿防护服与高筒靴，戴面罩、防护口罩、防护眼镜及橡胶手套等。进行预防性服药，可口服磺胺嘧啶,每次1 g,每天2次,或口服四环素,每次0.5 g,每天4次,均需连服6天。必要时可肌内注射链霉素进行预防,疗程为7天。对疫区及其周围的人群、进入疫区的工作人员进行鼠疫杆菌菌苗预防接种。通常于接种后10天产生抗体,1个月后达高峰,免疫期1年,需每年加强接种1次。

【护理评价】

1.患者是否体温下降至正常,不适感是否减轻。

2.疼痛是否减轻或消退。

3.呼吸是否好转或恢复正常。

4.患者是否能严格执行隔离措施。

5.不发生并发症或减轻并发症。

【思 考 题】

1.鼠疫的传播途径有哪些?

2.简述鼠疫的临床类型及其主要表现。

测一测

第四章

立克次体感染性疾病患者的护理

认识立克次体

立克次氏体(Rickettsia)为革兰阴性菌,是介于细菌与病毒之间的微生物,没有核仁及核膜。一般呈球状或杆状,染色后光学显微镜可见。主要寄生于节肢动物,有的会通过蚤、虱、蜱、螨传入人体,引起斑疹伤寒、战壕热等疾病。临床上常见的立克次体包括普氏立克次体、莫氏立克次体、恙虫病东方体、贝纳柯克斯体、立氏立克次体、西伯利亚立克次体等。具有以下特点:①需在活细胞内生长,在代谢衰退的细胞内生长旺盛。②除Q热、战壕热及立克次体痘症的立克次体外,均与某些变形杆菌有共同抗原,故可进行外斐反应以协助诊断。③对广谱抗生素,如四环素族、氯霉素等敏感,但磺胺类药物有促进其生长的作用。④其毒素属内毒素性质,为其主要致病物质。⑤立克次体抵抗力均较弱,但耐低温、干燥。

第一节 流行性斑疹伤寒患者的护理

学习目标

1. 掌握:流行性斑疹伤寒的概念、临床表现、护理措施、健康宣教的内容。
2. 熟悉:流行性斑疹伤寒的流行病学特点、治疗原则。
3. 学会应用护理程序解决传染病患者的护理问题,为传染病护理知识的临床应用奠定基础。
4. 关爱患者,尽量满足患者合理的身心需求,体现护士的人文关怀。

案例导入

> 　　张某，男，41 岁。因"高热、头痛 5 天，谵妄、皮疹 1 天"入院，发病前曾在野外进行作业。护理体检：T 39.8℃，P 116 次/分，R 22 次/分，BP 124/85 mmHg。躯干、四肢满布充血性皮疹，脾肋下可及 3 cm，质软。
>
> 　　实验室检查：WBC $4.7×10^9$/L，PLT $125×10^9$/L，Hb 19 g/L。
>
> 　　问题：根据本节内容请考虑该患者的初步医疗诊断？目前存在的主要护理诊断/问题及具体护理措施。

【疾病概述】

　　流行性斑疹伤寒（epidemic typhus），又称虱传斑疹伤寒（knise-beme typhus）或"典型斑疹伤寒"。患流行性斑疹伤寒后数月至数年，可能出现复发，称为复发型斑疹伤寒，又称 Brill-Zinsser 病。流行性斑疹伤寒是由普氏立克次体（Rickettsia prowazeki）通过体虱为传播媒介引起的急性传染病。临床以急性起病、稽留热、剧烈头痛、瘀点样皮疹（或斑丘疹）及明显的中枢神经系统症状为主要特征，自然病程为 2~3 周。随着经济发展及卫生条件改善，其发病率已显著降低。

（课堂互动）▶ 伤寒与斑疹伤寒是同一种疾病吗？主要的区别是什么？

（一）病原学

　　本病的病原体为普氏立克次体，革兰染色阴性。寄生于人和动物的血管内皮细胞胞质内及人虱肠壁上皮细胞内，在立克次体血症时也附着于红细胞和血小板上，其基本形态为微小球杆状，沿长轴排列成链状。在虱肠中发育阶段呈多形态，可呈球状，短杆状，杆状或长线状，（0.3~1）μm×（0.3~0.4）μm，革兰染色阴性。病原体的化学组成及代谢产物有蛋白质、糖、脂肪、磷脂、DNA、RNA、多种酶类、维生素及内毒素样物质。其胞壁的脂多糖层有内毒素样作用。

　　普氏立克次体对热、紫外线、一般化学消毒剂均很敏感，56℃环境下 30 分钟即可灭活，对低温和干燥耐受力较强，-20℃以下可保存数月至数年，在干燥的虱粪中可存活数月。

　　在体外只能在活细胞培养基中生长，在鸡胚卵黄囊中生长尤为旺盛，可进行繁殖。将其接种在雄性豚鼠腹腔内，一般仅有发热和血管病变，无明显阴囊反应，以此可与地方性斑疹伤寒病原体相鉴别。

知识链接

立克次体病的特点

立克体病(rickettsiosis)是由一组立克次体引起的自然疫源性传染病。

立克次体病的共同特点是：①病原体在自然界中主要在啮齿类动物(鼠类)和家畜(牛、羊、犬)等储存宿主内繁殖。虱、蚤、蜱、螨等吸血节肢动物为主要传播媒介。②特异的病理改变为广泛的血管周围炎和血栓性血管炎。③主要临床特点是发热、头痛和皮疹(Q热除外)，呈急性表现。④广谱抗生素有效。病后可获持久免疫力，各病之间有交叉免疫力。

(二)流行病学

1. **传染源**　患者是唯一的传染源。病程第1周传染性最强，潜伏期末1~2天至热退后数天患者血液中均有病原体存在，亦具有传染性。个体患病后立克次体可长期存在于单核巨噬细胞内，当机体免疫力降低时引起复发，称为复发性斑疹伤寒。

2. **传播途径**　体虱是主要的传播媒介。当虱子叮咬患者时可以将病原体吸入到虱子的肠道，在虱体肠壁的上皮细胞内增殖，几天以后细胞胀破，大量的病原体就通过肠腔排出虱的体外，可以通过瘙痒抓痕侵入到人体，或者虱粪中的病原体经过尘埃经呼吸道、口腔、眼结膜而感染。虱在适宜温度下行动活跃，习惯生活于29℃左右，当患者高热或死亡后即迅速转移另觅新主，故易在人群造成传播。

3. **人群易感性**　人群普遍易感，病后可获得持久免疫力。偶尔有因免疫力不足再次感染或复发的病例。

4. **流行特征**　发病季节以冬春季为主，因气候寒冷，衣着较厚，换洗次数少，有利于虱的寄生和繁殖。各年龄组均可发病，15岁以下儿童病情较轻。世界各地均可见本病报道，以往多发于寒冷地区，但近年来热带如非洲等地病例增多。在我国本病已基本得到控制，仅在气候严寒地区的农村或郊区偶有散发病例或小流行。

【发病机制与病理】

病原体侵入人体后，先在小血管和毛细血管内皮细胞内繁殖，引起内皮细胞病变。接着细胞破裂，导致立克次体释放入血形成立克次体血症，侵袭全身小血管及内脏内皮细胞，使其感染而直接损伤。病原体死亡后，释放大量内毒素，可引起全身微循环障碍。病程第2周出现变态反应，使血管病变进一步加重。

病理变化的特点是增生性、血栓性、坏死性血管炎及血管周围炎性细胞浸润所形成的肉芽肿，又称斑疹伤寒结节。该病变分布全身各组织器官，以皮肤、心肌、中枢神经系统等明显。肺可有间质性炎症和支气管肺炎。肝脏、肾脏也可呈间质性炎性改变。肾上腺可有出血、水肿和实质细胞退行性变。

【护理评估】

(一)健康史

1.健康史　①询问患者有无居住在流行区或 1 个月内去过疫区,发病的季节,个人卫生状况,有无虱叮咬史;②询问患者发病情况,是否有突起高热、持续剧烈头痛、全身肌肉酸痛;是否有皮疹、肝脾肿大及中枢神经系统症状;③询问患者有无咳嗽、胸痛等呼吸道症状;④询问患者有无食欲下降、恶心、呕吐、腹胀等消化道症状。

(二)身体状况

1.典型斑疹伤寒　潜伏期 5~21 天,平均为 10~12 天。少数患者有 2~3 日的前驱症状,如疲乏、头痛、头晕、畏寒、低热等。大多起病急骤,伴寒战、剧烈持久头痛、全身肌肉疼痛、眼结膜及脸部充血等。

(1)发热:体温于第 2~4 天即达高峰(39℃~40℃以上),第 1 周呈稽留型,第 2 周起有弛张趋势。热程通常为 14~18 日,体温于 2~4 天内迅速退至正常。近年来报告的病例中,其热型多为弛张或不规则,可能与抗生素的应用有关。

(2)皮疹:为重要体征,见于 80% 以上的病例,于病程第 4~6 天出现,初见于胸、背、腋窝、上臂两侧等处,一天内迅速发展至全身。面部通常无疹,下肢皮疹也较少。疹呈圆形或卵圆形,直径 2~4 mm,初为鲜红色斑丘疹,按之褪色,继转为暗红色或瘀点样。皮疹于 5~7 天消退,瘀点样疹可持续 1~2 周,遗有棕黄色斑或有脱屑。

(3)神经系统症状:明显且很早出现,表现为惊恐、兴奋、剧烈头痛,发病时可伴神志迟钝、谵妄,偶有脑膜刺激征、肌肉和舌震颤、昏迷、大小便失禁、吞咽困难、听力减退等。

(4)心血管系统症状:心率增速与体温升高一般成正比,有中毒性心肌炎时可出现奔马律、心律失常等。休克或低血压乃失水、微循环障碍、心血管及肾上腺功能减退等的综合后果。

(5)其他症状:尚有咳嗽、胸痛、呼吸急促、恶心、呕吐、纳减、便秘、腹胀等,偶有黄疸、发绀、肾功能减退。脾轻度肿大,部分病例有肝肿大。

2.轻型斑疹伤寒　轻型病例较多见,可能与人群免疫水平有关,其特点为:①毒血症状较轻,但仍有明显周身疼痛;②热程较短(8~9 日)、热度较低;③皮疹呈充血性斑丘疹,见于胸、腹部,无疹者也占一定比例;④神经系统症状轻,持续时间短,主要表现为头痛、兴奋等;⑤肝脾肿大不多见。

3.复发型斑疹伤寒　也称 Brill-Zinsser 病,国外多见于东欧及东欧人移居美国者,国内很少有本病报道。流行性斑疹伤寒病后,部分患者体内的病原体可潜伏在淋巴结中多年,一旦机体免疫力下降即可再次发病。其特点为:①呈轻型经过,毒血症症状及中枢神经系症状较轻;②呈弛张热,热程 7~11 日;③无皮疹,或仅有稀少斑丘疹;④病例散发,无季节性,大年龄组发病率明显较高。

4.并发症　常见的并发症有支气管肺炎、中毒性心肌炎、中耳炎、腮腺炎。

(三)心理-社会状况

因起病急、持续高热、剧烈头痛,患者易产生焦虑、恐惧的心理,重症患者对疾病的恢复缺乏耐心和信心。担心皮疹之后遗有色素沉着。担心对工作学习的影响以及因治疗带来的经济负担等。

(四)辅助检查

1. 一般检查 血常规检查白细胞计数多正常,血小板数一般下降,嗜酸性粒细胞显著减少或消失。尿常规检查蛋白尿常见,偶有红、白细胞及管型。

2. 血清学检查

(1)外斐试验(变形杆菌 OXm 凝聚试验):凝集效价 1∶160 以上或双份血清效价递增 4 倍以上者有诊断价值。阳性率可达 70%~80%,但不能与地方性斑疹伤寒鉴别。外斐试验虽特异性较差,但由于抗原易于获得和保存,故仍广泛应用。

(2)立克次体凝集反应:以颗粒性抗原与患者血清作凝集反应,特异性强,阳性率高。效价 1∶40 以上即为阳性,可与地方性斑疹伤寒鉴别。

(3)其他:包括补体结合试验、间接血凝试验等,可用于进行疾病的流行病学调查。

3. 病原体分离 取发热期患者血液接种于雄性豚鼠腹腔,7~10 天豚鼠发热,取其睾丸鞘膜和腹膜刮片涂片镜检,可查到立克次体。

4. 其他方法 可选取核酸检测法进行早期诊断,常用 DNA 探针或 PCR 法。

(五)治疗原则及主要措施

1. 病原治疗 氯霉素、四环素族药物对本病皆有特效。一般于用药后十余小时症状开始减轻,2~3 天内完全退热。氯霉素分3~4 次口服,退热后用量酌减,继续服 3 天或延长至5~7 天,以防近期内复发。多西环素顿服,必要时 2~4 天再服 1 剂。临床实践中氯霉素疗效虽好,因其副作用突出,已不作首选。而多西环素则应用较多,治疗简单,副作用少,效果满意。近来有用红霉素、氟喹诺酮类药物(如诺氟沙星、依诺沙星、环丙沙星)及米诺环素等治疗本病也取得较好的效果。

2. 对症治疗 高热以物理降温为主,必要时可给小剂量解热镇痛药。毒血症症状严重者可给予肾上腺皮质激素,有低血容量倾向或休克时按感染性休克处理。对有心功能不全者要注意减轻心脏负荷,可用强心药如毛花苷 C 或毒毛花苷 K 等。头痛可给止痛药。对有精神症状者可给予地塞米松等治疗。

【主要护理诊断/问题】

1. 体温过高 与立克次体感染并释放大量内毒素有关。

2. 疼痛:头痛 与立克次体毒素引起的全身中毒反应有关。

3. 皮肤完整性受损 与立克次体感染导致的皮肤及血管病变有关。

4. 活动无耐力 与立克次体及毒素引起的全身中毒反应有关。

5. 潜在并发症 支气管肺炎、中毒性心肌炎。

【护理目标】

1. 患者体温下降至正常,不适感减轻。

2. 组织损害情况改善,皮肤红肿与皮疹消退,皮肤无感染。

3. 头痛、全身肌肉酸痛减轻,中枢神经系统症状消退。

4. 能严格执行隔离措施。

5. 不发生并发症，如支气管肺炎，心功能不全等。

课堂互动▶ 收治流行性斑疹伤寒患者，是否需要灭虱处理？具体怎么做？

【护理措施】

（一）一般护理

1. 隔离措施　安排患者入住单间病房，进行灭虱处理，如洗澡、更衣、剃发，换洗衣物煮沸和消毒液浸泡消毒。保持口腔和皮肤清洁。急性期注意卧床休息，以减少体力消耗，病情好转后可逐渐增加活动量。

2. 饮食护理　侵袭期应为患者提供高热量、高维生素、易消化的流质饮食，补充大量的维生素 B 族、维生素 C 和足够水分，成人每天宜为 3000 mL 左右（老年患者或心功能不全患者适当减量）。发疹期患者腹胀、腹泻严重时，注意减少牛奶、豆浆等产气饮食摄入量或暂禁食，必要时可静脉补充营养。恢复期患者食欲恢复，注意防止暴饮暴食，禁食生、冷、硬的食物，少量多餐，以免诱发胃肠道不适。

（二）病情观察

定时监测患者生命体征的变化，尤其注意对体温的观察。严密观察患者皮疹出现的时间、部位、颜色、范围和变化情况等。注意观察患者有无咳嗽、胸痛、呼吸急促、脉搏加快、心音低钝、心律失常等症状，以便及时发现心肺并发症。

（三）用药的护理

遵医嘱用药。常用药物有四环素、多西环素、氯霉素等，早期使用效果较好。禁用磺胺类药物。

1. 四环素、多西环素　常规剂量用药，一般用药后 12~24 小时病情即可明显好转。四环素成人剂量为每天 1.5~2.0 g，分 3~4 次口服，热退后用量酌减，同时需再用 3~4 天；多西环素成人剂量为每天 200 mg，分 2 次口服，疗程 2~3 天。用药过程中注意观察患者有无恶心、呕吐、腹痛、腹泻等胃肠道反应。

2. 氯霉素　常规剂量用药。因有骨髓抑制，不作为首选药物。

（四）对症护理

1. 发热的护理　具体措施参见第一章第五节"发热的护理"。

2. 头痛的护理　观察头痛出现的时间、持续的时间及伴随症状。进行各项护理操作时应轻、稳、准，避免加重患者痛苦。指导患者使用放松技术，如深呼吸、冥想等。必要时遵医嘱予以止痛镇静剂并观察用药效果。

（五）心理护理

多与患者沟通，宣讲有关斑疹伤寒疾病的知识，解除患者焦虑不安、紧张、急躁等不良情绪，使其配合治疗。家属应给予心理支持和帮助，以利患者尽快恢复。

（六）健康指导

1. 对患者的指导　教育患者养成良好的个人卫生习惯，勤洗澡、勤换衣物。告知患者，疾病有复发的可能，若再次出现与初次患病相似的临床表现，需及时就医。

2. 疾病预防指导

（1）管理传染源：早期隔离患者，并对其进行灭虱处理。灭虱、洗澡、更衣后可解除隔离，必要时需刮去全身毛发。对密切接触者，应进行医学观察 21 天。

（2）切断传播途径：发现患者后，同时对患者及接触者进行灭虱，并在 7～10 天重复一次。物理灭虱可采用蒸、煮、烫等方法。温度至少保持在 85℃以上达 30 分钟。化学灭虱可选用 10%DDT 粉、0.5% 666 粉或 1%马拉硫磷等喷洒于内衣里或床垫上，几种药物可交替使用以防耐药发生。

（3）保护易感人群：对疫区居民、准备进入疫区者可进行疫苗接种。国内常用鼠肺灭活疫苗。第一年注射 3 次，间隔 5～10 天，以后每年加强注射 1 mL，6 次以上可获得较持久的免疫力。国外曾广泛使用减毒 E 株活疫苗，但因其较重的不良反应已较少使用，新一代的 DNA 疫苗将有望用于控制疾病。疫苗接种只能减轻病情，对发病率无明显影响，故不能代替灭虱。

【护理评价】

1. 患者体温是否下降至正常，不适感是否减轻。
2. 头痛、全身肌肉酸痛是否减轻，中枢神经系统症状是否消退。
3. 组织损害情况是否改善，皮肤红肿与皮疹是否消退，皮肤有无感染。
4. 是否能严格执行隔离措施。
5. 是否发生并发症，如支气管肺炎，心功能不全等。

【思考题】

1. 简述流行性斑疹伤寒的临床特征。
2. 预防流行性斑疹伤寒的关键措施是哪些？
3. 简述流行性斑疹伤寒的护理要点。

第二节　地方性斑疹伤寒患者的护理

学习目标

1. 掌握：地方性斑疹伤寒的概念、临床表现、护理措施。
2. 熟悉：地方性斑疹伤寒的流行病学特点、治疗原则等。
3. 学会应用护理程序解决传染病患者的护理问题，为传染病护理知识的临床应用奠定基础。
4. 能熟练的提出疾病护理诊断并实施护理措施及健康指导。尊重传染病患者的身心需求，具备理论联系实践的技能。

案例导入

> 患者，男，37 岁。两周前前往尼泊尔经商，在当地逗留 7 天。5 天前开始出现持续高热，体温 39℃ ~ 42.0℃，伴剧烈头痛，全身肌肉酸痛，顽固性呃逆，精神时而狂躁，时而萎靡。院外曾以"上呼吸道感染"给予治疗，病情无好转。入院查体：T 40.0℃，R 26 次/分，BP 121/74 mmHg。神志清，精神萎靡，急性痛苦面容，查体合作。躯干部及四肢皮肤可见散的米粒大小皮疹，未凸出皮面，互不融合，压之不褪色。咽部充血，双肺呼吸音粗糙，未闻及干湿啰音。心率 105 次/分，无杂音。腹软，无压痛及反跳痛，肝脏肋下可触及 2 指，质软，压痛阳性。神经系统检查无异常。实验室检查：RBC 4.77×10^{12}/L，HB 140 g/L，WBC 7.3×10^9/L，中性粒细胞 77.7%，嗜酸性粒细胞 10%，淋巴细胞 15.5%，血小板 65×10^2/L，外斐反应（OX19）1 : 2000。给予氯霉素、磺胺嘧啶治疗，第 2 天体温降至正常。
>
> 问题：根据本节内容请考虑该患者的初步医疗诊断及目前存在的主要护理诊断/问题及具体护理措施。

【疾病概述】

地方性斑疹伤寒（endemic typhus），又称鼠型斑疹伤寒或蚤传斑疹伤寒。是由莫氏立克次体通过鼠蚤为传播媒介引起的急性传染病。本病为全球散发，其症状以发热伴头痛、皮疹为主，是一种自然疫源性疾病。其临床特征与流行性斑疹伤寒相似，但病情较轻、病程较短、病死率极低。

（一）病原学

莫氏立克次体大小形态同普氏立克次体，多为球杆状或细小杆状，也有呈丝状或链状排列，但不如普氏立克次体常见。大小为（0.3~0.7）μm×（0.8~2）μm。电镜下观察可见 3 层细胞壁和 3 层胞质膜，为典型细菌性细胞的单位膜结构，胞质内可见 DNA、核糖体、电子透明区、空泡及膜质小器官。莫氏立克次体接种于雄性豚鼠腹腔后，豚鼠阴囊高度水肿，而普氏立克次体引起轻度阴囊反应。莫氏立克次体与普氏立克次体因具有相同的可溶性抗原而有交叉反应，但二者的颗粒性抗原不同，故可用凝集反应和补体结合试验加以比较。

（二）流行病学

1. 传染源　家鼠如褐家鼠、黄胸鼠等为本病的主要传染源。此外，患者及牛、马、羊、猪等家畜也可能作为传染源。

2. 传播途径　鼠传鼠、鼠传人均以鼠蚤为媒介。鼠感染莫氏立克次体后大多并不立即死亡，而鼠蚤只有在鼠死后才会叮咬人而使人感染。

3. 人群易感性　人群普遍易感，病后可获得较强而持久的免疫力，与流行性斑疹伤寒有交叉免疫。

4. 流行特征　本病以夏末和秋收时多见，全球散发。多见于热带和亚热带，国内以华北、西南、西北等省病例较多，属自然疫源性疾病。

【发病机制与病理】

流行性斑疹伤寒相似，但血管病变较轻，小血管中血栓形成者少见。

【护理评估】

(一)健康史

1.询问患者有无鼠蚤及虱叮咬史，居住地区是否有本病发生或发病前1~2周内到过疫区。

2.有无与流行性斑疹伤寒相似的临床表现，但症状轻，皮疹少见，热程短。

(二)身体状况

潜伏期6~16天，多为12天。少数患者有1~2天的前驱症状如疲乏、纳差、头痛等。

1.发热 急件起病，体温39℃左右，为稽留热或弛张热。于1周左右达高峰，伴头痛、全身酸痛、结膜充血，热程9~14天，大多渐退。

2.中枢神经系统症状 较流行性斑疹伤寒轻，大多仅有头晕、头痛，极少发生意识障碍。

3.皮疹 50%~80%患者出现皮疹，多见于第4~7病日，皮疹初见于胸腹部，24小时内遍及背、肩、四肢等。而面、颈、手掌和足心一般无疹。皮疹形态多为充血性斑丘疹，大小不等，边缘不整，开始为粉红色斑丘疹，继成暗红色丘疹，持续7~10天消退，一般不留痕迹。

4.其他 约50%患者有轻度脾大，肝大者少见，心肌很少受累，偶可出现心动过缓。咳嗽见于半数病例，肺底偶闻啰音，部分患者诉咽痛和胸痛。

> **课堂互动** ▶ 流行性斑疹伤寒、地方性斑疹伤寒的临床表现有哪些区别？

(三)心理-社会状况

参见流行性斑疹伤寒"心理-社会状况"部分。

(四)辅助检查

1.血常规检查 白细胞正常，少数患者于病程早期出现血小板减少。

2.血清学检查

(1)外斐试验 外斐反应中OX19呈阳性反应，患者血清可与变形杆菌OX19株发生凝集反应，敏感度较高，但特异性差，不可用以与流行性斑疹伤寒相区别。

(2)抗体检测 采用莫氏立克次体抗原，以间接免疫荧光试验，补体结合试验等检测其抗体，具有较高敏感性和特异性。

3.病原体分离 将患者早期血液接种雄性豚鼠腹腔，豚鼠除发热外，阴囊高度水肿，睾丸明显肿胀，鞘膜渗出液检查可见肿胀细胞的胞浆内有大量立克次体。发热期血标本中分离出莫氏立克次体。

4.其他方法 亦可选取核酸检测法，如DNA探针或PCR法。部分患者可有AST、ALT、ALP、LDH轻度升高。

知识链接

莫氏立克次体

莫氏立克次体属立克次体目，立克次体科，立克次体属，斑疹伤寒群。莫氏立克次体对人、畜均有不同程度的毒性，可导致人地方性斑疹伤寒疾病。

(四) 治疗原则及主要措施

参见流行性斑疹伤寒"治疗原则及主要措施"部分。

【主要护理诊断/问题】

1. 体温过高　与立克次体感染并释放大量内毒素有关。
2. 疼痛：头痛　与立克次体毒素引起的全身中毒反应有关。
3. 皮肤完整性受损　与立克次体感染导致的皮肤及血管病变有关。
4. 活动无耐力　与立克次体及毒素引起的全身中毒反应有关。
5. 潜在并发症　支气管肺炎、中毒性心肌炎。

【护理目标】

参见流行性斑疹伤寒"护理目标"部分。

【护理措施】

(一) 一般护理

1. 隔离措施　安排患者入住单间病房，进行灭虱处理，如洗澡、更衣、剃发，换洗衣物煮沸和消毒液浸泡消毒。急性期注意卧床休息，以减少体力消耗，病情好转后可逐渐增加活动量。

2. 饮食护理　侵袭期应为患者提供高热量、高维生素、易消化的流质饮食，补充足够水分，成人每天宜为 3000 mL 左右(老年患者或心功能不全患者适当减量)。发疹期患者腹胀、腹泻严重时，注意减少牛奶、豆浆等产气饮食摄入量或暂禁食，必要时可静脉补充营养。恢复期患者食欲恢复，注意防止暴饮暴食，禁食生、冷、硬的食物，少量多餐，以免诱发胃肠道不适。

(二) 病情观察

定时监测患者生命体征的变化，尤其注意对体温的观察。严密观察患者皮疹出现的时间、部位、颜色、范围和变化情况等。注意观察患者有无咳嗽、胸痛、呼吸急促、脉搏加快、心音低钝、心律失常等症状，以便及时发现心肺并发症。

课堂互动 ▶ 流行性斑疹伤寒、地方性斑疹伤寒的护理措施有无区别？

(三) 用药的护理

遵医嘱用药。常用药物有四环素、多西环素、氯霉素等，早期使用效果较好。禁用磺胺类药物。

1. 四环素、多西环素　常规剂量用药，一般用药后 12~24 小时病情即可明显好转。四环素成人剂量为每天 1.5~2.0 g，分 3~4 次口服，热退后用量酌减，同时需再用 3~4 天；多西环素成人剂量为每天 200 mg，分 2 次口服，疗程 2~3 天。用药过程中注意观察患者有无恶心、呕吐、腹痛、腹泻等胃肠道反应。

2. 氯霉素　常规剂量用药。因有骨髓抑制，不作为首选药物。

（四）对症护理

1. 发热的护理　具体措施参见第一章第五节"发热的护理"。

2. 头痛的护理　观察头痛出现的时间、持续的时间及伴随症状。进行各项护理操作时应轻、稳、准，避免加重患者痛苦。指导患者使用放松技术，如深呼吸、冥想等。必要时遵医嘱予以止痛镇静剂并观察用药效果。

（五）心理护理

参见流行性斑疹伤寒"心理护理"部分。

（六）健康指导

1. 做好灭鼠灭蚤工作，发现患者要及早隔离和治疗。

2. 预防接种和流行性斑疹伤寒相同，但因本病以散发为主，故疫苗接种对象主要为灭鼠工作人员及与莫氏立克次体有接触的实验室工作人员。

【护理评价】

参见流行性斑疹伤寒"护理评价"部分。

【思考题】

1. 简述地方性斑疹伤寒的传染源、传播途径。

2. 简述地方性斑疹伤寒的预防措施。

第五章

恙虫病患者的护理

学习目标

1. 掌握：恙虫病患者的身体状况及护理措施。
2. 熟悉：恙虫病的流行病学特征、治疗要点及预防措施。
3. 学会应用护理程序正确评估恙虫病患者现存和潜在的健康问题，制定合理的护理计划，实施正确的护理措施。
4. 能熟练指导患者饮食与休息，正确进行预防恙虫病的健康宣教。
5. 不畏惧疾病传染性，对患者体现人文关怀精神。

案例导入

患者，男，46 岁。因"发热 7 天、颈部及腋下淋巴结肿大 3 天"入院。院外考虑"急性淋巴结炎"，予青霉素静脉滴注治疗后无好转。

护理体检：T 39.3℃，P 103 次/分，R 20 次/分，BP 128/88 mmHg。痛苦面容，全身浅表淋巴结肿大，最大 2.2 cm×1.2 cm。腋窝处有一焦痂，呈长椭圆形，0.8 cm×1.5 cm，周围红晕。

实验室检查：WBC $4.7×10^9$/L，Hb 115 g/L，ALT 174 U/L，AST 111 U/L，ALP 231.1 U/L，总胆红素 16.10 μmol/L，直接胆红素 5.37 μmol/L，彩超示轻度脾大，全身浅表淋巴结肿大。

问题：根据本节内容，请考虑该患者的医疗诊断及诊断依据、目前存在的主要护理诊断/问题及具体护理措施。

【疾病概述】

恙虫病（scrub typhus/ tsutsugamushi disease），又名丛林斑疹伤寒，是由恙虫病东方体引起的急性传染病，系一种自然疫源性疾病。啮齿类为主要传染源，恙螨幼虫为传播媒介。鼠类是主要传染源和储存宿主，如沟鼠、黄胸鼠、家鼠、田鼠等。野兔、家兔、家禽及某些鸟类也能感染本病，经恙螨幼虫叮咬传播。临床表现多样、复杂，合并症多，常可导致多脏器损害。本病起病急，有高热、毒血症、皮疹、焦痂和淋巴结肿大等特征性临床表现。严重者可因心肺肾衰竭而危及生命。

(一)病原学

恙虫病病原体是恙虫病东方体，原属于立克次体科（Rickensieae）的立克次体属

（Rickettsia），后经研究发现，该病原体的部分生物学特性明显不同于该属其他立克次体，从而将其另立一属，称东方体属（Orientia），将恙虫病立克次体改称为恙虫病东方体。

恙虫病东方体呈圆形，椭圆形或短杆状，大小为$(0.3\sim0.6)\mu m\times(0.5\sim1.5)\mu m$，革兰染色呈阴性，吉姆萨染色呈紫红色，为专性细胞内寄生的微生物。在涂片染色镜检中，于细胞质内，尤其是单核细胞和巨噬细胞的胞质内，常于胞核的一侧可见呈团丛状分布的恙虫病东方体。可从患者的血液、淋巴结、焦痂、骨髓等分离出病原体。恙虫病东方体存在抗原型的多样性和混合性。根据抗原性的差异可将恙虫病东方体分为10个血清型，各株间的抗原性有较大差异，对人的致病力也不相同。利用病原体的抗原或变形杆菌OXK的抗原做患者血清的抗体检查（外斐反应），有助于临床诊断。

恙虫病东方体抵抗力弱，有自然失活，不易保存的特点。对各种消毒方法都很敏感，在0.5%苯酚溶液中或加热至56℃ 10分钟均可杀灭。对氯霉素、四环素类和红霉素类均极敏感，但能耐受青霉素类、头孢菌素类及氨基苷类抗生素。

（二）流行病学

1. **传染源**　鼠类是主要传染源和储存宿主，如沟鼠、黄胸鼠、家鼠、田鼠等。野兔、家兔、家禽及某些鸟类也能感染本病。恙螨幼虫是本病的传播媒介。恙螨被恙虫病东方体感染后，可经卵传给后代，故亦能起到传染源的作用。

2. **传播途径**　本病的传播媒介是恙螨，在我国最主要的是地里纤恙螨和红纤恙螨。恙螨一生经历卵、幼虫、蛹、稚虫和成虫5个时期，仅幼虫时期是寄生期，能够传播疾病。恙螨幼虫孵出后，在地面草丛中活动，遇到宿主动物或人时即附着其体表叮咬组织液，3~5天吸饱后落于地面。恙螨一生一般只在幼虫期叮咬宿主动物，获得恙螨东方体后经卵垂直传播，当子代恙螨叮咬人时传播本病。

3. **人群易感性**　人群普遍易感，病后可获得较稳固的免疫力。野外劳动者、较多接触丛林杂草者等受恙螨侵袭，易发生感染。

4. **流行特征**　本病主要流行于热带和亚热带，东亚各国流行较为广泛。恙虫病常为散发，在我国呈广泛分布，除内蒙古、青海、宁夏和西藏外，其余省份都曾有病例报告。我国北方和南方的流行季节有显著差异。长江以南地区以6~8月为流行高峰，属于"夏季型"；长江以北地区以10~11月为流行高峰，属于"秋季型"。

【发病机制与病理】

人被受感染的恙螨幼虫叮咬后，恙虫病东方体先在局部繁殖，然后进入血流，产生东方体血症，再到达身体各器官组织，出现毒血症临床表现，恙虫病东方体死亡后所释放的毒素为致病的主要因素。

本病的基本病理变化为全身小血管炎、血管周围炎及单核吞噬细胞增生，造成实质器官的充血、水肿、细胞变性，以致坏死。被恙螨叮咬的局部皮肤先有充血、水肿、形成小丘疹，继而形成水疱，然后坏死和出血，形成黑色痂皮，称为焦痂。痂皮脱落可呈溃疡。焦痂或溃疡附近的淋巴结肿大。肝脾因充血及单核吞噬细胞增生而肿大，也可出现局灶性或弥漫性心肌炎、出血性肺炎、间质性肾炎及淋巴细胞性脑膜炎。

【护理评估】

(一)健康史

1.询问患者有无恙螨叮咬史,是否居住地区有本病发生或发病前 2~3 周内到过疫区。

2.询问患者发病情况,是否有突起高热,伴有剧烈头痛,全身肌肉酸痛。

3.询问是否有焦痂、皮疹、淋巴结增大、肝脾大及中枢神经系统症状。

4.询问患者有无咳嗽等呼吸道症状。

5.询问患者有无食欲下降、恶心、呕吐等消化道症状等。

(二)身体状况

本病潜伏期为 4~20 天,一般 10~14 天。急性起病,主要临床特点为发热、特异性焦痂或溃疡、淋巴结肿大和皮疹。

1.发热　体温迅速上升,1~2 天内达 39℃~41℃,最高可达 42℃,呈弛张热或稽留热,持续 1~3 周,多有畏寒或寒战、头痛、全身酸痛、疲乏、食欲减退等全身毒血症状。重者可出现神经系统、循环系统、呼吸系统的症状,可出现多器官损害。

2.焦痂或溃疡　是恙虫病特有的体征,超过 70% 的患者可见。恙螨幼虫叮咬处首先出现粉红色小丘疹,其后逐渐变为水泡,水泡破裂后中心部位发生坏死,形成褐色或黑色焦痂。焦痂多为圆形或椭圆形,大小不等,直径多为 4~10 mm,其边缘稍隆起,周围有红晕,痂皮脱落后中央凹陷形成小溃疡,无脓性分泌物,一般无痛痒感。焦痂或溃疡可全身分布,但多见于腋窝、腹股沟、外生殖器、肛门等隐蔽潮湿且气味较浓的部位。多数 1 个,偶有 2~3 个及 10 个以上者。因此找到疑似恙虫病患者的特异性焦痂或溃疡是临床诊断重点。

3.淋巴结肿大　全身浅表淋巴结肿大是恙虫病常见的体征之一,焦痂或溃疡临近的浅表淋巴结肿大较为明显,一般在发热前就可以触到。常见的部位是颈部、腋窝、腹股沟。肿大的淋巴结孤立、游离无黏连,有压痛,触之可动,多如黄豆或蚕豆大小、也有鸽蛋大小者,有的甚至隆起于皮肤表面。

4.皮疹　皮疹的发生率有较大差异,可能与病原体的型别不同、病情轻重、就诊早晚等因素有关。多出现在发病后 4~6 天,充血性斑丘疹多见,持续 3~7 日后逐渐消退。皮疹呈暗红色,压之褪色,形态大小不一,一般 2~5 mm,散在性分布,以胸、背和腹部较多,向四肢发展,面部很少,手掌脚底无皮疹。

5.并发症　有支气管肺炎、脑炎或脑膜炎、中耳炎、腮腺炎、血栓性静脉炎、肝肾功能损害、心肌炎、心功能不全、DIC、感染性休克等,孕妇可发生流产。死亡病例多发生于病程的第 2~3 周。

（课堂互动）▷如何防范恙虫病的发生?护士对患者及家属应该如何作相关指导?

(三)心理-社会状况

患者是否因突发全身不适而紧张;是否担心焦痂、溃疡后皮肤色素沉着而焦虑;了解患者及家属对疾病的认知情况以及家庭经济状况。

(四)辅助检查

1.一般检查　血常规检查白细胞计数多正常,中性粒细胞分类正常或减少,淋巴细胞分类增多或正常，可有单核细胞分类增多或血小板减少。血生化检查可见肝功能正常或轻度异常，可有心肌酶谱异常，血沉或C反应蛋白升高。尿常规检查常见少量蛋白、白细胞、红细胞或上皮细胞。

2.血清学检查

(1)外斐氏试验：外斐反应亦称变形杆菌凝集试验，患者血清中抗恙虫病立克次体的抗体能与变形杆菌OXK抗原起凝集反应，为诊断提供依据。病程第一周，一般仅1/3的病例呈阳性反应，第二周阳性率可达90%，至第四周后阳性率又开始下降，2~3个月后转为阴性。

(2)间接免疫荧光试验：检测患者血清中的特异性IgM、IgG抗体，病程第一周末即可检出特异性抗体，至第二、三周阳性率最高，两个月后逐渐下降，但仍维持一定水平达数年之久。

3.病原学检查

(1)分子生物学检测：PCR检测恙虫病东方体特异基因片段，具有敏感性高和特异性强的优点，可用于早期诊断。

(2)病原体分离：取发热期患者血液0.5~1 mL，接种小鼠腹腔等，培养分离病原体。

知识链接

恙螨

恙螨(也有时叫红臭虫或收割螨)是一类生活在草地、灌木与藤本植物中的螨。农夫、徒步旅行者、猎人及其他野外活动人员最有可能被恙螨叮咬。幼虫(或称未成熟的螨虫)几乎是看不见的(0.25毫米)，它附在皮薄、潮湿区的毛囊中(通常在踝关节周围、腹股沟或腰围部位)，或衣物紧束的地方。幼虫能释放出溶解皮肤的酶，然后吃液化的细胞。它会在一个叮咬点生活1~4天，然后再侵入其他部位。

(五)治疗原则及主要措施

与流行性斑疹伤寒基本相同。

【主要护理诊断/问题】

1.体温过高　　与恙虫病东方体感染有关。
2.皮肤完整性受损　　与恙螨叮咬后导致焦痂形成、皮疹有关。
3.潜在并发症　　支气管肺炎、心肌炎、出血。

【护理目标】

1.患者体温下降至正常，不适感减轻。
2.头痛、全身肌肉酸痛减轻。
3.组织损害情况改善，皮肤焦痂脱落、溃疡愈合，淋巴结增大消失，皮疹消退，皮肤无感染。
4.不发生并发症，如支气管肺炎，心肌炎等。

【护理措施】

（一）一般护理

1. **隔离护理**　不需要对患者实施隔离。

2. **饮食护理**　给予高热量、高维生素、清淡易消化的流质或半流质，注意多饮水，保持水、电解质、酸碱和能量平衡。

（二）病情观察

1. 注意观察生命体征变化，若有心率增快、心律失常、咳嗽频繁伴胸痛、气促、神志改变及出现谵妄、抽搐等表现时，可能并发心肌炎、肺炎、脑膜炎等，立即通知医生，及时处理。

2. 观察焦痂或溃疡部位、大小，是否继发感染，保持局部皮肤清洁、干燥。

课堂互动 ▶ 焦痂或溃疡部位的护理要点有哪些？

（三）用药的护理

遵医嘱用药：恙虫病东方体为专性细胞内寄生，应选用脂溶性抗生素。目前临床上较常应用的抗生素有强力霉素、大环内酯类、喹诺酮类和氯霉素。

1. **强力霉素**　目前以多西环素为首选，剂量：成人 100 mg，每 12 小时口服 1 次，退热后每天 100 mg 顿服；8 岁以上小儿每日 2.2 mg/kg，每 12 小时 1 次，退热后按体重 2.2 mg/kg，每日口服 1 次。强力霉素可引起恶心、呕吐、腹痛、腹泻等胃肠道反应，肝功能损害，脂肪肝变性及过敏反应。孕妇不宜服用，8 岁以下儿童禁服。

2. **大环内酯类**　常用的是罗红霉素、克拉霉素和阿奇霉素。大环内酯类的主要不良反应为恶心、腹痛、腹泻、肝功能异常（ALT 及 AST 升高）、头晕和头痛等，孕妇及哺乳期妇女需慎用。

3. **氯霉素**　氯霉素类可引起外周血白细胞和血小板减少，有可能诱发不可逆性再生障碍性贫血、溶血性贫血、过敏反应等。在泰国、缅甸和我国都曾发现对氯霉素耐药的恙虫病东方体株。

根据患者的情况选用上述 3 类药物，疗程均为 7~10 日，疗程短于 7 日者，可出现复发，复发者疗程宜适当延长 3~4 日。

（四）对症护理

1. **发热的护理**　具体措施参见第一章第五节"发热的护理"。

2. **焦痂的护理**　焦痂多见于腋窝、腹股沟、会阴部及肛门周围等汗腺较多的隐蔽、潮湿且易出汗的部位。焦痂脱落前，应保持局部干燥清洁或涂以碘伏或紫药水后用无菌敷料覆盖，指导患者勿自行剥落，焦痂脱落后，溃疡面涂以抗生素油膏，每日换药 1 次，消毒包扎，以免继发感染。

3. **皮疹的护理**　具体措施参见第一章第五节"皮疹的护理"。

4. **淋巴结肿大的护理**　多数患者有局部淋巴结肿大，多位于焦痂附近，直径为 0.5~1.5 cm，活动无黏连，部分有压痛，极少数伴有轻微痒感，搔抓可致皮肤破溃。淋巴结肿痛明显者，可局部热敷，并适当限制患者肢体活动，以减轻疼痛，促进吸收。

（五）心理护理

多和患者进行交谈，鼓励他们说出自己的想法和感受，对患者提出的问题耐心解释。讲解有关恙虫病相关知识，解除患者的恐惧心理。

（六）健康指导

1. 高危人群　应避免或减少恙螨的暴露，以降低感染风险。有恙螨叮咬史或野外活动史者，一旦出现疑似症状或体征，应及早就医。

2. 预防疾病指导

（1）管理传染源：降低环境中鼠类和恙螨密度是控制本病的重要措施。流行地区要持续开展卫生运动，经常清除居住地、作业场所及道路两侧的杂草、填平坑洼，以增加日照，降低湿度，使之不适于恙螨的生长繁殖。对不能除草的区域可用化学杀螨剂喷洒。同时采取以环境治理为基础，药物毒杀为重要手段的综合措施控制鼠密度。

（2）切断传播途径：做好个人防护是预防本病的有效措施。恙螨主要栖息在草丛或灌木，应避免在此类环境中坐卧休息或晾晒衣被，如需进入此类地区，尤其是已发现此病患者的地区，应注意做好个人防护、扎紧袖口、裤管口，衬衣扎入裤腰内，减少恙螨的附着或叮咬，也可在暴露的皮肤和裤脚、领口或袖口上喷涂含邻苯二甲酸二甲酯或避蚊胺等成分的驱避剂进行防护。野外作业后，及时拍打衣物，抖落附着的恙螨，换衣洗澡，重点擦洗腋窝、腰部、会阴等皮肤柔软部位，可减少被恙螨叮咬的机会。

（3）保护易感人群：目前恙虫病疫苗尚处于实验研究阶段。

【护理评价】

1. 患者体温是否下降至正常，不适感是否减轻。

2. 头痛、全身肌肉酸痛是否减轻。

3. 组织损害情况是否改善，皮肤焦痂是否脱落、溃疡是否愈合，淋巴结增大是否消失，皮疹是否消退，皮肤有无感染。

4. 是否发生并发症（如支气管肺炎，心功能不全等）。

【思考题】

1. 简述恙虫病的流行病学特点。

2. 简述恙虫病的临床特点。

3. 简述恙虫病的护理要点。

第六章

钩端螺旋体病患者的护理

学习目标

1. **掌握**：钩端螺旋体病的概念、主要临床特征及护理评估。
2. **熟悉**：钩端螺旋体病的流行病学特点、治疗原则。
3. 能熟练的提出疾病护理诊断并实施护理措施及健康指导，应用护理程序解决传染病患者的护理问题，为传染病护理知识的临床应用奠定基础。
4. 具有严谨求实的工作态度，尊重传染病患者的身心需求。

案例导入

  王某，女，45 岁，饲养员。因"畏寒、发热 3 天，伴全身酸痛、乏力"入院。护理体检：T 40.5℃，P 118 次/分，R 21 次/分，BP 125/85 mmHg。结膜充血，双侧腹股沟扪及多个蚕豆大的淋巴结，有压痛。

  实验室检查：WBC $10×10^9$/L，N 77%，L 28%，Hb 145 g/L，尿蛋白+，尿 WBC 1~5 个/HP，尿 RBC 3~6 个/HP，ALT 110 U/L。

  问题：根据本节内容，请考虑该患者的初步医疗诊断及诊断依据、目前存在的主要护理诊断/问题及具体护理措施。

【疾病概述】

  钩端螺旋体病(leptospirosis)是由各种不同型别的致病性钩端螺旋体所致的一种自然疫源性急性传染病。为人畜共患疾病，临床以高热、头痛、结膜充血、腓肠肌压痛及浅表淋巴结肿大为主要特征。钩端螺旋体病是全身性感染疾病，病程常呈自限性，由于个体免疫水平上的差别以及菌株的不同，临床表现轻重不一。轻者可为轻微的自限性发热；重者可出现急性炎症性肝损伤、肾损伤的症状，如黄疸、出血、尿毒症等；也可出现脑膜炎症状，如神志障碍和脑膜刺激征等；严重患者可出现肝、肾功能衰竭、肺弥漫性出血甚至死亡。

(一)病原学

  钩端螺旋体是一种纤细的螺旋状微生物，菌体有 12~18 个规则细密的螺旋，长 4~20 μm，宽约 0.2 μm。菌体的一端或两端呈钩状。钩体具有较强的穿透力，钩体由菌体、轴丝(又称鞭毛)和外膜组成，外膜具有抗原性。以抗原性的不同可分为 23 个血清群、200 多个血清型。我国已知有 19 个血清群、74 个血清型。常见的流行群有黄疸出血群、波摩那群、犬群、七日群和秋季群。其中黄疸出血群毒力最强，引起稻田型流行，波摩那群分布最广，引起洪水型和雨水型流行。

钩体抵抗力弱，在干燥环境下数分钟死亡，且易被常用消毒剂杀灭，稀盐酸、70%乙醇、含氯石灰、苯酚和肥皂水均可灭活钩体。但在湿、冷、弱碱性环境中生存能力强，在 pH 7.0~7.5 的潮湿土壤和水中，可存活 1~3 个月。

(二) 流行病学

1. 传染源　鼠类和猪是最主要的传染源。我国南方以黑线姬鼠为主要传染源，造成稻田型流行，北方以猪为主要传染源，引起洪水型或雨水型流行。因人带菌时间短，排菌量小，且人尿为酸性，不宜钩体生存，故患者作为传染源的可能性很小。

2. 传播途径　直接接触病原体是主要的传播途径，带病原体动物排尿污染周围环境，人与环境中污染的水接触是本病的主要感染方式。皮肤尤其是破损的皮肤和黏膜是钩体最主要的入侵途径。在饲养或屠宰家畜过程中，可因接触病畜或带菌牲畜的排泄物、血液和脏器等而受感染，也有别人经老鼠、狗咬伤或护理患者感染的报道。此外，钩体还可经食物传播，吃了被鼠尿污染的食物和水，可经口腔和食管黏膜而感染。

3. 人群易感性　人群对本病普遍易感，常与疫水接触者多为农民、渔民、下水道工人、屠宰工人及饲养员，因而从事农业、渔业劳动者发病率较高。病后可得较强的同型免疫力。在气温较高地区、屠宰场、矿区等地终年可见散发病例。

4. 流行特征　其流行几乎遍及全世界，在东南亚地区尤为严重。我国大多数省、市、自治区都有本病的存在和流行。本病全年均有发生，发病与降雨量多少密切相关，流行季节为多雨的夏秋季。本病流行形式主要为稻田型、雨水型和洪水型，南方多在收割季节发生稻田型流行，北方则多在暴雨和洪水后发生雨水型或洪水型流行。非流行时期多为散发病例。

【发病机制与病理】

钩端螺旋体自皮肤破损处或各种黏膜如口腔、鼻、肠道、眼结膜等侵入人体内，经淋巴管或小血管至血循环和全身各脏器(包括脑脊液和眼部)，迅速繁殖引起菌血症。钩体因具特殊的螺旋状运动，且分泌透明质酸酶，因而穿透能力极强，可在起病 1 周内引起严重的感染中毒症状，以及肝、肾、肺、肌肉和中枢神经系统等病变。

本病的基本病理变化是全身毛细血管感染中毒性损伤。肝脏可见肝细胞肿胀、变性坏死、炎性细胞浸润、胆小管内胆汁淤积、肝包膜下出血。肾脏可见肾间质水肿、炎性细胞浸润、肾小管上皮细胞变性坏死。肺常见病变为弥漫性点状出血，出血机制为肺微循环障碍，毛细血管内皮细胞间隙增宽，红细胞自增宽的间隙渗入肺泡，因此又称为非破裂性弥漫性肺毛细血管漏出性出血，严重时可形成双肺弥漫性大出血。脑组织可见血管损伤和炎性细胞浸润，表现为脑膜炎和脑炎。本病突出特点是器官功能障碍严重，但组织结构改变轻微，故临床治疗后易恢复且不留后遗症。

在发病后 1 周左右，开始出现特异性抗体，IgM 首先出现，继之 IgG，于病程 1 个月左右其效价可达高峰。抗体出现后钩体血症逐渐消失。肾脏中的钩体不受血液中特异性抗体的影响，能在肾脏中生存繁殖并常随尿液排出。当免疫反应出现而病原体从体内减少或消失时，部分患者可出现后期发热、眼和神经系统后发症等，可能与超敏反应有关，也可能与钩体本身有关。

【护理评估】

(一)健康史

1. 询问患者居住地有无钩端螺旋体病流行，以往是否患过钩端螺旋体病等。

2. 周围有无类似病例。

3. 询问患者发病情况，有无发热，热型及持续时间。

4. 患者有无黄疸、出血、少尿以及嗜睡、昏睡、谵妄或昏迷等意识障碍症状，患儿有无剧烈头痛、呕吐、抽搐或惊厥表现。

(二)身体状况

潜伏期一般7～14天，平均10天左右。因受染者免疫水平的差别以及受染菌株的不同，可直接影响其临床表现。典型临床经过分为早期、中期和后期。

1. 早期(钩体败血症期)　起病后3天内，主要为全身感染中毒表现，是各型钩体病早期共有的临床表现。

(1)症状：①发热：急起发热伴寒战，多为稽留热，部分患者为弛张热，热程约7天，也可达10天。②疼痛：头痛明显，全身肌肉酸痛，尤以腓肠肌和腰肌疼痛为甚。③乏力：全身乏力，尤其下肢软弱无力，难以站立，不能行走。

(2)体征：①眼结膜充血：发病第1天即可出现，之后迅速加重，持续数天，有疼痛和畏光感而无分泌物。②腓肠肌压痛：起病第1天即可出现，轻者仅感小腿胀痛，重者拒按。③浅表淋巴结肿大：多在发病第2天出现，以腹股沟淋巴结和腋窝淋巴结群多见，一般为黄豆或蚕豆大，有压痛。

2. 中期(器官损伤期)　起病后3～10天，为症状明显阶段，根据临床表现的主要特点可分为5型。

(1)单纯型(又称流感伤寒型)：此型最多见。是早期钩体败血症临床表现的延续，临床表现类似流感、上感或伤寒，出现咳嗽、血痰或咯血等肺出血的表现，无明显脏器损害，病程为5～10天，经治疗退热而愈。

(2)肺出血型：在早期钩体败血症的基础上，一般于病程3～4天开始，是钩体病致死的主要类型。根据出血程度不同分为肺出血轻型和肺弥漫性出血型。

1)肺出血轻型：咳嗽，痰中带血，肺部可闻及少许湿性啰音，X线显示肺纹理增多，两肺散在点状或小片状阴影，经及时而适当治疗较易痊愈。

2)肺弥漫性出血型：患者病情突然恶化、出现严重的呼吸、循环功能障碍。主要表现为：①中毒症状进行性加重。②严重的缺血缺氧：面色苍白或潮红，数小时内转为极度苍白或青灰，垂危期面色高度发绀。③呼吸系统：呼吸进行性加快，有窒息感，晚期呼吸不规则，肺部呼吸音增粗，双肺满布湿啰音，X线可见双肺广泛点片状阴影或大片融合，血痰、咯血甚至口鼻涌出大量泡沫状血液导致窒息死亡。④心脏功能：心率进行性增快，第1心音减弱或呈奔马律。⑤神经系统：烦躁不安，神志恍惚，重者昏迷。

(3)黄疸出血型：又称外耳病，于病程4～8天后出现进行性黄疸、出血和肾损害。急性肾衰竭是黄疸出血型的主要死亡原因。

（4）肾衰竭型：各型钩体病都可有不同程度肾损害的表现，但单纯肾衰竭型较少见，多与黄疸出血型并存。

（5）脑膜脑炎型：本型少见。病程2~3天出现头痛、呕吐、颈抵抗及克氏征阳性等脑膜炎表现，还可出现嗜睡、谵妄、抽搐和昏迷等脑炎表现。重症患者出现脑水肿、脑疝和呼吸衰竭。脑脊液检查压力升高，蛋白增高。

3.后期（恢复期或后发症期）

少数患者在发热消退后各种症状逐渐消退，但也有少数患者退热后，在恢复期再次出现症状和体征，称后发症。表现为后发热、眼后发症、神经系统后发症、胫前热等症状。

课堂互动 ▶ 请简述钩端螺旋体病患者在院期间观察要点。

（三）心理-社会状况

钩端螺旋体病大多为单纯型，预后较好，但部分严重患者有生命危险，病情恶化快，患者及其家属可能会出现焦虑、恐惧等心理反应。

（四）辅助检查

1.一般检查 血常规检查：细胞和中性粒细胞计数正常或轻度增高，红细胞沉降率增快，尿常规检查尿蛋白阳性，尿中可见红细胞、白细胞和管型。

2.病原学检查

（1）病原体培养：取患者血液、尿液或脑脊液进行钩体培养，至少培养1周，阳性率20%~70%，但由于培养时间长，对急性期患者帮助不大。

（2）分子生物学检测：应用聚合酶链反应检测钩体DNA，特异性、敏感性高，且快速、简便，有助于早期诊断。

3.血清学检查

（1）显微凝集试验（MAT）：是目前国内最常用的诊断方法，有较高的特异性和敏感性，将标准活菌株作为抗原与待测血清混合，如发生凝集且效价≥1：400，或急性期和恢复期两份血清比较，效价增加4倍，即有诊断意义。

（2）酶联免疫吸附试验（ELISA）：是国外广泛使用的检测血清钩体IgM抗体的方法，敏感性高于MAT，还可用于检测脑脊液中的钩体IgM抗体，在鉴定不明原因脑膜炎的病因方面有较高的价值。

（3）酶免疫斑点法：是我国首创的敏感性和特异性均较高的检查方法，可检测多群型钩体病血清抗体，用于钩体病早期诊断。

4.肺部X线检查 肺出血型可见双肺呈毛玻璃状或弥漫性点、片状阴影。

（五）治疗原则及主要措施

强调"三早一就地"（早诊断、早休息、早治疗和就地治疗）的原则。早期应用有效的抗生素杀灭病原体是治疗的关键。首选青霉素，剂量不宜过大。对青霉素过敏的钩端螺旋体病患者，可选用庆大霉素、四环素、第三代头孢菌素或喹诺酮类等。对于较重患者及时予对症治疗。

【主要护理诊断/问题】

1.体温过高 与疾病导致败血症有关。

2.疼痛：肌肉酸痛　与败血症和肌肉损害有关。

3.活动无耐力　与钩体感染有关。

4.潜在并发症　出血、呼吸衰竭、肝衰竭、急性肾衰竭、脑水肿等。

【护理目标】

1.患者体温下降至正常。

2.疲乏感减轻。

3.头痛、全身肌肉酸痛感减轻。

4.气体交换功能恢复正常。

5.焦虑、紧张情绪缓解，表情轻松。

6.不发生并发症。

【护理措施】

（一）一般护理

1.隔离措施　采取接触隔离，患者应住单间病室，保持病室环境安静整洁。护士接触患者血液、体液、分泌物及排泄物时应穿隔离衣、戴手套。

2.饮食护理　给予易消化、高热量、高维生素的流质或半流质饮食，鼓励患者多饮水，每日达 2500 mL。

（二）病情观察

观察患者面色是否苍白，意识是否清楚，每 4 小时测量一次生命体征，并做好记录；观察患者皮肤、黏膜是否有出血点或黄染；有无鼻出血、呕血、便血、尿血等。

（三）用药的护理

遵医嘱应用抗生素、激素类药物和镇静剂。

1.抗生素　是钩体病最基本的治疗措施，早期应用抗生素可有效治疗败血症，减轻脏器损害。青霉素 G 是治疗本病的首选药。对青霉素过敏者，可选用庆大霉素、四环素、头孢菌素等药物。

应用抗生素时，护士应严密观察病情变化，防止发生赫氏反应（Hexheimer reaction）。赫氏反应是指在应用抗菌药物后，由于大量钩体在短时间内被杀灭，释放毒素，导致临床症状加重。患者表现为突发寒战、高热、头痛、呼吸心跳加快，严重者四肢湿冷、低血压、神志不清、抽搐，甚至呼吸心跳停止。患者发生赫氏反应时，立即使用镇静剂、激素，给予物理降温，吸氧，强心，纠正酸中毒，并抗休克治疗。

知识链接：赫氏反应

2.激素　常用药物为地塞米松和氢化可的松，配合抗生素控制病情。

3.镇静剂　对于病情较重的钩体病患者，遵医嘱常规给予镇静剂，常用药物有地西泮、异丙嗪或氯丙嗪。

（四）对症护理

1.发热的护理　钩体病一般不用退热剂，因其可使体温骤降而引起周围循环衰竭。

2.疼痛的护理　帮助患者采取舒适的体位；不宜搬动患者，以免加重疼痛；局部可给予热敷，以缓解肌肉酸痛；帮助患者分散注意力，缓解疼痛。

（五）心理护理

随时评估患者及家属的心理状况和应对方式，家庭和社区的支持、照顾能力和程度；及时做好患者和家属的思想工作，耐心解释病情，既要认识到疾病的严重性，又要认识到疾病的可治性，树立战胜疾病的信心，消除不良的心理反应。

（六）健康指导

1.让患者了解钩体病早发现、早诊断、早治疗及就地治疗的"三早一就地"原则。指导患者出院后仍然要加强营养，以利于机体恢复。适量活动，避免过度劳累。如果出现视力障碍、语言含糊不清、肢体运动障碍等症状，应警惕钩体病后发症，须及时就诊。

2.疾病预防指导

（1）管理传染源：消灭田鼠，管理好猪圈、犬舍，使家畜尿粪不能污染水源和稻田，加强检疫，注射畜用钩体疫苗。

（2）切断传播途径：在流行地区，应减少不必要的疫水接触，如需下田劳作或接触污水，应加强个人防护，穿长筒橡胶靴，戴橡胶手套。

（3）保护易感人群：对疫区人群进行多价钩体菌苗接种，常用灭活全菌疫苗，目前已研制活菌苗和广谱DNA疫苗。流行季节前1个月开始接种，一般在每年4月底或5月初完成。成人每年接种2次，第1次1 mL，第2次2 mL，间隔7~10天，皮下注射，儿童剂量减半。疫苗接种后约1个月产生免疫力，当年保护率可达95%。接触疫水但未注射疫苗者，可口服多西环素200 mg，每周1次。对高度怀疑已被钩体感染者，可预防性应用青霉素每天80万U~120万U肌内注射，连续2~3天。

【护理评价】

1.患者体温是否下降至正常。

2.疲乏感是否减轻。

3.头痛、全身肌肉酸痛是否减轻。

4.气体交换功能是否恢复正常。

5.焦虑、紧张情绪是否缓解，表情是否轻松。

6.是否发生并发症（如赫斯海默反应）。

【思考题】

1.如何预防钩端螺旋体病？

2.钩端螺旋体病在器官损伤期根据不同临床表现特征可分为哪几型？

3.钩端螺旋体病患者在病情观察方面应注意哪些方面？

测一测

第七章

原虫感染性疾病患者的护理

　　原虫为单细胞真核动物，属于原生动物亚界（Subkingdom Protozoa），迄今已发现 65000 余种，其中大部分营自由生活，分布在海洋、土壤、水体或腐败物内。

　　原虫侵入人体所致的疾病称为原虫感染性疾病。医学原虫包括寄生在人体的腔道、体液、组织或细胞内的致病及非致病性原虫，有 40 余种。有些原虫如疟原虫、利什曼原虫、锥虫、溶组织内阿米巴，对人体可造成严重危害。常见感染人体的有阿米巴、疟原虫、弓形体、隐孢子虫、利什曼原虫等。原虫侵入人体可寄生在腔道、体液或内脏组织中，有的则为细胞内寄生。其症状和传播方式因原虫寄生部位不同而表现各异。本病可经口或媒介生物等不同方式传播。对人体的危害程度也因虫种、寄生部位及寄主免疫状态等而异，通常寄生于组织的原虫比寄生于腔道的危害大。

第一节　溶组织内阿米巴感染

学习目标

1. 掌握：溶组织内阿米巴感染性疾病的概念、主要临床特征及护理评估。
2. 熟悉：溶组织内阿米巴感染性疾病的流行病学特点、治疗原则。
3. 能熟练的提出疾病护理诊断并实施护理措施及健康指导，应用护理程序解决传染病患者的护理问题，为传染病护理知识的临床应用奠定基础。
4. 具有严谨求实的工作态度，尊重传染病患者的身心需求。

案例导入

　　患者，男，39 岁。因"畏寒、发热伴腹痛、腹泻 7 天"入院，患者脐周腹痛，解稀水样便，6~8 次/天。

　　护理体检：T 39.1℃，P 106 次/分，R 23 次/分，BP 126/88 mmHg，脐周及右上腹压痛（+），肝区叩击痛（+），肝肋下 4 cm，肠鸣音 7 次/分。

　　实验室检查：WBC 20×10^9/L，N 79%，L 16%，白蛋白 30 g/L，ALP 400 u/L、血清胆碱酯 2000 u/L，粪便检出阿米巴滋养体。

　　问题：根据本节内容，请考虑该患者的医疗诊断及诊断依据、目前存在的主要护理诊断/问题及具体护理措施。

阿米巴病（amehiasis）是由溶组织内阿米巴（entamoeba histolytica）感染所致的一种寄生虫病。按病变部位和临床表现的不同，可分为肠阿米巴病（intestinal amebiasis）和肠外阿米巴病（extraintestinal amebiasis）。肠阿米巴病的主要病变在回盲部、近端结肠，表现为痢疾样症状；肠外阿米巴病的病变可发生在肝、肺或脑，表现为各脏器的脓肿。

◆ 一、肠阿米巴病患者的护理

【疾病概述】

肠阿米巴病（intestinal amebiasis）又称阿米巴痢疾，是溶组织内阿米巴引起的肠道感染，以近端结肠和盲肠为主要病变部位。临床以果酱样粪便等痢疾症状为主要特征，易于复发和转变成慢性。

（一）病原学

溶组织内阿米巴生活史有滋养体和包囊两个期。①滋养体：是溶组织内阿米巴的致病形态，直径 $10\sim60~\mu m$，运动缓慢，形态多变。胞质分内外两层，内质可见被吞噬的红细胞，外质能做定向变形运动侵袭组织，形成病灶，若自组织内落入肠腔，变成包囊，随粪便排出体外。②包囊：是溶组织内阿米巴的感染形态，直径 $10\sim16~\mu m$，碘染色后呈黄色，能起传播作用，如果感染人体后，包囊在小肠下端受碱性消化液的作用、虫体活动从囊壁小泡逸出而形成滋养成体。在回盲肠部黏膜皱褶或肠腺窝处分裂繁殖，重复其生活过程。包囊抵抗力强，能耐受人体胃酸的作用，在潮湿的环境中能存活数周或数月。

（二）流行病学

1. 传染源　无症状包囊携带者、慢性和恢复期患者粪便中持续排出包囊，是主要的传染源。

2. 传播途径　经口感染是主要传播途径，通过进食被包囊污染的水和食物等造成传染。生食污染包囊的瓜果蔬菜亦可致病。苍蝇、蟑螂也可起传播作用。水源被污染可引起地方性流行。

3. 人群易感性　人群普遍易感，营养不良、免疫力低下及接受免疫抑制剂治疗者感染率较高。病后产生的抗体对机体无保护作用，可重复感染。

4. 流行特征　本病遍及全球，以热带、亚热带多见，农村高于城市，男性高于女性，成人高于儿童，夏秋季发病较多，感染率高低与社会经济发展、卫生条件、生活习惯等因素有关。

【发病机制与病理】

被溶组织内阿米巴包囊污染的食物和水经口摄入后，经过胃后未被胃液杀死的包囊进入小肠下段，经胰蛋白酶作用脱囊而逸出 4 个滋养体，寄生于结肠腔内。被感染者的免疫力低下时滋养体发育并侵入肠壁组织，吞噬红细胞及组织细胞，损伤肠壁，形成溃疡性病灶。

病变主要在结肠，依次多见于盲肠、升结肠、直肠、乙状结肠、阑尾和回肠末端。急性期病变起初为较小的散在的浅表糜烂，进而形成阿米巴特有的口小底大的烧瓶样溃疡，某底为黏膜肌层、腔内充满棕黄色坏死物质，内含溶解的细胞碎片、黏液和滋养体。溃疡间肠黏膜大多完好，若溃疡累及肌层及浆膜层时可并发肠穿孔，溃疡累及血管可并发肠出血。慢性期病变，可有肠息肉、肉芽肿或呈瘢痕性狭窄等。

【护理评估】

(一)健康史

1.询问患者生活及卫生状况，是否有不洁饮食史、慢性腹泻史等。

2.询问患者发病情况，有无腹痛、腹泻、排暗红色带有腥臭味的粪便。

(二)身体状况

潜伏期一般3周，亦可短至数日或长达1年以上。

1.无症状型(包囊携带者) 此型临床常不出现症状，多次粪检时发现阿米巴包囊。当被感染者的免疫力低下时，此型可转变为急性阿米巴痢疾。

2.急性阿米巴痢疾

(1)轻型：临床症状较轻，表现为腹痛、腹泻，肠道病变轻微。粪检时可查到溶组织内阿米巴滋养体和包囊。有特异性抗体形成。机体抵抗力下降者可发生痢疾症状。

(2)普通型：起病缓慢，全身症状轻，无发热或仅有低热。以腹痛、腹泻开始，排便每天3次至10余次，量中等，为暗红色果酱样的黏液脓血便，腥臭，内含滋养体，有时仅表现为血便或单纯性腹泻，多无里急后重。腹痛和腹部压痛常限于右下腹。上述症状可持续数天至数周自行缓解。粪便镜检可发现滋养体。

(3)重型：起病突然，高热，先有较长时间的剧烈肠绞痛，随之排出黏液血性或血水样大便，每日10余次，伴里急后重，粪便量多，并有呕吐、失水，甚至虚脱或肠出血、肠穿孔或腹膜炎，如不及时抢救，可于1~2周内因毒血症或并发症死亡。本型少见。

3.慢性阿米巴痢疾 急性阿米巴痢疾患者的临床表现若持续存在达2个月以上，则转为慢性。慢性阿米巴痢疾患者表现为食欲缺乏、贫血、乏力、腹胀、腹泻。体检：肠鸣音亢进、右下腹压痛较常见。腹泻反复发作或与便秘交替出现。症状可持续存在或有间歇，间歇期内可无任何症状，间歇期长短不一。

4.并发症

(1)肠内并发症：肠出血、肠穿孔、阑尾炎、结肠肉芽肿和肛门瘘。

(2)肠外并发症：阿米巴肝脓肿最为常见。其他如阿米巴肺脓肿、阿米巴脑脓肿、阿米巴尿道炎、阿米巴阴道炎等。

课堂互动 ▶ 阿米巴痢疾患者出现腹泻症状时的护理要点有哪些?

(三)心理-社会状况

针对患者可能出现的孤独、紧张、焦虑等心理状况，关心、体贴患者，帮助消除不良心理反应，使其能积极主动地配合治疗和护理。

(四)辅助检查

1.血常规检查 周围白细胞总数和分类正常，暴发型和有继发细菌感染时白细胞总数和中性粒细胞比例增高，慢性患者有轻度贫血。

2.粪便检查 在新鲜粪便和其他标本中见到吞噬红细胞的滋养体或在活检组织中见到滋

养体是确诊的最可靠依据。作粪便检查时应挑选含血、黏液部分，反复多次检查，采用浓缩法，可提高阳性率。因阿米巴滋养体可能是间断排出，故推荐在 10 天时间内连续取三次标本，每次相隔在 48 小时为宜，并且标本的采集应在进行抗寄生虫治疗停药 48 小时后进行，标本采集不能冻存。三次浓缩检查可使漏诊率降至 3%，慢性患者粪便中可查获包囊。用铁苏木素或碘液染色，观察包囊内部结构，可与结肠内阿米巴相鉴别。

3. 血清学检查　特异性抗体阳性反映既往或现症感染。IgG 抗体阴性者可排除本病，IgM 阳性提示近期或现症感染，阴性不排除本病。特异性抗原检测阳性可作为明确诊断的依据。

4. 纤维肠镜检查　必要时作结肠镜检查，可见肠壁有大小不等散在溃疡。取溃疡边缘部分涂片及活检可查到滋养体。

(五) 治疗原则及主要措施

给予患者相应的支持治疗，稳定患者的病情，待诊断明确后，可针对性使用抗阿米巴药物，目前常用的抗溶组织内阿米巴药物有硝基咪唑类，如甲硝唑、替硝唑、奥硝唑、塞克硝唑和二氯尼特。急性期患者应卧床休息，给流质或少渣软食，慢性期患者应加强营养，注意避免刺激性食物，腹泻严重者，维持水、电解质平衡。甲硝唑(灭滴灵)对各型阿米巴原虫均有很强的杀灭作用，为首选药物，连服 7～10 日。慢性患者常选用双碘喹啉，对碘过敏或有甲状腺疾病者禁用。抗生素主要通过抑制肠道共生菌而影响阿米巴的生长繁殖，合并细菌感染时加用敏感的抗生素。肠出血时及时补液、输血、止血。肠穿孔时及时手术治疗，并应用甲硝唑和广谱抗生素。

【主要护理诊断/问题】

1. 腹泻　与阿米巴原虫所致肠道病变有关。
2. 疼痛：腹痛　与肠道阿米巴感染，导致肠壁受损有关。
3. 营养失调：低于机体需要量　与进食减少、肠道吸收功能下降、腹泻有关。
4. 潜在并发症　肠出血、肠穿孔、肠梗阻。

【护理目标】

1. 腹泻停止，身体功能恢复正常。
2. 疼痛消失，患者感到舒适。
3. 食欲恢复正常，营养状况良好。
4. 对患者及时治疗、护理，密切观察病情，不发生并发症或并发症被及时救治、护理，如肠出血、肠穿孔等。

课堂互动 ▶ 肠阿米巴病患者因腹泻其饮食护理尤为重要，那么在饮食护理时应注意哪些方面？

【护理措施】

(一) 一般护理

1. 隔离措施　采取消化道隔离。急性期症状明显时应卧床休息，随病情好转可逐渐增加活动量，但要避免因活动量突然增加引发肠道并发症。

2.饮食护理　能进食者应给予高蛋白、高热量、少渣、易消化的流质或半流质饮食。少量多餐，忌食生冷及刺激性食物。食欲不佳者应更换食物品种，以维持良好的全身营养状态。频繁腹泻并伴有呕吐的患者可暂禁食，静脉补充所需营养。如无心、肾功能受损，每天应至少摄入 2500 mL 液体，以防脱水。

(二)病情观察

密切观察生命体征的变化。注意每天排便次数、量、颜色、形状、气味，是否伴有脱水征兆，严密监测有无便血、有无突然发生的腹痛、腹肌紧张、腹部压痛等肠出血、肠穿孔表现。

(三)用药的护理

遵医嘱用药，常用药物有硝基咪唑类、糠酯酰胺、巴龙霉素。①硝基咪唑类：是目前治疗肠内、肠外各型阿米巴病的首选药物，常用甲硝唑。成人口服，每次 0.4 g，每天 3 次，10 天为 1 疗程。对甲硝唑无效者仍可选用替硝唑。重型患者应静脉给药。②二氯尼特(糠酯酰胺)：是目前最有效的杀包囊药物，主要用于轻症及无症状带包囊者。成人口服，每次 0.5 g，每天 3 次，连服 10 天。③巴龙霉素：有助于清除肠腔内溶组织阿米巴包囊。成人口服，每次 0.5 g，每天 2~3 次，7 天为 1 疗程。抗阿米巴药物不良反应轻，以胃肠道反应为主，偶有恶心、腹痛、腹泻、口腔金属异味等。

(四)对症护理

1.腹痛的护理　遵医嘱予颠茄合剂或肌内注射阿托品等解痉剂，亦可使用腹部热敷等方法以缓解不适。

2.腹泻的护理　具体措施参见第一章第五节"腹泻的护理"。

(五)并发症护理

1.肠出血的护理　①病情监测：严密观察血压、脉搏、神志变化及腹痛、便血情况，如发现休克征象，应立即通知医生并配合抢救。②饮食与休位：出血期间禁食，绝对卧床休息，已发生休克者取休克体位，专人监护。③保持水、电解质平衡：发现便血时遵医嘱使用止血药静脉滴注，并维持水、电解质平衡。④术前准备：经积极治疗仍出血不止者，应考虑手术治疗，做好术前准备。

2.肠穿孔的护理　①病情监测：每 0.5~1 h 测量生命体征，严密检测腹痛、腹肌紧张、腹部压痛、反跳痛等表现。②饮食与休位：禁食、胃肠减压、绝对卧床休息，取半卧位。③术前准备：治疗效果不佳者，应考虑手术治疗，及早做好术前准备。

(六)心理护理

患者常因疾病的不适症状，出现焦虑、不安、烦躁等心理，家属要多关心、安慰患者，缓解不良情绪，鼓励患者正确面对疾病，树立治疗信心，积极配合治疗。

(七)健康指导

1.对患者的指导　向患者及家属说明遵医嘱按时、按量、按疗程坚持服药的重要性，在症状消失后连续 3 次粪检，滋养体或包囊阴性方可解除隔离。出院后 3 个月内应每个月复查粪便 1 次，防止复发，若有症状应及时就诊。平时适宜锻炼，建立良好的生活规律，排便后应彻底洗手。

2. 疾病预防指导

（1）管理传染源：定期对餐饮业工作者进行体险，发现慢性患者和排包囊者，应接受治疗，治疗期间应调换工作。

（2）切断传播途径：防止食物被污染，饮水应煮沸，不吃生菜。平时注意个人卫生，饭前便后洗手。做好卫生宣教工作。

（3）保护易感人群：营养不良、免疫力低下及接受免疫抑制剂治疗者感染率较高，应重点进行保护。指导做好个人卫生，建立健康的生活习惯。大力消灭苍蝇和蟑螂。

◆ 二、肝阿米巴病患者的护理

【疾病概述】

肝阿米巴病（hepatic amebiasis）又称阿米巴肝脓肿（amehic liver abscess），是最常见的肠外阿米巴病。大多数来源于肠阿米巴病的并发症，部分也可无肠阿米巴病的临床表现而单独发生。其临床特征为长期不规则发热、体重下降、肝区痛、肝大、白细胞增高等。

【发病机制与病理】

阿米巴肝脓肿可发生在溶组织内阿米巴感染数月或数年后，由于机体免疫力下降或饮食不当、营养不良、肝外伤等诱发。寄生在肠壁的溶组织内阿米巴滋养体经门静脉、淋巴管或直接蔓延侵入肝，大部分被机体消灭，少数存活的原虫继续繁殖，通过在肝门静脉引起栓塞形成梗死灶，滋养体释放蛋白溶解酶以及原虫的分裂等作用破坏肝细胞，造成局部液化性坏死而形成脓肿。肝脓肿通常为单个大脓肿，多位于肝右叶顶部。

本病病理变化以组织溶解液化和脓肿形成为特征，脓液为液化的肝组织，呈巧克力酱样，含红细胞、白细胞、脂肪、坏死组织及夏科雷登结晶。脓肿有薄壁，滋养体常聚集在脓腔壁。继发细菌感染时，脓液转为黄色或黄绿色，含有大量脓细胞，临床上有明显全身中毒症状。脓肿可不断扩大及浅表化，向邻近体腔或脏器穿破而引起相应脏器的阿米巴病及各种并发症。

【护理评估】

（一）健康史

1. 询问患者居住地是否有阿米巴痢疾流行等；患者周围是否有类似病例；患者既往是否有阿米巴痢疾病史。

2. 询问患者发病情况，有无发热伴大汗，热型及持续时间等。

（二）身体状况

临床表现的轻重与脓肿的位置和大小及有否感染等有关。起病大多缓慢，发热呈间歇型或弛张型，热退而多汗，食欲减退、恶心呕吐、腹胀腹泻及突出的肝区疼痛症状。

当脓肿向肝顶部发展时，刺激同侧隔肌，疼痛向右肩反射。如压迫右肺下部可有同侧反应性胸膜炎或胸腔积液。脓肿位于右肝下部可出现右上腹痛或腰痛，部分患者右下胸部或上腹部饱满或扪及肿块，肝区呈叩压痛。脓肿位于右肝中央时症状不明显，待脓肿增大时才出现肝区下垂样疼痛。位于肝后面的脓肿常无疼痛，直至穿破后腹壁向下蔓延至肾周围才出现类似肾周围脓肿症状。左叶肝脓肿，疼痛出现早，类似溃疡病穿孔样表现或右剑突下肝肿大或中、左上腹部包块，易向心包腔和腹腔穿破。浅表部位肝脓肿可向腹腔穿破引起腹膜炎。

(三) 心理-社会状况

患者常因疾病的不适症状，出现焦虑、不安、烦躁等心理，家属要多关心、安慰患者，缓解不良情绪，鼓励患者正确面对疾病，树立治疗信心，积极配合治疗。

(四) 辅助检查

1. 血常规检查　急性期白细胞计数及中性粒细胞显著增多，血沉增快。慢性期白细胞数大多正常，血红蛋白浓度降低，贫血明显。

2. 肝功能检查　大部分有轻度肝受损表现，如白蛋白下降、碱性磷酸酶增高、胆碱脂酶活力降低等，其余项目基本正常。

3. 血清学检查　凡应用于肠阿米巴病的血清学检查均有助于诊断，其阳性率达 90% 以上。

4. 粪便检查　粪便镜检找溶组织内阿米巴滋养体及包囊。需要注意粪便标本需新鲜，滋养体排出后半小时就丧失活动能力，发生形态改变，1~2 小时内死亡。

5. 免疫学检查　血清中抗阿米巴滋养体的特异性 IgG 抗体阳性率可达 90% 以上，若 IgG 抗体阴性，则基本上可排除本病的诊断。

6. 肝脓肿穿刺液检查　典型脓液为棕褐色巧克力糊状，黏稠带腥味，当合并感染时，可见黄白色脓液伴恶臭。若能在其中找到阿米巴滋养体或其检测出可溶性抗原，则可明确诊断。

7. 影像学检查　B超、CT、磁共振成像(MRI)均可发现病变。B超检查不仅可提供脓肿大小、部位及数量，也可指导穿刺抽脓或手术的方向和深度。

(五) 治疗原则及主要措施

1. 阿米巴治疗　应选杀组织内阿米巴药物为主，并辅助抗肠内抗阿米巴药物。首选甲硝唑，400 mg 3 次/d 连服，10 d 为一疗程，一般病情于 2 周左右恢复，脓腔吸收在 4 个月左右，必要时酌情重复。替硝唑也可选用。

2. 肝穿刺引流　B超显示，肝肿大直径 3 cm 以上、靠近体表者，可行肝穿刺引流，应与抗阿米巴药治疗 2~4 d 后进行。尤其对抗阿米巴药治疗后肝脓肿症状无改善或有肝局部隆起，压痛增剧，预示有穿破可能时应立即肝穿刺。穿刺应在 B超定位下进行。对脓液量超过200 mL 者，须间隔 3~5 d 重复引流。

3. 抗生素治疗　对继发性细菌应选对致病菌敏感的抗菌药物。

4. 外科治疗　外科手术引流，对内科治疗效果不好或已穿破或有穿破危险的阿米巴肝脓肿，可做手术切开引流。

【主要护理诊断/问题】

1. 体温过高　与阿米巴原虫引起肝组织坏死脓肿形成有关。

2. 疼痛：肝区痛　与肝脓肿有关。

3. 营养失调：低于机体需要量　与肝脓肿形成，长期发热有关。

4. 知识缺乏　缺乏肝阿米巴病相关疾病知识及消毒隔离知识。

【护理目标】

1. 疼痛减轻直至消失。

2. 患者体温下降至正常，不适感减轻。

3. 营养改善直至恢复正常。

4. 患者及家属掌握疾病相关康复知识及消毒隔离知识。

【护理措施】

（一）一般护理

1. 隔离措施　采取消化道隔离。急性期应卧床休息，减少机体消耗，尽量取舒适卧位，以缓解肝区疼痛。避免剧烈活动，以免导致脓肿溃破。

2. 饮食护理　能进食者，给予高热量、高蛋白、高维生素、易消化饮食。贫血者注意补充含铁丰富食物，高热者补充足够水分。

（二）病情观察

密切观察生命体征的变化。注意每天排便次数、量、颜色、形状、气味，是否伴有脱水征兆，严密监测有无便血、有无突然发生的腹痛、腹肌紧张、腹部压痛等肠出血、肠穿孔表现。

（三）用药的护理

遵医嘱用药。常用药物同"肠阿米巴病"，若并发细菌感染，应根据药敏试验，加用有效抗生素。

（四）对症护理

1. 发热的护理　具体措施参见第一章第五节"发热的护理"。

2. 肝区痛的护理　可采取左侧卧位或患者自我感觉舒适的体位，以减轻疼痛，如疼痛剧烈，可遵医嘱给予镇静剂或止痛剂。

3. 肝穿刺引流的护理　协助医生进行穿刺，抽脓术前向患者解释该操作的目的、方法及注意事项，取得患者的配合。术中注意严格无菌操作，严密观察患者的生命体征，观察并记录脓液的性质、颜色、气味、量，抽出的脓液标本应立即送检。术后嘱患者禁食 2 小时，卧床休息 24 小时，严密观察患者生命体征及面色变化，注意有无出血，发现异常应及时通知医生。

（五）心理护理

针对患者紧张、焦虑等心理状况，关心体贴患者，帮助其消除不良心理反应，使其能积极主动地配合治疗。

（六）健康指导

同"肠阿米巴病"。

【护理评价】

1. 腹泻是否停止，身体功能是否恢复正常。

2.疼痛是否减轻,患者是否感到舒适。

3.食欲是否恢复正常,营养是否良好。

4.是否对患者及时治疗、护理,密切观察病情,不发生并发症或并发症被及时救治、护理。

【思考题】

1.阿米巴痢疾的粪便标本采集注意事项有哪些?

2.阿米巴痢疾的饮食护理要如何进行?

3.如何做好阿米巴肝脓肿患者的病情观察?

测一测

第二节 疟疾患者的护理

学习目标

1.掌握疟疾的概念、主要临床特征及护理评估。

2.熟悉疟疾的流行病学特点、治疗原则。

3.能熟练的提出疾病护理诊断并实施护理措施及健康指导,应用护理程序解决传染病患者的护理问题,为传染病护理知识的临床应用奠定基础。

4.具有严谨求实的工作态度,尊重传染病患者的身心需求。

案例导入

患者,女,44岁。因"寒战、高热5天,伴意识障碍2天"入院,发病前半个月有野外露营史、蚊虫叮咬史。护理体检:T 40.1℃,P 120次/分,R 21次/分,BP 125/85 mmHg,昏睡状态,皮肤巩膜黄染,脾大。实验室检查:WBC 14×10⁹/L,N 88%,Hb 58 g/L,血涂片见恶性疟原虫。

问题:根据本节内容,请考虑该患者的医疗诊断及诊断依据、目前存在的主要护理诊断/问题及具体护理措施。

【疾病概述】

疟疾(malaria)是经疟蚊叮咬或输入带疟原虫者的血液而感染引起的寄生虫病,一种会感染人类及其他动物的全球性寄生虫传染病。临床以周期性寒战、发热、出汗、头痛为主要特征,可有脾肿大及贫血等体征。不同的疟原虫分别引起间日疟、三日疟、恶性疟及卵形疟。间日疟及卵形疟可出现复发,恶性疟发热不规则,病情较重,可引起脑型疟等凶险发作。

(一)病原学

病原体为寄生于红细胞的疟原虫。感染人类的疟原虫共有4种,即间日疟原虫、三日疟原虫、恶性疟原虫和卵形疟原虫。我国主要感染为恶性疟原虫和间日疟原虫,偶尔有传入性三日疟和卵形疟疾。

疟原虫的发育过程分在人体内和在按蚊体内2个阶段:

1. 人体内阶段　疟原虫在人体内的裂体增殖阶段为无性繁殖期。当按蚊叮咬人时,感染性子孢子随按蚊唾液进入人体,在肝细胞内进行裂体增殖而成为裂殖体,被寄生的肝细胞肿胀破裂,释放出大量裂殖子。裂殖子在红细胞内先后发育成小滋养体(环状体)、大滋养体、含裂殖子的裂殖体,当被寄生的红细胞破裂时,释放出裂殖子及代谢产物,引起临床上典型的疟疾发作。释放的裂殖子再次侵犯未被感染的红细胞,重新开始新一轮的无性繁殖,形成临床上周期性发作。间日疟及卵形疟于红细胞内的发育周期约为48小时。三日疟约为72小时。恶性疟为36~48小时,发育先后不一,临床发作不规则(图7-1)。

四种疟原虫寄生于红细胞的不同发育期,间日疟原虫和卵形疟原虫主要寄生于网织红细胞,三日疟原虫多寄生于较衰老的红细胞,而恶性疟原虫可寄生于各发育期的红细胞。

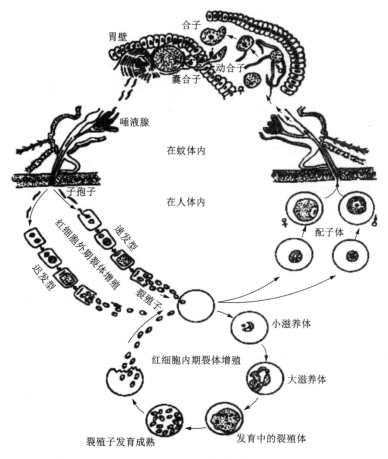

图7-1　疟原虫生活史

2. 按蚊体内阶段 疟原虫在按蚊体内的交合、繁殖阶段为有性繁殖期。雌、雄配子体被雌按蚊吸入胃内，进行交配后，发育成合子，继之成为动合子，动合子穿过蚊胃壁发育成囊合子，囊合子发育成孢子囊，其中含成千上万个子孢子，子孢子进入按蚊唾液腺内。当蚊叮咬人时，子孢子随唾液侵入人体。

（二）流行病学

1. 传染源 疟疾患者和无症状带虫者。

2. 传播途径 经蚊虫叮咬皮肤为主要传播途径。我国最主要为中华按蚊，是平原地区间日疟的主要传播媒介，山区疟疾以微小按蚊传播为主，丘陵疟疾以嗜人按蚊为主。极少数患者可因输入带疟原虫的血液或经母婴传播后发病。

3. 人群易感性 人群普遍易感。感染后可产生一定的免疫力，但不持久。各型疟疾之间无交叉免疫性，经反复多次感染后，再感染则症状较轻或无症状。

4. 流行特征 发病季节以夏、秋季为主。在高度流行区，成人发病率较低，儿童和外来人口发病率较高，主要流行在热带和亚热带，其次为温带。我国除少数地区外，均有疟疾流行。本病流行受温度、湿度、雨量以及按蚊生长繁殖情况的影响。温度高于 30℃ 或低于 16℃则不利于疟原虫在蚊体内发育。因此，北方疟疾有明显季节性，而南方常终年流行。疟疾通常呈地区性流行。然而，战争、灾荒、易感人群介入或新虫株导入，可造成大流行。

【发病机制与病理】

疟原虫在肝细胞内与红细胞内增殖时并不引起症状。被寄生的肝细胞周围没有明显炎症反应，认为系疟原虫在红细胞内摄噬血红蛋白产生代谢产物及疟色素，当裂殖体成熟后胀破红细胞，随同裂殖子一起进入血流，作用于体温调节中枢引起发热及其他有关症状。不同种的原虫裂体增殖时间不一致，因而临床发作周期也不一致，一般间日疟和卵形疟为隔日一次，三日疟隔两天一次，恶性疟由于原虫发育不整齐，遂使发作不规律，且恶性疟原虫的红细胞内期裂体增多在内脏微血管内进行，易致内脏损害。反复多次发作，可因大量红细胞破坏而出现贫血。

疟原虫在人体内增殖引起强烈的吞噬反应，致全身单核-吞噬细胞系统显著增生，表现为肝脾大，周围单核细胞增多。

【护理评估】

（一）健康史

1. 询问患者居住地蚊虫密度及蚊虫叮咬史，周围有没有类似病例；

2. 询问患者发病情况，有无发热及热型和持续时间如何；

3. 患者有无寒战、高热循环发作症状。

（二）身体状况

1. 典型发作 4 种疟疾发作的症状基本相似，典型症状为突发性寒战、高热和大量出汗，寒战常持续 20 分钟~1 小时，随后体温迅速上升，通常可达 40℃ 或更高，伴头痛、全身酸痛、乏力，但神志清楚。发热常持续 2~6 小时。随后开始大量出汗，体温骤降，大汗持续 0.5~1小时。此时，患者自觉明显好转，但可感乏力、口干。早期患者的间歇期可不规则，发作数次后逐渐变得规则，间日疟和卵形疟的间歇期约 48 小时，三日疟约 72 小时，恶性疟 36～48 小时。反复发作造成大量红细胞破坏，可出现不同程度的贫血和脾大。

2. 凶险发作　多由恶性疟引起，常见类型有：①脑型：急起高热、剧烈头痛、呕吐、谵妄和抽搐等，严重者可发生脑水肿、呼吸衰竭而死亡。②过高热型：持续高热可达 42℃，烦躁不安、谵妄，继之昏迷、抽搐，可在数小时内死亡。③厥冷型：患者肛温 38℃～39℃ 以上，软弱无力、皮肤苍白或轻度发绀、体表湿冷，常有频繁呕吐、水样腹泻，继而血压下降、脉搏细弱，多死于循环衰竭。④胃肠型：患者伴有腹泻，粪便先为黏液水便，每天数 10 次，后可有血便、柏油便，伴下腹痛或全腹痛，无明显腹部压痛。重者死于休克和肾衰竭。

3. 再燃和复发　4 种疟疾都有发生再燃的可能性，多见于病愈后的 1～4 周内，可多次出现。复发由迟发型子孢子引起，见于间日疟和卵形疟，多见于病愈后的 3～6 个月。

4. 输血疟疾　由输入带疟原虫的血液而引发，潜伏期 7～10 天，因无肝内迟发型子孢子，故治疗后无复发。

5. 并发症　黑尿热是恶性疟疾的严重并发症，又称溶血尿毒综合征。主要表现为急起寒战、高热、腰痛、酱油样尿、急性贫血与黄疸，严重者可发生急性肾衰竭。

课堂互动 ▶ 为什么蚊子能够传播疟疾呢？如何预防疟疾的传播或发生？

(三)心理-社会状况

了解患者和家属对疾病的认识情况，对疟疾的周期性发作有无紧张、焦虑等反应；对患者给予关心、体贴和帮助，使其消除不良心理反应，积极主动地配合治疗和护理，以便早日康复。

(四)辅助检查

1. 血常规检查　白细胞正常或减少，大单核细胞增多，多次发作后红细胞和血红蛋白可下降。

2. 疟原虫检查　①血涂片：血涂片染色查疟原虫是确诊的最可靠方法，血液的厚、薄涂片经吉姆萨染色后用显微镜油镜检查，可寻找疟原虫。②骨髓穿刺涂片：染色检查疟原虫，阳性率高于血涂片。

3. 血清学检查　血清特异性抗体在感染后 3～4 周才出现，用于疟疾的流行病学调查。

知识链接

全球疟疾技术战略

2021 年更新的世卫组织《2016—2030 年全球疟疾技术战略》为所有疟疾流行国家提供了一个技术框架。该框架用于指导和支持区域和国家规划，以控制和消除疟疾。

这项战略确定了宏伟但切实可行的全球目标，包括：到 2030 年将疟疾病例发病率至少降低 90%。到 2030 年将疟疾死亡率至少降低 90%。到 2030 年至少在 35 个国家中消除疟疾。在所有已无疟疾传播国家中防止再次出现疟疾。

(五)治疗原则及主要措施

1. 基础治疗　发作期及退热后 24 小时应卧床休息。要注意水分的补给，吐泻不能进食者，则适当补液，有贫血者可辅以铁剂。

2.病原治疗　氯喹是最常用和最有效的控制疟疾发作的首选药物，对红细胞内滋养体和裂殖体有迅速杀灭作用，口服吸收快，排泄慢，作用持久。凶险型疟疾可选用氯喹或奎宁缓慢静脉滴注。磷酸伯氨喹主要作用于红外期迟发型子孢子和配子体，用于防止疟疾复发和传播。快速高效抗疟药可选用青蒿素和青蒿琥酯等。

知识链接：黑尿热

3.黑尿热　则首先停用奎宁及伯喹，继之给糖皮质激素，碱化尿液，利尿等。

4.凶险发作的抢救原则　①迅速杀灭疟原虫无性体；②改善微循环，防止毛细血管内皮细胞崩裂；③维持水电解质平衡。

5.循环功能障碍者　按感染性休克处理，给予糖皮质激素，莨菪类药，肝素等；高热惊厥者，给予物理、药物降温及镇静止惊；脑水肿应脱水；心衰肺水肿应强心利尿；呼衰应用呼吸兴奋药或人工呼吸器；肾衰竭重者可做血液透析。

知识链接：防疫成效

【主要护理诊断/问题】

1.体温过高　与疟原虫感染，大量致热源释放入血有关。
2.有意识障碍的危险　与凶险型疟疾发作有关。
3.活动无耐力　与红细胞大量破坏导致贫血有关。
4.潜在并发症　黑尿热、呼吸衰竭、急性肾衰竭等。

【护理目标】

1.患者体温下降至正常，不适感减轻。
2.疲劳感减轻或消失，活动耐力恢复正常。
3.能执行隔离措施。
4.对患者及时治疗、护理，密切观察病情，避免并发症发生，如颅内高压症，黑尿热等。

【护理措施】

（一）一般护理

1.隔离措施　采取虫媒隔离。急性发作期应卧床休息以减轻患者体力消耗。
2.饮食护理　能进食者给予高热量、高蛋白、高维生素、含丰富铁质的流质或半流质饮食，以补充消耗，纠正贫血。有呕吐、不能进食者，可静脉补充营养。

（二）病情观察

观察生命体征，尤其注意体温的升降方式，定时记录体温的变化。观察面色，注意有无贫血表现。对恶性疟患者应注意体温高低，有无意识改变、头痛、呕吐、抽搐等表现。

（三）用药的护理

1.抗疟原虫治疗

（1）控制临床发作的药物：①磷酸氯喹：为目前非耐药疟疾的首选药物，对红细胞内滋养体和裂殖体有迅速杀灭作用。适用于间日疟、三日疟及无抗药性的恶性疟患者。每片剂量

0.25 g，首次4片，6小时后服2片，第2、3天各服1次，每次2片。服药后24~48小时退热，48~72小时血中疟原虫消失。该药物不良反应轻，表现为食欲减退、恶心、呕吐、腹痛等，过量服用可引起心动过缓、心律失常与血压下降，老年人与心脏病者慎用。②青蒿素及其衍生物：青蒿素对抗氯喹的恶性疟和各种疟原虫的红细胞内期有显著疗效，其优点为速效与低毒，口服首次1 g，6~8小时后服0.5 g，第2~3天各服0.5 g。青蒿琥酯抗疟疗效显著，不良反应少，耐药率低，适用于孕妇和脑型疟患者。③奎宁等也可用于抗疟治疗。

（2）防止复发、中断传播的药物：常用的为磷酸伯氨喹，作用为杀灭肝细胞内速发型和迟发型的疟原虫，有病因预防和防止复发的作用，还能杀灭各种疟原虫的配子体，有防止传播的作用。每片剂量13.2 mg，4天疗法，每天4片，8天疗法，每天3片。服用3~4天后可发生发绀或溶血反应，需加强观察，如出现反应应及时通知医师并停药。

（3）用于预防的药物：乙胺嘧啶能杀灭各种疟原虫，故有预防作用。每片剂量6.25 mg，成人顿服每天8片，连服2天。

2.一般疟疾与凶险疟疾的治疗

（1）一般疟疾：常首选氯喹与伯氨喹啉。

（2）凶险型疟疾：需快速、足量应用有效的抗疟药物，可选用磷酸氯喹或奎宁静脉滴注，药物加入液体后应轻轻摇匀，以防发生心律失常。静滴时应严格掌握药物浓度与滴速，以40~50滴/分为宜，严禁高浓度或快速静脉推注。在滴注过程中应有专人守护在床边，如发生严重反应应立即停止滴注。

（四）对症及并发症护理

1.发热的护理 具体措施参见第一章第五节"发热的护理"。

2.意识障碍的护理 凶险型疟疾发作时密切监测病情发展，若发生脑水肿，呼吸衰竭时，应协助医生进行抢救并作好相应护理，防止患者突然死亡。

3.黑尿热的护理 ①密切观察患者生命体征的变化，记录24小时出入量，监测血生化指标，及时发现肾衰竭。②立即停用奎宁、伯氨喹等诱发溶血反应、导致黑尿热的药物。③遵医嘱应用氢化可的松、5%碳酸氢钠等药物，以减轻溶血和肾损伤。保持每天3000~4000 mL液体入量，尿量1500 mL以上。④给予持续吸氧。⑤应严格卧床到急性症状消失，减少不必要的搬动，避免诱发心衰。⑥贫血严重者，遵医嘱配血，少量多次输新鲜全血。

（五）心理护理

由于患者及其家属对疟疾病情发展的认知程度偏低，患者对疾病引起的各种不适与变化等常会出现焦虑、恐惧等不良心理反应。应帮助患者及其家属熟悉本病的有关知识，使患者对自己的疾病有较全面的认识，早期抗疟治疗有效，以消除患者的不良心理反应，增强治疗的信心。指导患者家属在情感上关心支持患者，进而减轻患者的心理压力。

（六）健康指导

1.对患者的指导 对患者进行疾病知识教育，如传染过程、主要症状、治疗方法、药物不良反应、复发原因等，指导患者坚持服药，以求彻底治愈。有反复发作时，应速到医院复查。

2.疾病预防指导

（1）管理传染源：及时规范疫情报告，根治疟疾患者及带疟原虫者。对1~2年内有疟疾发作史及血中查到疟原虫者，在流行季节前 1 个月，给予抗复发治疗，以根治带虫者。以后每 3 个月随访 1 次，直至 2 年内无复发为止。疟疾病愈未满 3 年者，不可输血给其他人。

（2）切断传播途径：应以防蚊、灭蚊为主。在疟区黄昏后应穿长袖衣服和长裤，在暴露的皮肤上涂驱蚊剂，挂蚊帐睡觉，房间喷洒杀虫剂及用纱窗阻隔蚊虫叮咬。

（3）保护易感人群：因疟原虫抗原的多样性，给疫苗研制带来很大困难，目前研制的重组融合蛋白疫苗已在非洲进行三期临床试验，初步显示可喜的结果。药物预防是目前较常应用的措施，对疟区的健康人群及外来人群可酌情选用氯喹。耐氯喹疟疾流行区可用甲氟喹。

知识链接

屠呦呦与青蒿素

　　屠呦呦多年从事中药和中西药结合研究，于 1972 年成功提取到了青蒿素，因发现青蒿素，挽救了全球特别是发展中国家的数百万人的生命。屠呦呦于 2011 年 9 月获得拉斯克奖和葛兰素史克中国研发中心"生命科学杰出成就奖"，于 2015 年 10 月获得诺贝尔生理学或医学奖。

【护理评价】

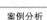

1. 患者体温是否下降至正常，不适感是否减轻。
2. 疲劳感是否减轻或消失，活动耐力是否恢复正常。
3. 是否能执行隔离措施。

案例分析

4. 是否对患者及时治疗、护理，密切观察病情，是否避免并发症发生，如颅内高压，黑尿热等。

【思考题】

1. 疟疾的典型症状有哪些？
2. 什么是黑尿热？
3. 如何做好疟疾典型发作时寒战期护理？

测一测

第八章

蠕虫感染性疾病患者的护理

蠕虫属于寄生虫的一种，它是一种多细胞的动物，是肉眼可以看见的，因为它比较独特的运动形式而得名，也就是借助肌肉的伸缩而蠕动的运动形式。主要包括线形动物门（比如线虫）、扁形动物门（比如吸虫、绦虫）以及头部带棘的虫体棘头动物门。

它的感染途径通常是带有虫卵或幼虫的粪便进入水和食物，被污染的水、食物经口进入人体，也可以由昆虫叮咬吸取人血时传入人体，或者由虫蚴直接穿透皮肤进入人体等。

蠕虫感染造成的损害可以在幼虫移行的周围组织，也可以局限在寄居的部位或者扩展到宿主的其他部位，损伤的方式包括机械性的损伤、夺取宿主的营养、释放毒素等等，引起宿主的组织对寄生虫刺激的反应和过敏反应。

对人体致病的蠕虫主要有日本血吸虫、埃及血吸虫、布氏姜片虫、华支睾吸虫、蛔虫、蛲虫、鞭虫等等。

第一节 日本血吸虫病患者的护理

学习目标

1. 掌握：日本血吸虫病的概念、主要临床特征及护理评估。
2. 熟悉：日本血吸虫病的流行病学特点、治疗原则。
3. 学会应用护理程序解决传染病患者的护理问题，为传染病护理知识的临床应用奠定基础。
4. 具有严谨求实的工作态度，尊重传染病患者的身心需求，不惧怕疾病传染性，具有救死扶伤的精神。

案例导入

患者，男，51岁。因"呕血、黑便3天"入院。患者腹泻1个月多，伴有低热、腹痛，腹泻伴血性黏液。1天前排柏油样便，呕鲜血。日常在田间劳作。护理体检：T 38.1℃，P 95次/分，R 21次/分，BP 118/70 mmHg。

B超：肝区回声分布不均匀、增强增粗，呈光条、光斑、光带样表现，门、脾静脉增宽。直肠黏膜活检血吸虫卵(+)。

问题：根据本节内容请考虑该患者的医疗诊断及诊断依据、目前存在的主要护理诊断/问题及具体护理措施。

知识链接

血吸虫种类

寄生于人体的血吸虫主要有三种：即流行于非洲北部的埃及血吸虫、流行于拉丁美洲及非洲中部的曼氏血吸虫以及流行于亚洲的日本血吸虫。在中国因只有日本血吸虫病流行，故通常将日本血吸虫病简称为血吸虫病。

【疾病概述】

日本血吸虫病(schistosomiasis japonica)是日本血吸虫寄生在门静脉系统所引起的疾病。急性期患者主要表现为发热、腹痛、腹泻、便血、肝肿大与压痛、血中嗜酸性粒细胞显著增多。慢性期以肝脾肿大或慢性腹泻为主要表现；晚期表现主要与肝脏门静脉周围纤维化有关，临床上有巨脾、腹水等。

(一)病原学

日本血吸虫雌雄异体，寄生于人畜终宿主的肠系膜下静脉，虫体可逆血流移行于肠黏膜下层的静脉末梢。合抱的雌雄虫交配产卵于小静脉的小分支，每虫每天可产卵 2000~3000 个。卵呈椭圆形，$(70~100)\mu m \times (50~60)\mu m$，壳薄无盖，色淡黄，侧方有一小刺。虫卵在血管内成熟，内含毛蚴，毛蚴分泌溶细胞物质，透过卵壳入肠黏膜，破坏血管壁并使周围肠黏膜组织破溃与坏死。由于肠的蠕动，腹腔内压力与血管内压力的增高，使虫卵与坏死组织落入肠腔，随粪便排出体外。虫卵入水后在 20℃~30℃经 12~24 小时即孵化出毛蚴，在水中游动的毛蚴 1~2 天内遇到钉螺(中间宿主)即主动侵入，在螺体肝、淋巴腔内发育为母胞蚴、子胞蚴，再经 5~7 周形成大量尾蚴，逐渐逸出螺体外，尾蚴入水或逸出于河边或岸上青草露水中。终宿主接触水中尾蚴时，尾蚴吸附于宿主的皮肤，利用分泌的溶蛋白酶溶解皮肤组织，脱去尾部进入表皮变为童虫。童虫侵入真皮层的淋巴管或微小血管至静脉系统，随血流至右心、肺，左心进入体循环，或由肺穿至胸腔，通过横膈入腹腔。约经 4 天后到达肠系膜静脉，并随血流移至肝内门脉系统，初步发育后再回到肠系膜静脉中定居，在此，雌雄合抱，性器官成熟，产卵。从尾蚴经皮肤感染至交配产卵最短需 23~35 天，一般为 30 天左右。成虫在宿主体内生存 2~5 年即死亡，有的成虫在患者体内可存活 30 年以上。

人是终末宿主，钉螺是必需的唯一中间宿主。

(二)流行病学

本病流行于中国、日本、菲律宾等地。本病的流行必须具备以下三个环节：

1.传染源　患者或保虫宿主(牛、羊、猪、犬、猫及鼠类)是最主要的传染源。含有日本血吸虫活卵的船户粪便直接排泄下河以及居民在河边洗刷马桶是水源被污染的主要原因。随地大便，河边粪坑及用未处理的新鲜粪便施肥，被雨水冲入河流，造成水源污染。病畜(牛、羊、犬)及鼠等含有虫卵，随粪便排出，污染水源。

钉螺为血吸虫的唯一中间宿主，是本病传染过程的主要环节。钉螺喜栖在近水岸边，在湖沼地区及芦滩洼地上最多。在平原地区孳生于土质肥沃，杂草丛生，水流缓慢的潮湿荫蔽地区，沟渠最多，岸边次之，稻田中最少。钉螺感染率以秋季为最高。

2. 传播途径　接触传播是主要的传播方式。主要通过皮肤、黏膜与疫水接触受染。多通过游泳洗澡、洗衣、洗菜、淘米、捕鱼捉蟹，赤足经过钉螺受染区等方式感染。尾蚴侵入的数量与皮肤暴露面积，接触疫水的时间长短和次数成正比。有时因饮用疫水或漱口时被尾蚴侵入口腔黏膜受染。

3. 人群易感性　普遍易感，以男性农民和渔民感染率最高。非流行区以学龄儿童及青少年感染率高。感染后患者可获得部分免疫力。

4. 流行特征　本病感染季节多为夏、秋季。本病流行于中国、日本、菲律宾等地。中国则见于长江流域和长江以南的 13 个省、市、自治区的 333 个县市。流行区可分为湖沼、水网和山丘三种类型，以湖沼区疫情最重，如湖北、湖南、江西等省。

【发病机制与病理】

血吸虫尾蚴、童虫和虫卵对宿主产生机械性损伤，并引起复杂的免疫病理反应，其中以虫卵的作用最为突出。虫卵通过卵壳上的微孔释放可溶性虫卵抗原，使 T 淋巴细胞致敏，释放各种淋巴因子，吸引大量巨噬细胞、单核细胞和嗜酸性粒细胞等聚集于虫卵周围，形成虫卵肉芽肿，又称虫卵结节。虫卵周围有嗜酸性辐射样棒状物，是抗原和抗体结合的免疫复合物，称为何博礼现象（Hoeppli phenomena）。

血吸虫病的基本病变是由虫卵沉着组织中所引起的虫卵结节。虫卵结节分急性和慢性两种；急性由成熟活虫卵引起，结节中央为虫卵，周围为嗜酸性包绕，聚积大量嗜酸性细胞并有坏死，称为嗜酸性脓肿，脓肿周围有新生肉芽组织与各种细胞浸润，形成急性虫卵结节。急性虫卵结节形成 10 天左右，卵内毛蚴死亡，虫卵破裂或钙化，围绕类上皮细胞，异物巨细胞和淋巴细胞，形成假结核结节，以后肉芽组织长入结节内部，并逐渐被类上皮细胞所代替，形成慢性虫卵结节。最后结节发生纤维化。

病变部位主要在结肠及肝脏，较多见的异位损害则在肺及脑。

【护理评估】

（一）健康史

1. 询问患者是否长期生活在血吸虫病流行地区；

2. 询问患者是否有血吸虫疫水接触史；

3. 询问患者的起病情况，起病的急缓发热的时间、程度、热型及伴随症状；

4. 评估患者有无咳嗽、咳痰、腹痛、腹泻及荨麻疹等症状。

（二）身体状况

本病潜伏期长短不一，一般为 40 天左右。临床表现复杂多样，与感染的程度、部位、病程及患者的免疫状态等因素有关。我国将血吸虫病分为急性血吸虫病、慢性血吸虫病、晚期血吸虫病和异位血吸虫病 4 型。

1. 急性血吸虫病　起病多较急，常为初次重度感染者，以全身症状为主。患者有明确的疫水接触史，尾蚴侵入部位可出现尾蚴性皮炎，表现为红色丘疹或疱疹，奇痒，2~3 天消退。

（1）发热：是最常见的临床表现，热度高低和热程长短与感染血吸虫尾蚴的数量成正比。

轻症者发热数天,一般2~3周,重症者可迁延数月。热型以间歇热多见,也可呈弛张热。下午或晚上体温升高,可达39℃~40℃,伴畏寒,清晨热退时出汗。重症者体温持续在40℃左右,呈稽留热,可伴缓脉、消瘦、贫血、意识模糊、谵妄、昏迷等表现,甚至死亡。

(2)过敏反应:以荨麻疹为常见,广泛分布于全身或仅局限于四肢,持续数天或1~2周。可伴血管神经性水肿、淋巴结肿大与压痛、出血性支气管哮喘等。血中嗜酸性粒细胞显著增多。

(3)消化系统症状:食欲减退,可伴恶心、呕吐、腹痛、腹泻。腹泻每日3~5次,粪便稀薄,严重者为脓血便,甚至出现腹膜刺激征。粪检易发现虫卵。

(4)肝脾肿大:90%以上患者可出现肝大,左叶较右叶显著,伴不同程度压痛。50%左右的患者轻度脾大。

2.慢性血吸虫病 急性症状未经治疗消退,或疫区居民反复轻度感染后获得部分免疫力,病程在半年以上,称为慢性血吸虫病。在流行区,慢性患者占感染者的绝大多数。临床表现主要为隐匿型间质肝炎或慢性结肠炎。

(1)无症状型:大多无明显症状,仅粪便检查时发现虫卵,可有轻度肝脏肿大,但肝功能一般正常。

(2)有症状型:主要表现为血吸虫性肉芽肿肝病和结肠炎。最常见症状为慢性腹泻,重者有脓血便,肝大以左叶较明显,因门静脉壁增厚,B超检查可见网络样改变,脾亦逐渐增大。

3.晚期血吸虫病 反复或大量感染尾蚴后,未经及时治疗,出现血吸虫性肝硬化,有门静脉高压、脾显著增大和临床并发症,即为晚期血吸虫病。根据累及脏器不同可分为4型,各型可单独或合并存在。

(1)巨脾型:最常见,脾肿大可达脐下或横径超过腹中线,质硬,伴脾功能亢进及食管下段、胃底静脉曲张,可发生上消化道出血,易诱发腹水。

(2)腹水型:为肝硬化失代偿期表现,患者出现腹胀、腹痛、乏力、腹部膨隆、腹壁静脉曲张等症状。腹水多进行性加剧,导致腹部极度膨隆,下肢严重水肿、呼吸困难。易并发上消化道出血、肝性脑病或败血症而死亡。

(3)结肠肉芽肿型:以结肠病变为主,病程3~6年以上,亦有10年者,表现为腹痛、腹泻、便秘或二者交替出现。腹泻为水样便、血便或黏液脓血便,有时可出现肠梗阻,左下腹可触及肿块。

(4)侏儒型:极少见,为幼年反复感染血吸虫所致。

4.异位血吸虫病 虫卵沉积于门脉系统以外的器官或组织所造成的损害称异位血吸虫病。以肺和脑多见。

(1)肺型血吸虫病:因虫卵沉积引起的肺间质性病变。表现为轻度咳嗽与胸部隐痛,痰少,咯血少见;肺部可闻及干、湿啰音;严重者X线胸片可见肺部弥漫云雾状、点片状及粟粒样浸润阴影,以中下肺野为多。肺部病变经病原学治疗后3~6个月内逐渐消失。

(2)脑型血吸虫病:以青壮年多见。急性型类似脑膜脑炎,表现为意识障碍、脑膜刺激征、抽搐、腱反射亢进和锥体束征。慢性型主要表现为癫痫发作,尤以局限性癫痫多见。

5.并发症

(1)晚期肝硬化并发症:可有食管下段和胃底静脉曲张,发生上消化道出血。大出血、大量放腹水可诱发肝性脑病。有腹水者可并发原发性细菌性腹膜炎。

（2）肠道并发症：以阑尾炎最多见，因虫卵沉积阑尾所致。也可因结肠肉芽肿并发不全性肠梗阻和结肠癌。

> **课堂互动▶** 慢性血吸虫病患者的观察要点有哪些？护士如何给患者做健康指导？

（三）心理-社会状况

评估患者有无因发热、腹痛、腹泻、呕吐及全身淋巴结增大而出现焦虑、紧张、恐惧等不良的心理反应；评估患者及家属对疾病的认识程度，对治疗和护理的需求。

（四）辅助检查

1. 血常规检查 白细胞计数增多。急性期嗜酸性粒细胞显著增多，可达 20%～40%。慢性期患者嗜酸性粒细胞轻度增多。晚期可因脾功能亢进引起全血细胞减少。

2. 粪便检查 粪便检出虫卵、孵出毛蚴或直肠黏膜活检查出虫卵是诊断血吸虫病的直接依据。急性期患者粪检阳性率高，慢性期和晚期患者阳性率低。

3. 肝功能检查 急性期患者血清球蛋白显著增高，血清 ALT、AST 轻度增高。晚期肝硬化阶段，白蛋白减少，导致白蛋白与球蛋白（A/G）比例倒置。无症状的慢性血吸虫病患者肝功能结果多正常。

4. 免疫学检查 常用方法有皮内试验、环卵沉淀试验、间接血凝试验、ELISA 及循环抗原酶免疫法，检测循环中抗原及特异性抗体，敏感性、特异性高，采血量少且操作简便，但不能区分现症感染和既往感染，并有假阳性、假阴性等缺点。

5. 直肠黏膜活检 是血吸虫病原诊断方法之一。通过直肠或乙状结肠镜，自病变处取米粒大小黏膜，置光镜下压片检查有无虫卵。

6. 肝影像学检查 进行肝脏 B 超和 CT 检查，判断肝纤维化和肝硬化程度。

（五）治疗原则及主要措施

主要采取病原治疗、对症治疗及预防性治疗。针对病原体治疗首选药物是吡喹酮，对于各期各型血吸虫病均有效。急性血吸虫病者应住院治疗，合并细菌或其他寄生虫感染者，应先抗感染或驱虫治疗，再用吡喹酮治疗。对于慢性和晚期血吸虫病，加强营养，增强体质，及时治疗并预防并发症。对于重疫区特定人群可口服蒿甲醚或青蒿琥酯进行预防性服药，能有效预防血吸虫感染。

知识链接

吡喹酮

吡喹酮（Praziquantel），为一种用于人类及动物的驱虫药，专门治疗绦虫及吸虫。对于血吸虫、中华肝吸虫、广节裂头绦虫特别有效。

本品主要通过 5-HT 样作用使宿主体内血吸虫、绦虫产生痉挛性麻痹脱落，对多数绦虫成虫和未成熟虫体都有较好效果，同时能影响虫体肌细胞内钙离子通透性，使钙离子内流增加，抑制肌浆网钙泵的再摄取，虫体肌细胞内钙离子含量大增，使虫体麻痹脱落。

【主要护理诊断/问题】

1. 体温过高　与急性感染后血吸虫虫卵和虫体代谢产物作用有关。
2. 腹泻　与结肠、直肠病变有关。
3. 营养失调：低于机体需要量　与结肠、肝脏病变所致营养吸收、合成障碍有关。
4. 体液过多　与血吸虫性肝硬化致门静脉高压有关。
5. 活动无耐力　与发热、肝脏病变有关。
6. 潜在并发症　上消化道出血、肝性脑病、原发性腹膜炎等。

【护理目标】

1. 体温降至正常范围，并保持稳定。
2. 胃肠道症状减轻或消失，加强营养支持，食欲好转，体力增强。
3. 营养状况得到改善，无并发症发生。

【护理措施】

(一)一般护理

1. 隔离措施　采取接触隔离。急性血吸虫病及肝硬化失代偿期患者应卧床休息，慢性期患者可适当活动，避免劳累。

2. 饮食护理　急性期患者给予高热量、高蛋白、高维生素，易消化饮食，避免油腻、产气的食物；慢性期患者给予营养丰富的易消化食物，少量多餐，避免进食粗、硬、纤维素丰富的食物；高热者注意补充足够水分，以维持水、电解质平衡；腹泻者饮食要求同痢疾患者；肝硬化伴腹水者给予低盐饮食；食管胃底静脉曲张者给予软且含纤维素少的食物；肝性脑病者禁蛋白饮食。

(二)病情观察

监测生命体征，记录排便次数和性状。观察皮肤过敏情况、咳嗽程度及痰液性状、活动耐力、饮食情况，有无腹胀、消化道出血、意识变化等表现。监测实验室检查结果。

(三)用药的护理

遵医嘱用药：吡喹酮是目前治疗血吸虫病的首选药物，给药方法如下：①急性血吸虫病：成人总量 120 mg/kg，6 天分次服完，2 天内服完总量的 50%，体重超过 60 kg 者仍按 60 kg 计。②慢性血吸虫病：成人总量 60 mg/kg，2 天内分 4 次服完，儿童体重在 30 kg 以内者总量可按 70 mg/kg，30 kg 以上者与成人相同剂量。③晚期血吸虫病：一般患者用药方法同慢性血吸虫病，肝功能差、年老、体弱或有并发症者，应适当减少总量(不少于 40 mg/kg)、延长疗程，避免出现严重心律失常的不良反应，感染严重者可按总量 90 mg/kg，分 6 天内服完。④预防性用药：青蒿素衍生物蒿甲醚和青蒿琥酯，能杀灭感染尾蚴后 5~21 天的血吸虫童虫。在接触疫水后 15 天口服蒿甲醚，按 6 mg/kg，以后每 15 天 1 次，连服 4~10 次；或者在接触疫水后 7 天口服青蒿琥酯，6 mg/kg，顿服，以后每 7 天 1 次，连服 8~15 次。

吡喹酮毒性小，不良反应短暂而轻微，主要有头晕、头痛、乏力、恶心、腹痛，少数有变态反应，一般不需要处理，若出现心悸等心律失常表现，应立即停药并及时报告医生。哺乳期妇女服药期间不宜哺乳，间隔 72 小时后再哺乳。

(四) 对症护理

1. 发热的护理　常用物理降温法，具体措施参见第一章第五节"发热的护理"。有全身荨麻疹的患者忌温水或乙醇擦浴。

2. 腹泻的护理　应保持皮肤清洁干燥，排便后及时清洗肛周，禁用肥皂水擦洗，可涂润滑剂。其他措施参见第一章第五节"腹泻的护理"。

3. 腹水的护理　限制水钠摄入。肝硬化大量腹水的患者应采取半卧位，以减轻呼吸困难和心悸，避免腹内压骤增或骤降，如剧烈咳嗽、用力排便或大量放腹水等。

(五) 并发症护理

观察患者有无呕血、黑便等消化道出血的表现。密切注意患者有无肝性脑病的早期症状等。发现异常及时告知医生并配合处理。

(六) 心理护理

耐心向患者讲解病情及预后，多与患者进行沟通。了解患者的需要，解除患者的思想顾虑，树立战胜疾病的信心。

(七) 健康指导

1. 对患者的指导　介绍血吸虫病的传播途径、对人体的危害、预后及常见并发症等。鼓励患者早诊断早治疗，指导慢性患者合理安排生活，保证充分的睡眠，加强营养，防止并发感染，限制吸烟、饮酒以避免加重肝损害。定时复查，一旦发生并发症应及时就医。

2. 疾病预防指导

(1) 管理传染源：在流行区患者和病畜进行普查普治，重点人群每年预防性用药。

(2) 切断传播途径：用物理和化学方法消灭钉螺是关键。粪便严格无害化处理，防止污染水源。加强饮用水管理，提倡使用自来水。

(3) 保护易感人群：提高疫区居民的防护意识，尽量避免接触疫水，水中作业时皮肤和衣裤上涂防护剂(含氯硝硫胺)，穿长筒胶鞋、防水裤，戴橡胶手套，接触疫水者可预防性服药。

【护理评价】

1. 患者体温是否保持在正常范围，不适感是否减轻。

2. 通过实施及时有效的治疗和正确合理的护理措施，患者病情是否得到控制，肠道症状是否消失，食欲有否增加，营养状况是否改善。

【思考题】

1. 简述日本血吸虫病的流行病学。

2. 简述预防日本血吸虫病的关键措施。

测一测

第二节　钩虫病患者的护理

学习目标

1. 掌握：钩虫病的概念、主要临床特征及护理评估。
2. 熟悉：钩虫病的流行病学特点、治疗原则。
3. 能熟练的提出疾病护理诊断并实施护理措施及健康指导，应用护理程序解决传染病患者的护理问题，为传染病护理知识的临床应用奠定基础。
4. 具有严谨求实的工作态度，尊重传染病患者的身心需求。

案例导入

　　患者，男，58岁，农民。因"间断排黑便1年"入院。患者近1年来无明显诱因反复出现黑便，质硬。渐进性出现疲乏、头昏、食欲缺乏、活动后气促等来院就诊。

　　护理体检：T 37.0℃，P 78次/分，R 21次/分，BP 110/75 mmHg。慢性面容，面色苍白消瘦。肝脾肿大伴轻度压痛。

　　实验室检查：RBC $2.6×10^{12}$/L，Hb 80 g/L，平均血红蛋白浓度MCHC<30%。粪涂片检查钩虫卵(+)。

　　问题：根据本节内容请考虑该患者的医疗诊断及诊断依据、目前存在的主要护理诊断/问题及具体护理措施。

【疾病概述】

　　钩虫病(ancylostomiasis, hookworm disease)是由钩虫寄生人体小肠所引起的疾病。临床上以贫血、营养不良、胃肠功能失调和劳动力下降为主要表现，重者可致发育障碍及心功能不全。

　　寄生于人体的钩虫主要为十二指肠钩口线虫或美洲板口线虫。偶可寄生人体的还有锡兰钩口线虫和犬钩口线虫等。巴西钩口线虫的感染期幼虫虽可侵入人体，但一般不能发育为成虫。

(一)病原学

　　寄生于人体的钩虫主要有十二指肠钩虫和美洲钩虫。钩虫成虫为灰白色，雌雄异体，雌虫粗长，雄虫细短。两种钩虫的生活史相同，虫卵随粪排出后，在温暖潮湿的土壤中1~2日就可孵化出杆状蚴，然后5~8日内转化为细长的丝状蚴。丝状蚴钻入人皮肤后随血流到达肺，然后沿呼吸道爬至会厌被吞入消化道，幼虫吸附于小肠并发育为成虫，长期吸血。

知识链接：钩虫对人体的主要危害

成虫寿命 2~10 年。

（二）流行病学

1. 传染源　钩虫病患者和带虫者。含钩虫卵的粪便未经处理就当肥料应用，使农田成为重要的感染场所。

2. 传播途径　钩虫的幼虫（丝状蚴）经皮肤或黏膜侵入人体。农田作业是感染的重要来源，如赤足行走、下田劳动时接触污染的土壤被感染。也可因进食含有丝状蚴的蔬菜或生水，直接经口感染。

3. 人群易感性　人群普遍易感，青壮年农民感染率高，可多次重复感染。

4. 流行特征　世界性分布，热带、亚热带地区的农村感染流行尤为严重，农村感染率高于城市。夏秋季是感染高发季节。我国华东、华北地区以十二指肠钩虫为主，华南、西南地区以美洲钩虫为主。

【发病机制与病理】

幼虫侵入人体皮肤可引起钩蚴性皮炎，局部皮肤可出现小的红色丘疹。成虫以口囊吸附在小肠黏膜绒毛上，经常更换吸附部位，并分泌抗凝物质，导致黏膜不断渗血，引起慢性失血和血浆蛋白丢失。

病理改变主要发生于皮肤、肺组织、肠组织等。钩蚴性皮炎可见局部血管扩张、出血、血清渗出。在真皮内有中性粒细胞、嗜酸性粒细胞、单核细胞和成纤维细胞浸润，在结缔组织、淋巴管和血管内有时可见到幼虫。肺组织有点状出血，中性粒细胞、嗜酸性粒细胞、单核细胞和成纤维细胞浸润。小肠黏膜绒毛上可见散在直径 3~5 mm 的浅层出血或糜烂，其次为大块深及黏膜下层甚至肌层的出血性瘀斑。溃疡周围黏膜层、固有层及黏膜下层常有水肿及中性、嗜酸性粒细胞和淋巴细胞浸润。

【护理评估】

（一）健康史

1. 询问患者有无钩虫病患者接触史，发病前有否下田劳动或赤足行走及接触粪便；

2. 是否生食不洁瓜果蔬菜和饮用生水；

3. 有无饭前便后洗手的习惯等。

（二）身体状况

钩虫病的症状主要由钩蚴及成虫所致，但成虫所致的症状较为长久和严重。

1. 钩蚴虫所致的症状

（1）皮炎：钩蚴侵入处皮肤，初有奇痒和烧灼感，继而出现小出血点、丘疹和小疱疹。皮炎多发生在手指或足趾间、足背、踝部等，数日内可消失。抓痒可继发细菌感染，局部淋巴结肿大，偶可出现一过性荨麻疹。

（2）呼吸系统症状：受染后 3~5 日，患者常有咳嗽、喉痒、声哑等；重者呈剧烈干咳和哮喘发作，表现为嗜酸性粒细胞增多性哮喘，痰内可出现血丝。X 线检查可见肺纹理增粗或肺门阴影增生，偶可发现短暂的肺浸润性病变。

2.成虫引起的症状

粪便中有钩虫卵而无明显症状者称"钩虫感染"，粪便中有钩虫卵又有慢性临床症状者称"钩虫病"。

(1)消化系统的症状：患者大多于感染后1~2个月逐渐出现上腹部不适或疼痛、食欲减退、腹泻、乏力、消瘦等。

(2)血液循环系统症状：①贫血：重度感染后3~5个月逐渐出现进行性贫血，表现为头晕、耳鸣、心悸、气促等。长期严重贫血可发生贫血性心脏病，表现为心脏扩大、心率加快等。严重贫血常伴有低蛋白血症，出现下肢或全身水肿。②循环系统症状：贫血的程度直接影响循环系统，特别是心脏代谢功能。患者皮肤黏膜苍白，下肢轻度水肿，不劳动也感气急、心悸，四肢无力、耳鸣、眼花、头昏、智力减退等。重度感染者全身水肿明显，轻度活动后感严重气急、心悸及心前区疼痛，脉搏快而弱，全心扩大，有明显收缩期杂音以至舒张期杂音。出现心功能不全时尚见有肝肿大、压痛、肺部啰音、腹水等。

3.其他

儿童重症患者，可有生长发育障碍、智力减退、性发育不全、侏儒症等表现。成年患者也常有闭经、阳痿、性欲减退、不育等；严重感染的孕妇易引起妊娠中毒症、早产、死胎等。

(三)心理-社会状况

评估患者对疾病的认识程度，以及因恶心、呕吐、体重下降及劳动能力下降，产生焦虑、恐惧的心理。

(四)辅助检查

1.血常规检查 常有不同程度的血红蛋白降低，呈小细胞低色素性贫血，红细胞减少，网织红细胞和嗜酸性粒细胞正常或轻度增高。血清铁浓度降低。

2.骨髓涂片检查 红细胞系统增生活跃，但发育多停滞于幼红细胞阶段，中幼红细胞显著增多。

3.病原学检查 粪便直接涂片、饱和盐水漂浮法检出虫卵或钩蚴培养阳性，即可确诊。电子胃镜检查，十二指肠、空肠等发现活虫体，可直接明确诊断。

4.X线胸片检查 可出现肺纹理增多，散在片状影，肺间质呈网状结构等改变。

(五)治疗原则及主要措施

钩虫病主要是驱虫治疗和对症治疗。在钩蚴感染24小时内可用左旋咪唑涂肤剂或15%阿苯达唑软膏涂擦患处皮肤。驱虫治疗可口服阿苯达唑(肠虫清)或甲苯咪唑，具有杀死成虫和虫卵的作用。但其驱虫作用缓慢，感染较重者需多次反复治疗。

贫血和低蛋白血症是本病的主要表现，故给予足量的铁剂，补充高蛋白饮食对改善贫血与消除症状甚为重要。一般病例宜于驱虫治疗后补充铁剂，但重度感染伴严重贫血者，宜先予纠正贫血。输血仅适用于孕妇或严重贫血者，已合并有贫血性心脏病心力衰竭者，输血有助于改善心功能。

【主要护理诊断/问题】

1.活动无耐力 与钩虫病导致贫血有关。

2.营养失调：低于机体需要量 与长期慢性失血、胃肠功能紊乱有关。

3.皮肤完整性受损　与钩虫引起皮肤损伤有关。

【护理目标】

　　1.消化道症状减轻或消失，摄取营养合理，体力增强。

　　2.贫血程度减轻，贫血相关症状消失。

　　3.皮肤皮疹消退，无感染。

　　4.焦虑、紧张情绪缓解，表情轻松。

【护理措施】

　　（一）一般护理

　　1.隔离与休息　严格接触隔离，消毒处理感染者粪便。根据贫血程度决定患者活动量，严重贫血者应卧床休息。

　　2.饮食护理　给予高热量、高蛋白、高维生素、含铁丰富及易消化的食物。驱虫期间给予半流质饮食，忌油腻和粗纤维食物。

　　（二）病情观察

　　观察局部皮疹、瘙痒情况；观察有无咳嗽、咳痰、哮喘等呼吸系统症状；注意患者饮食情况，有无腹痛、腹泻、黑便等消化道症状；观察有无严重贫血所致的心功能改变及儿童生长发育障碍等。

　　课堂互动 ▶ 简述贫血患者的护理要点。

　　（三）用药的护理

　　遵医嘱用药。常用驱虫药物有阿苯达唑，剂量为 400 mg，每天 1 次，连服 2~3 天。2 岁以上儿童与成人用法相同，1~2 岁儿童剂量减半。此类药物不良反应轻而且短暂，少数患者出现头晕、恶心、腹部不适、腹泻等症状，可自行缓解。妊娠期妇女禁用。钩蚴皮炎在感染后 24 小时内可用左旋咪唑涂肤剂或者 15% 阿苯达唑软膏，1 天 2~3 次，重者连用 2 天。贫血者补充铁剂、维生素 C、维生素 B6、叶酸等，必要时可少量输血。

　　（四）对症护理

　　1.皮肤瘙痒的护理：嘱患者勿抓挠，防止继发感染，局部涂搽药物，其他措施参见第一章第五节"皮疹的护理"。

　　2.重度贫血、营养不良的患者抵抗力差，应做好口腔护理、皮肤护理等基础护理，防止感染。生活不能自理的患者，加强生活护理，给予情感支持。

　　（五）心理护理

　　患者缺乏相应的防治知识，多有不同程度的焦虑，向患者及其家属解释本病的传染过程、病后贫血的原因，并说明本病的治疗方法和效果，以解除患者思想顾虑，积极配合治疗。

　　（六）健康指导

　　1.对患者的指导　对患者进行健康宣教，介绍钩虫病的病因、感染途径、症状、治疗及预后，嘱患者遵医嘱服药，驱虫治疗 1 个月内复查粪便。指导服用铁剂的方法和注意事项，介绍含铁丰富的食物，向患者解释纠正贫血可减轻症状，预后良好，消除患者的顾虑。

2.疾病预防指导

(1)管理传染源：在钩虫感染率高的地区开展大规模普查，普查患者及钩虫感染者，以控制传染源。

(2)切断传播途径：加强粪便管理，推广粪便无害化处理，改变施肥和耕作方法，采用机械操作耕种，防止皮肤接触土壤。注意饮食卫生，防止钩蚴经口感染。

(3)保护易感人群：重点在于宣传，提高对钩虫病的认识，在钩虫病感染率高的地区开展集体驱虫治疗。目前预防钩虫感染的疫苗尚处于实验研究阶段。

【护理评价】

1.患者能否叙述减轻贫血的相关知识以及贫血相关症状消失原因。

2.患者能否叙述营养失调的原因，选择合适的食物，每日摄取所需的营养物质，自觉配合饮食管理，营养状况改善。

【思考题】

1.简述钩虫病的传播途径。

2.简述钩虫病患者的日常生活护理。

测一测

第三节　囊尾蚴病患者的护理

学习目标

1.掌握：囊尾蚴病的概念、主要临床特征及护理评估。

2.熟悉：囊尾蚴病的流行病学特点、治疗原则。

3.学会应用护理程序解决传染病患者的护理问题，为传染病护理知识的临床应用奠定基础。

4.具有严谨求实的工作态度，尊重传染病患者的身心需求，不惧怕疾病传染性，具有救死扶伤的精神。

案例导入

> 患者，男，57岁。因"抽搐3小时"入院。发病前1个月有记忆力减退、偏瘫、失语等神经受损症状。
>
> 护理体检：T 36.8℃，P 88次/分，R 20次/分，BP 120/88 mmHg。皮下可触及圆形或椭圆形，直径1.0~0.5 cm，硬度近似软骨的结节。
>
> 实验室检查：超声检查发现左上臂皮下脂肪层可见多发条状低回声。
>
> 问题：根据本节内容，请考虑该患者可能的医疗诊断及目前存在的主要护理诊断/问题及具体护理措施。

【疾病概述】

囊尾蚴病(cysticercosis)，又称囊虫病(bladder worm)，是猪带绦虫幼虫(即囊尾蚴)寄生在人体各组织器官中引起的疾病，是较为常见的人畜共患寄生虫病。因误食猪带绦虫卵而感染，亦可因身体内有猪带绦虫寄生而产生自体感染。囊尾蚴可寄生于人体皮下组织、肌肉和中枢神经系统，以寄生在脑组织者最为严重。本病世界性流行，特别是在有吃生肉习惯的地区或民族中流行。

(一)病原学

猪带绦虫寄生在人体小肠内，成熟后孕节脱落，随粪便排出宿主体外。其虫卵为中间宿主猪等动物或人吞食后，经胃液处理后，在小肠上部消化液的作用下，六钩蚴自胚膜孵出，并钻入肠壁，随淋巴液或血液而至全身各处组织或器官，大部分被宿主防御系统所消灭，仅小部分可在组织或器官内存活，形成囊尾蚴。人既是猪带绦虫的终宿主，又是其中间宿主。

(二)流行病学

1. **传染源**　猪带绦虫患者是囊尾蚴病的唯一传染源。虫卵通过患者粪便排出，对患者及其周围人均具有传染性。

2. **传播途径**　①异体感染：亦称外源性感染，系由于个人卫生和饮食卫生不好而经口感染。②自体感染：因体内有猪带绦虫寄生而发生自体感染，即通过不洁的手把自体排出的粪便中的虫卵带入口内受感染，称为自体体外重复感染，或因呕吐反胃，致使肠系内容物返入胃或十二指肠中，绦虫卵经消化液消化后，孵出六钩蚴随血流侵入组织，此称为自体内重复感染。近来发现自体重复感染只占2.3%~25%，因而异体感染为主要方式。吞食猪带绦虫卵经口感染为主要传播途径。

3. **人群易感性**　任何性别、年龄都可患本病。农民居多，青壮年多见，男女之比约为(2~5)∶1。这与环境卫生和个人卫生习惯有关。

4. **流行特征**　本病在世界上较为常见，以经济落后、卫生条件差的国家较为多见，例如印度、墨西哥、巴西等国的发病率较高。本病在我国分布也较广，为我国北方主要的人畜共患的寄生虫病，以东北、内蒙古、华北、河南等省、自治区较多。特别是在有吃生猪肉习惯的地区或民族中流行，农村发病率高于城市，以散发病例居多。

【发病机制与病理】

异体感染是由于食入被虫卵污染的食物而感染，异体感染为主要感染方式。所以从未吃过"生猪肉"的人也可感染囊尾蚴病。人感染猪带绦虫卵后，卵在胃与小肠经消化液作用，六钩蚴脱囊而出，穿破肠壁血管，随血散布全身，经9~10周发育为囊尾蚴。囊尾蚴所引起的病理变化主要是由于虫体的机械性刺激和毒素的作用，囊尾蚴在组织内占据一定体积，是一种占位性病变，同时破坏局部组织，感染严重者组织破坏也较严重。囊尾蚴对周围组织有压迫作用，若压迫管腔可引起梗阻性变化。囊尾蚴的毒素作用可引起明显的局部组织反应和全身程度不等的血嗜酸性粒细胞增高及产生相应的特异性抗体等。

自体感染，是因体内有猪带绦虫寄生而发生的感染，自体感染只占30%~40%。

猪囊尾蚴在人体组织内可存活3~10年之久，甚至15~17年。囊尾蚴引起的病理变化导致相应的临床症状，其严重程度因囊尾蚴寄生的部位、数目、死活及局部组织的反应程度而不同。中枢神经系统的囊尾蚴多寄生在大脑皮质，是临床上癫痫发作的病理基础。寄生于第四脑室或侧脑室带蒂的囊尾蚴结节可致脑室活瓣性阻塞，引起脑积水。寄生于软脑膜可引起蛛网膜炎。寄生于颅底的葡萄状囊尾蚴容易引起囊尾蚴性脑膜炎，炎症性脑膜黏连造成第四脑室正中孔与侧孔阻塞，发生脑积水，亦可产生交通性脑积水。颅内大量囊尾蚴寄生或脑积水，均引起颅内压增高。囊尾蚴裂解后释放的产物可导致明显的炎症反应，引起局部组织性水肿，炎症细胞浸润，研究发现TNF等参与了发病过程。颅内有囊尾蚴寄生，破坏了脑组织防御功能的完整性，而乙型脑炎易感。尸检发现约1/3的乙型脑炎病例并发脑囊尾蚴病，而其他疾病尸检并发脑囊尾蚴病者仅0.04%~0.46%。位于皮下肌肉的囊尾蚴，在局部形成囊尾蚴结节，位于眼部的囊尾蚴常寄生在玻璃体，引起相应症状，而寄生在视网膜者常为视网膜剥离的原因。

猪囊尾蚴在机体内引起的病理变化过程有3个阶段：①激惹组织产生细胞浸润，病灶附近有中性、嗜酸性粒细胞、淋巴细胞、浆细胞及巨细胞等浸润。②发生组织结缔样变化，胞膜坏死及干酪性病变等。③出现钙化现象。

【护理评估】

（一）健康史

1. 询问患者有无绦虫病史或与猪肉绦虫患者的密切接触史。

2. 询问患者有无不洁饮食史，饭前便后有无洗手的习惯。

3. 询问患者的起病情况，有无癫痫发作史，有无头痛、头晕、恶心、呕吐、视力障碍等。

（二）身体状况

由于囊尾蚴在脑内寄生部位、感染程度、寄生时间、虫体是否存活等情况的不同以及宿主反应性的差异，临床症状各异，从无症状到突然猝死。潜伏期1个月到5年内者居多，最长可达30年。

1. 脑囊尾蚴病 表现复杂，以癫痫、头痛为最常见的症状，有时有记忆力减退和精神症状或偏瘫、失语等神经受损症状，严重时可引起颅内压增高，导致呕吐、视力模糊、视神经乳头水肿，甚至昏迷等。据临床表现可分以下类型：

（1）脑实质型：最常见，占脑囊尾蚴病的 80% 以上。囊尾蚴常位于大脑皮质表面近运动中枢区，癫痫为其最常见症状，约半数患者以单纯大发作为唯一的首发症状。

（2）脑室型：约占脑囊尾蚴病的 10%，囊尾蚴在脑室孔附近寄生时可引起脑脊液循环障碍、颅内压增高等。四脑室或侧脑室带蒂的囊尾蚴结节可致脑室活瓣性阻塞，四脑室有囊尾蚴寄生时，四脑室扩大呈球形。反复出现突发性体位性剧烈头痛、呕吐、甚至发生脑疝。

（3）软脑膜型（蛛网膜下腔型或脑底型）：也约占脑囊尾蚴病的 10%，囊尾蚴寄生于软脑膜可引起脑膜炎，本型以急性或亚急性起病的脑膜刺激症状为特点，并长期持续或反复发作，病变以颅底及颅后凹部多见，表现有头痛、呕吐、颈强直、共济失调等症状，起病时可有发热，多在 38℃ 左右，持续 3~5 d，但多数患者常不明显，脑神经损伤也较轻微。

（4）脊髓型：因寄生部位不同可引起相应的不同症状，如截瘫、感觉障碍、大小便潴留等。

（5）混合型（弥漫性）：多为大脑型与脑室型的混合型。上述神经症状更为显著。

2. **皮下及肌肉囊尾蚴病**　部分囊尾蚴病患者有皮下囊尾蚴结节。当囊尾蚴在皮下、黏膜下或肌肉中寄生时，局部可扪及约黄豆粒大（0.5~1.5 cm），近似软骨硬度、略有弹性、与周围组织无黏连，在皮下可移动，本皮色、无压痛的圆形或椭圆形结节。结节以躯干、头部及大腿上端较多。一般无明显感觉，少数患者局部有轻微的麻、痛感。

3. **眼囊尾蚴病**　占囊尾蚴病 2% 以下，多为单眼感染。囊尾蚴可寄生在眼的任何部位，但多半在眼球深部，如玻璃体（占眼囊尾蚴病例的 50%~60%）和视网膜下（占 28%~45%）。此外，可寄生在结膜下、眼前房、眼眶内、眼睑及眼肌等处。位于视网膜下者可引起视力减退甚至失明，常为视网膜剥离的原因之一。位于玻璃体者可自觉眼前有黑影飘动，在裂隙灯下可见灰蓝色或灰白色圆形囊泡，周围有金黄色反射圈，有时可见虫体蠕动。眼内囊尾蚴寿命为 1~2 年，当眼内囊尾蚴存活时患者常可忍受，而当虫体死后常引起强烈的刺激，可导致色素膜、视网膜、脉络膜的炎症、脓性全眼球炎、玻璃体混浊等，或并发白内障、青光眼，终至眼球萎缩而失明。

4. **其他部位囊尾蚴病**　囊尾蚴还可寄生如心肌等脏器或组织，可出现相应症状或无症状。但均较罕见。

（三）心理-社会状况

评估患者及家属对疾病的认识程度，有无癫痫发作、视听力下降、脑膜刺激征、智力减退、感觉障碍、头痛、头晕、恶心及呕吐等症状。了解患者及家属对治疗和护理的要求，评估患者患病后是否出现紧张、恐惧等心理反应。

（四）辅助检查

1. **病原学检查**　可手术摘取可疑皮下结节或脑部病变组织作病理检查，可见黄豆粒大小，卵圆形白色半透明的囊，囊内可见一小米粒大的白点，囊内充满液体。囊尾蚴在肌肉中多呈椭圆形，在脑实质内多呈圆形，在颅底或脑室处的囊尾蚴多较大，为 5~8 mm，大的可达 4~12 cm，并可分支或呈葡萄样。

2. **免疫学检查**　包括抗体检测、抗原检测及免疫复合物检测。抗体检测能反映受检者是否感染或感染过囊尾蚴，但不能证明是否是现症患者。现用于抗体检测的抗原多为粗制抗原，如囊液抗原、头节抗原、囊壁抗原及全囊抗原，这些抗原常能与其他寄生虫感染产生交叉反应，特异性不强。免疫学检查方法，早期有补体结合试验、皮内试验、胶乳凝集试验等，其中有的方法虽简便快速但特异性差，假阳性率高。

ELISA 法和 IHA 法目前在临床上和流行病学调查中应用最广。但要强调的是，上述免疫学检查均可有假阳性或假阴性，故阴性结果也不能完全除外囊尾蚴病。

3.影像学检查　头颅 CT 及 MRI 检查对脑囊虫病有重要的诊断意义。

4.其他检查

（1）脑脊液：软脑膜型及弥漫性病变者脑压可增高。脑脊液改变为细胞数和蛋白质轻度增加，糖和氯化物常正常或略低。嗜酸性粒细胞增高，多于总数的5%，有一定诊断意义。

（2）血常规：大多在正常范围，嗜酸性粒细胞多无明显增多。

（3）眼底检查：有助于眼囊尾蚴病诊断。

（五）治疗原则及主要措施

须住院进行驱虫及对症治疗。驱虫治疗前需排除眼囊虫病，并行头颅 CT 或 MRI 检查明确脑囊虫数量、部位。首选阿苯达唑，也可选择吡喹酮。癫痫发作者，可酌情选用抗癫痫药物，如地西泮、苯妥英钠等治疗。对于眼囊虫病应予手术摘除眼内囊虫，以免虫体被药物杀死后引起全眼球炎而失明。颅内压增高者，可先给予20%甘露醇以及地塞米松静脉滴注，连用3日后再行病原治疗。颅内压过高或有脑室通道梗阻的脑囊虫病患者驱虫治疗前应行颅脑减压术或脑室分流术。皮下组织和肌肉囊虫病发生部位表浅且数量不多者也采用手术摘除。

【主要护理诊断/问题】

1.疼痛：头痛　与囊尾蚴所致颅内压增高有关。
2.有受伤的危险　与脑囊尾蚴病引起的癫痫发作有关。
3.感觉紊乱：视觉　与囊尾蚴所致眼部损伤有关。
4.尿潴留　与囊尾蚴寄生于椎管压迫脊髓有关。
5.潜在并发症　脑疝。

【护理目标】

1.无外伤发生。
2.患者恐惧感减轻或消失。
3.不发生颅内压增高等并发症。

【护理措施】

（一）一般护理

1.隔离措施　严格消化道隔离。服药期间嘱患者卧床休息。加强生活护理，恶心呕吐的患者做好口腔护理，视力下降者注意安全防护。囊尾蚴病病程长，癫痫发作者更加担心疾病预后，护士需做好心理护理，以减轻患者的焦虑、悲观和恐惧，鼓励患者树立战胜疾病的信心。

2.饮食护理　给予清淡、无刺激、营养丰富、易消化饮食，戒烟酒。

（二）病情观察

对于脑囊尾蚴病患者应注意观察患者有无剧烈头痛、喷射性呕吐等颅内压增高的表现，有无癫痫先兆或发作的情况，做好急救准备。观察患者有无精神异常或智力减退的表现，病情变化时应立即通知医生。对于皮下组织和肌肉囊尾蚴病患者，应注意观察皮下结节的部位和数量，有无肌肉胀痛、麻木等感觉。对于眼囊尾蚴病患者，应询问患者有无视力减退、眼前黑影游动等眼部不适。

课堂互动 ▶ 如何指导囊尾蚴病患者及家属在生活中的预防？

(三) 用药的护理

遵医嘱驱虫治疗。阿苯达唑为治疗囊尾蚴病的首选药物。剂量为每天 $15\sim20$ mg/kg，分 2 次口服，连服 10 天为一个疗程，后每隔 $2\sim3$ 周重复 1 个疗程，一般需服 $2\sim3$ 个疗程。常见不良反应有头痛、低热，少数可见视力障碍、癫痫，个别可出现脑疝或过敏性休克。吡喹酮剂量为 120 mg/kg，每天量分 3 次口服，连用 $3\sim5$ 天为一疗程，治疗脑型总剂量为 200 mg/kg，每天量分 3 次口服，连用 10 天为一疗程。此药疗效较阿苯达唑强而迅速，但不良反应发生率高且严重。常见的不良反应有头痛、恶心、呕吐、皮疹、精神异常、诱发癫痫、脑水肿加重等，严重者出现脑疝或过敏性休克。

(四) 对症护理

1. 颅内压增高的护理　床头抬高 $15°\sim30°$，避免不良精神刺激，遵医嘱给予脱水利尿剂。密切观察病情变化，如患者出现剧烈头痛、频繁呕吐、视力减退等颅内压增高症状，应立即通知医生，配合处理。

2. 癫痫发作的护理　发作时使患者立即平卧，解开领扣和腰带，取下活动性义齿，使用拉舌钳，防止舌后坠阻塞呼吸道，及时清除口鼻腔分泌物，保持呼吸道通畅，给予吸氧。使用压舌板或开口器防止唇舌咬伤，勿用力按压患者肢体，使用床档，必要时使用约束带，做好安全防护。严密观察病情变化，记录癫痫发作的类型、频率、持续时间。

(五) 手术治疗的护理

眼囊虫者为避免服用驱虫药物引起炎症反应导致眼球损害，应先手术摘除。脑室囊虫者应先手术摘除虫体，再行药物治疗，以避免病情加重，脑室孔堵塞。术前应做好解释工作，缓解患者紧张情绪，术后提供相应的护理，促进患者康复。

(六) 心理护理

讲解本病的相关知识，了解患者的需要，尽量满足其合理要求，以缓解其紧张不安的情绪。鼓励患者树立康复的信心。

(七) 健康指导

1. 对患者的指导　开展囊尾蚴病知识宣教，指导患者遵医嘱服药，注意休息，出现头痛、抽搐等症状时及时寻求就诊，定期复查。

2. 疾病预防指导

(1)管理传染源：是预防囊尾蚴病的根本措施。在流行区开展普查普治，对患有猪带绦虫及囊尾蚴病猪及时给予驱虫治疗。

(2)切断传播途径：做好卫生宣教，改变不良的卫生和饮食习惯，加强手卫生宣传，不吃生的或半生的猪肉，生食蔬菜、瓜果必须洗净；管理厕所猪圈，防止人畜互相感染；加强猪肉检查，禁止出售"米猪肉"。

（3）保护易感人群：猪囊尾蚴疫苗目前尚处于基础研究阶段。

【护理评价】

1. 患者恐惧感是否减轻或消失。

2. 是否无颅内压增高等并发症发生。

【思 考 题】

1. 简述囊虫病的传播途径。

2. 简述对脑囊尾蚴患者及其家属的健康教育。

测一测

第四节　蛔虫病患者的护理

学习目标

1. 掌握：蛔虫病的概念、主要临床特征及护理评估。

2. 熟悉：蛔虫病的流行病学特点、治疗原则。

3. 能熟练的提出疾病护理诊断并实施护理措施及健康指导。

4. 具有博爱的工作态度，善于通过患儿的家属了解患儿的生活习性，兴趣爱好等，以便更好地根据其特点，制定护理方案，做到因人施护。

案例导入

　　患儿，男，5岁。因"阵发性腹痛3小时"入院。平时喜吸吮手指及生吃蔬菜瓜果。护理体检：T 36.6℃，P 90 次/分，R 21 次/分，BP 90/58 mmHg。急性病面容，口唇稍苍白，咽部充血，脐周轻度压痛。

　　实验室检查：粪便涂片检查可见虫卵。

　　问题：根据本节内容，请考虑该患者的初步医疗诊断及诊断依据、目前存在的主要护理诊断/问题及具体护理措施。

【疾病概述】

　　蛔虫病（ascariasis）是由似蚓蛔线虫（Ascaris lumbricoides）寄生于人体小肠或其他器官所引起的传染病。仅限于肠道者称肠蛔虫病（intestinal ascariasis），临床多无症状，部分患者有腹痛和肠道功能紊乱表现。蛔虫侵入其他器官，还可引起胆道蛔虫症、蛔虫性肠梗阻、胰腺炎等并发症。

(一)病原学

蛔虫寄生于小肠上段，多见于空肠，以半消化食物为食。虫体呈乳白色或淡红色，雌、雄成虫交配后雌虫产卵，卵随粪便排出体外，污染环境，受精卵在荫蔽、潮湿、氧气充足和适宜温度(21℃~30℃)下，5~10天蜕皮发育成含杆状蚴虫卵(感染性虫卵)。若感染期卵被人吞入，在小肠内孵出幼虫，幼虫能分泌透明质酸酶和蛋白酶，侵入小肠黏膜和黏膜下层，钻入肠壁小静脉或淋巴管，经静脉入肝，再经右心到肺，穿破毛细血管进入肺泡，在此进行第2次和第3次蜕皮，然后，再沿支气管、气管移行至咽，被宿主吞咽，经食管、胃到小肠，在小肠内进行第4次蜕皮后经数周发育为成虫。自感染期卵进入人体到雌虫开始产卵约需2个月，成虫寿命约1年，每条雌虫每日排卵约24万个。宿主体内的成虫数目一般为一至数十条，个别可达上千条。

(二)流行病学

1.传染源　人是蛔虫的唯一终宿主，蛔虫感染者和患者是传染源。

2.传播途径　感染性虫卵经口进入人体，污染的土壤、蔬菜、水果等是主要传播媒介。

3.人群易感性　普遍易感，儿童地上爬行、吸吮手指等易感染，学龄期儿童感染率高。有生食蔬菜习惯者易被感染，粪便未经无害化处理即施肥的农村，感染率可达50%。感染率无性别差异。

4.流行特征　本病是最常见的蠕虫病，世界各地温带、亚热带及热带均有流行。发展中国家发病率高。本病以散发为主，但有时可发生集体性感染。

【发病机制与病理】

蛔虫对机体的损害主要有：①感染初期，幼虫可损坏小肠上皮细胞，并引起肠黏膜及黏膜下层嗜酸性粒细胞、中性粒细胞及巨噬细胞的浸润。幼虫移行至肺时可引起点状出血、渗出和嗜酸性粒细胞及组织细胞的浸润，甚至形成肉芽肿。寄生在小肠的成虫也可引起肠黏膜的损伤。蛔虫钻入胆管、阑尾时，还可引起继发细菌性感染。蛔虫在肠内扭结成团，可引起肠梗阻。②成虫的代谢产物有毒性作用，浓度高时可引起肠管痉挛性收缩，致阵发性腹痛。③蛔虫的寄生可引起空肠黏膜的损伤，导致消化和吸收障碍。④幼虫在体内移行时，可引起宿主发生Ⅰ型变态反应，表现为荨麻疹、血管神经性水肿等现象。

【护理评估】

(一)健康史

1.询问患者近期有无排虫或吐虫史；

2.询问患者的生活环境、饮食和卫生习惯，有无进食不洁蔬菜和瓜果等。

(二)身体状况

因虫体的寄生部位和发育阶段不同而异。

1.蛔虫移行症　蛔蚴在寄生宿主体内移行时引起发热、全身不适、荨麻疹等。抵达肺脏后引起咳嗽、哮喘、痰中带血丝等症状，重者可有胸痛、呼吸困难和发绀。肺部X射线检查可见迁徙性浸润性阴影，临床上称为过敏性肺炎或勒夫勒氏综合征。末梢血液嗜酸性粒细胞明显增多，约10%的患者痰中可查到蛔蚴。

2.肠蛔虫症　常见症状有脐周疼痛、食欲不振、善饥、腹泻、便秘、荨麻疹等，儿童有流涎、磨牙、烦躁不安等，重者出现营养不良。一旦寄生环境发生变化如高热时，蛔虫可在肠腔内扭结成团，阻塞肠腔而形成蛔虫性肠梗阻，患者出现剧烈的阵发性腹部绞痛，以脐部为甚，伴有恶心、呕吐，并可吐出蛔虫，腹部可触及能移动的腊肠样肿物。有时蛔虫性肠梗阻可发展成绞窄性肠梗阻、肠扭转或套叠，必须及时手术治疗。蛔虫也可穿过肠壁，引起肠穿孔及腹膜炎，若不及时手术可致死亡。

3.异位蛔虫症　蛔虫有钻孔的习性，肠道寄生环境改变时可离开肠道进入其他带孔的脏器，引起异位蛔虫症，常见以下几种：①胆道蛔虫症，以儿童及青壮年为多，女性较常见。诱因有高热、腹泻、妊娠、分娩等。妊娠时胃酸减少，膨大的子宫迫使肠道移位，分娩时强烈的宫缩诱发肠蠕动增加，均可促使蛔虫向胆管逆行。此病发病骤然，右上腹偏中有剧烈阵发性绞痛，钻凿样感，患者辗转不安、恶心、呕吐，可吐出蛔虫。发作间期无疼痛或仅感轻微疼痛。若蛔虫钻入肝脏可引起蛔虫性肝脓肿，必须及早手术治疗。②胰管蛔虫症，多并发于胆道蛔虫症，临床征象似急性胰腺炎。③阑尾蛔虫症，多见于幼儿，因小儿阑尾根部的口径较宽，易为蛔虫钻入。其临床征象似急性阑尾炎，但腹痛性质为绞痛，并呕吐频繁，易发生穿孔，宜及早手术治疗。

4.蛔虫性脑病　幼儿多见。蛔虫的某些分泌物可作用于神经系统，出现神经、精神症状，如头痛、失眠、夜间磨牙、惊厥、智力发育障碍等，严重者可出现癫痫、脑膜刺激征，甚至昏迷。

5.过敏反应　蛔虫的代谢产物可引起宿主皮肤、肺、结膜和肠黏膜的过敏反应，表现为荨麻疹、哮喘、结膜炎和腹泻等。

课堂互动▶简述蛔虫病有哪些危害？如何预防蛔虫病？

（三）心理-社会状况

多与患者沟通，宣讲有关蛔虫病的知识，解除患者焦虑、紧张情绪，使其配合治疗。家属应给予心理支持和帮助，以利患者尽快恢复。

（四）辅助检查

1.病原学检查

粪便涂片法或盐水浮聚法可较容易查到虫卵。近年来常用改良加藤法。该法虫卵检出率较高。由于蛔虫产卵量大，采用直接涂片法，查一张涂片的检出率为80%左右，查3张涂片可达95%。对直接涂片阴性者，也可采用沉淀集卵法或饱和盐水浮聚法，检出效果更好。

2.血常规　幼虫移行时引起的异位蛔虫症及并发感染时血液白细胞与嗜酸性粒细胞计数增多。

3.辅助检查　B超和逆行胰胆管造影有助于异位蛔虫症的诊断。

知识链接

蛔虫病的诊断

根据流行病学史，出现乏力、咳嗽或哮喘样发作，肺部炎症进展、嗜酸性粒细胞计数增多、厌食、腹痛、体重下降等应注意患蛔虫病的可能性。粪便检查发现蛔虫卵，胃肠钡餐透视发现蛔虫阴影或有粪便排出或吐出蛔虫史者，均可明确蛔虫病的诊断。蛔虫性肠梗阻以儿童为多见，腹部的条索状肿块结合放射学检查有助于诊断。对粪便中查不到虫卵，而临床表现疑似蛔虫病者，可用驱虫治疗性诊断，根据患者排出虫体的形态进行鉴别。疑为肺蛔症或蛔虫幼虫引起的过敏性肺炎的患者，可检查痰中蛔蚴确诊。

(五)治疗原则及主要措施

常用的驱虫药物有丙硫咪唑、甲苯咪唑、左旋咪唑和枸橼酸哌嗪等，驱虫效果都较好，并且副作用少。如同时存在别的肠道蠕虫，则应先驱蛔虫以防成虫异位移行。贫血较严重者驱虫治疗前给予对症治疗；胆道蛔虫症、蛔虫性肠梗阻或有并发症者，先予以解痉止痛，适时驱虫、抗感染或手术治疗。

【主要护理诊断/问题】

1.疼痛：腹痛　与蛔虫成虫寄生于小肠内引起肠黏膜损伤、肠痉挛有关。

2.营养失调：低于机体需要量　与蛔虫成虫吸食营养、损伤肠黏膜影响宿主的消化吸收功能有关。

3.气体交换受损　与蛔虫幼虫代谢产物引起支气管痉挛有关。

4.潜在并发症　胆道蛔虫病、肠梗阻、阑尾炎、胰腺炎、腹膜炎等。

5.有受伤的危险　与蛔虫代谢产物作用于神经系统引起癫痫发作有关。

【护理目标】

1.体温下降至正常，不适感减轻。

2.哮喘减轻或消失。

3.腹痛情况改善，食欲增加。

4.防止发生并发症或并发症发生时可及时处理。

【护理措施】

(一)一般护理

1.隔离措施　严格消化道隔离。感染严重者或有并发症时应注意休息。安慰患者，消除其紧张不安的情绪。

2.饮食护理　加强营养，给予低脂、易消化的饮食，驱虫期间避免进食生冷、辛辣食物，以免激惹蛔虫引起异位损害。

(二)病情观察

监测生命体征，观察有无发热、乏力、咳嗽、哮喘样发作等呼吸系统症状；有无食欲减退、阵发性腹痛、脐周压痛等消化系统症状；对于蛔虫性脑病患者，注意观察有无癫痫先兆以及颅内压增高表现。

课堂互动 ▶ 驱虫治疗的注意事项有哪些？如何指导患者正确服药？

(三) 用药的护理

常用的驱虫药物有阿苯达唑和甲苯咪唑。驱虫药物应空腹或睡前服用，上述驱虫药物不良反应轻微，常见的有恶心、呕吐、头晕、腹痛等，偶见蛔虫躁动现象，可能发生胆道蛔虫症。服药 1~3 天后，观察粪便中有无蛔虫排出。

(四) 对症护理

1.腹痛的护理　给予热水袋热敷脐周，或轻揉腹部以缓解疼痛，无效者遵医嘱给予解痉止痛药。

2.蛔虫性哮喘的护理　采取半卧位或端坐位，给予吸氧。哮喘发作时观察患者意识状态及呼吸情况，遵医嘱给予平喘药物。如用气雾剂，指导患者喷药后立即用清水漱口，以减轻局部反应和胃肠道吸收。大量出汗，应做好口腔和皮肤护理。

3.癫痫发作的护理　遵医嘱给予镇静剂，并做好安全护理，防止患者受伤。具体措施参见本章第三节"囊尾蚴病"。

4.并发症护理　胆道蛔虫症者，遵医嘱给予解痉止痛药和驱虫药。蛔虫性部分肠梗阻者应禁饮食、胃肠减压，给予适量植物油口服，使蛔虫团松解，再遵医嘱使用驱虫药。完全肠梗阻、阑尾蛔虫症、蛔虫性腹膜炎、急性坏死性胰腺炎者需手术治疗，应做好术前、术后护理。

(五) 心理护理

患者缺乏相应的防治知识，多有不同程度的焦虑，向患者及其家属解释本病的传染过程，并说明本病的治疗方法和效果，以解除患者思想顾虑，积极配合治疗。

(六) 健康指导

1.对患者的指导　向患者介绍蛔虫病的感染过程、治疗方法及预后，解释养成良好饮食卫生习惯对预防本病的重要性。

2.疾病预防指导

(1)管理传染源：对蛔虫病患者和感染者进行驱虫治疗。

(2)切断传播途径：饭前便后要洗手，不吃未洗净的蔬菜和瓜果，水果需削皮，蔬菜、肉类等食物需煮熟食用，不喝生水，对粪便进行无害化处理。

(3)保护易感人群：在幼儿园、中小学校开展卫生宣传教育，从小养成良好的卫生习惯，定期开展普查普治。

【护理评价】

1.患者体温是否下降至正常，不适感是否减轻。

2.腹痛是否减轻或消失、食欲是否增加。

3.是否发生胆道蛔虫症、蛔虫性肠梗阻等并发症。

【思考题】

1. 简述蛔虫病的传播途径。
2. 怎样做好蛔虫病患者的健康指导？

测一测

第五节　华支睾吸虫病患者的护理

学习目标

1. 掌握：华支睾吸虫病的概念、主要临床特征及护理评估。
2. 熟悉：华支睾吸虫病的流行病学特点、治疗原则。
3. 能熟练的提出疾病护理诊断并实施护理措施及健康指导，应用护理程序解决传染病患者的护理问题，为传染病护理知识的临床应用奠定基础。
4. 具有严谨求实的工作态度，尊重传染病患者的身心需求。

案例导入

　　患者，女，55 岁，因"上腹隐痛 1 个月余"入院。患者于 1 个月前无诱因下出现食欲缺乏、上腹饱胀、右上腹隐痛，社区医院按"胃炎"予以抑酸、护胃治疗后上述症状仍进行性加重。日常生活有生食鱼虾史。
　　护理体检：T 36.5℃，P 85 次/分，R 18 次/分，BP 118/80 mmHg。神志清楚，痛苦面容，皮肤巩膜轻度黄染，肝肋下 3 cm，质中，轻度压痛。
　　实验室检查：血吸虫抗原皮内试验阴性，两次大便集卵未找到血吸虫卵；腹部超声示肝脏肿大。
　　问题：根据本节内容请考虑该患者的医疗诊断及诊断依据、目前存在的主要护理诊断/问题及具体护理措施。

【疾病概述】

　　华支睾吸虫病（clonorchiasis）俗称肝吸虫病，是由华支睾吸虫（Clcnorchis sinensis）成虫寄生在人体的肝胆管内引起的寄生虫病。人类常因食用未经煮熟含有华支睾吸虫囊蚴的淡水鱼或虾而被感染。轻度感染者可无症状,重度感染者可出现消化不良、上腹隐痛、腹泻、精神不振、肝大等临床表现,严重者可发生胆管炎、胆结石以及肝硬化等并发症。

(一) 病原学

华支睾吸虫是雌雄同体的吸虫。其生活史复杂,按发育程序可分为成虫、虫卵、毛蚴、胞蚴、雷蚴、尾蚴、囊蚴及幼虫等八个阶段。成虫寄生在肝内胆管系统,尤其在胆管的分支部分。偶亦可见于胰腺管内。成虫虫体狭长、扁薄,前端尖细,后端较钝圆,状似葵瓜子仁。体表无棘,呈褐色半透明。大小为(10~25)mm×(3~5)mm,有口、腹两个吸盘,消化器官有口、咽、食管和分支的肠管。生殖器官系雌雄同体,其两个睾丸均呈分支状,前后排列于虫体的后端。

成虫寄生于人或哺乳动物的胆管内。虫卵随胆汁进入消化道混于粪便排出,在水中被第一中间宿主淡水螺吞食后,在螺体消化道孵出毛蚴,穿过肠壁在螺体内发育,经历了胞蚴、雷蚴和尾蚴3个阶段。成熟的尾蚴从螺体逸出,遇到第二中间宿主淡水鱼类,则侵入鱼体内肌肉等组织发育为囊蚴。终宿主因食入含有囊蚴的鱼而被感染。囊蚴在十二指肠内脱囊。一般认为脱囊后的后尾蚴沿胆汁流动的逆方向移行,经胆总管至肝胆管,也可经血管或穿过肠壁经腹腔进入肝胆管内,通常在感染后1个月左右,发育为成虫。成虫在人体的寿命尚缺准确数据,一般认为有的可长达20~30年。

(二) 流行病学

1.传染源　感染华支睾吸虫的患者和哺乳动物(如猫、狗、鼠、猪等)是主要的传染源。

2.传播途径　经消化道传播,人进食未煮熟含有华支睾吸虫囊蚴的淡水鱼虾而感染。患者和保虫宿主排出的粪便中带有虫卵,污染水塘、河流,水中有中间宿主淡水螺类和鱼虾被感染,从而形成感染链。

3.人群易感性　人群普遍易感,无年龄、性别、种族差异。不同地方及不同人群的感染率差异主要与生活习惯、饮食嗜好及淡水鱼类分布的不同相关。

4.流行特征　主要分布于华南、西南、华北、东北等省、市、自治区,人群感染率为0.1%~57.0%。尤其是广东等省居民有食"鱼生"和"鱼生粥"的习惯,更易受染。

【发病机制与病理】

华支睾吸虫病的危害主要是肝脏受损,病变主要发生于肝内中小胆管,成虫在肝胆管内破坏胆管上皮及黏膜下血管,虫体在胆道寄生时的分泌物、代谢产物和机械刺激等因素可引起胆管内膜及胆管周围的超敏反应及炎性反应,出现胆管局限性的扩张及胆管上皮增生。感染严重时在门脉区周围可出现纤维组织增生和肝细胞的萎缩变性,甚至形成胆汁性肝硬化。由于胆管壁增厚,管腔相对狭窄和虫体堵塞胆管,可出现胆管炎、胆囊炎或阻塞性黄疸。由于胆汁流通不畅,往往容易合并细菌感染,胆汁中可溶的葡萄糖醛酸胆红素在细菌性 β 葡萄糖醛酸苷酶作用下变成难溶的胆红素钙。这些物质可与死亡的虫体碎片、虫卵、胆管上皮脱落细胞等形成胆管结石。因此华支睾吸虫常并发胆道感染和胆石症,胆石的核心往往可找到华支睾吸虫卵。

【护理评估】

(一)健康史

1. 询问患者是否有食用未煮熟水产品的生活史。

2. 询问患者的起病情况，起病的急缓、程度、伴随症状等。

3. 评估患者有无食欲减退、上腹饱胀、腹泻、肝区隐痛、精神不振等症状。

(二)身体状况

本病一般起病缓慢，潜伏期1~2个月。

1. **轻度感染者**　常无临床症状，仅粪便中可发现虫卵，易疲劳。

2. **中度感染者**　表现为食欲缺乏、上腹饱胀、腹泻(时断时续或成慢性)、肝区隐痛，伴有乏力、头晕、失眠等神经衰弱症状。体格检查可见60%以上的患儿有肝肿大，肝区压痛不明显或有轻度压痛。部分患者出现浮肿、夜盲及不规则发热。

3. **严重感染者**　起病急，潜伏期短，仅15~26天，除上述症状外，还表现为突发寒战、高热，体温达39℃以上，呈弛张热，有轻度黄疸，少数出现脾大，偶见大量成虫堵塞胆总管而致梗阻性黄疸和胆绞痛。慢性重复感染者可发展为胆汁性或门脉性肝硬化，表现为腹水、黄疸、肝脾大、消瘦、贫血、低蛋白血症等。严重感染的儿童和青少年可出现生长发育障碍或第二性征不明显，甚至引起侏儒症。

4. **并发症**　急、慢性胆囊炎、胆管炎和胆石症为最常见的并发症。或因成虫长期堵塞胆管而导致胆汁性肝硬化，成虫阻塞胰管可引起胰管炎及胰腺炎。

(三)心理-社会状况

评估患者及家属对疾病的认识程度，患者有无疼痛不适、失眠等神经衰弱症状。评估患者患病后是否出现紧张、恐惧等心理反应。了解患者及家属对治疗和护理的要求。

(四)辅助检查

粪检找到华支睾吸虫卵是确诊的根据，一般在感染后1个月可在大便中发现虫卵。

1. **血常规、肝功能检测**　嗜酸性粒细胞增多。严重感染者和慢性患者可出现不同程度的贫血。肝功能轻度损害，重度感染者及有肝胆并发症者，特别是儿童营养不良时，碱性磷酸酶升高。

2. **粪便涂片法**　直接涂片法操作虽然简便，但由于所用粪便量少，检出率不高，且虫卵甚小，容易漏诊。定量透明法(甘油纸厚涂片透明法)，在大规模肠道寄生虫调查中，被认为是最有效的粪检方法之一，可用于虫卵的定性和定量检查。

3. **集卵法**　此法检出率较直接涂片法高。集卵法包括漂浮集卵法和沉淀集卵法两类，沉淀集卵常用水洗离心沉淀法，乙醚沉淀法。

4. **十二指肠引流胆汁检查**　引流胆汁进行离心沉淀检查也可查获虫卵。此法检出率接近100%，但技术较复杂，一般患者难以接受。临床上对患者进行胆汁引流治疗时，还可见活成虫，虫体表面光滑，卷缩有蠕动，根据形态特征，可作为诊断的依据。

5. **免疫学检查**　检测血清中特异性抗体，可协助诊断。

6. **影像学检查**　用B型超声波检查华支睾吸虫病患者时，肝、胆在超声像图上可见多种异常改变。声像图特异性不强，但与流行病学、临床表现及实验室检查对比分析，仍具一定诊断价值。CT 检查对华支睾病诊断也有较大价值。是本病较好的影像学检查方法。

 知识链接

分布范围

从出土古尸研究发现本病在中国的流行至少有 2300 年的历史。除西藏、内蒙古、青海、宁夏、新疆以外，中国 25 个省、市、自治区均有本病流行，波及 200 多个县。各地人群感染率高低不一。广东、广西和海南等省 (自治区) 为本病重流行区。1995 年广东对 3 个市进行人群粪检虫卵普查，阳性率平均为 30.3%，最高的达 57.3%，黑龙江 45 个县平均为 15.7%，但个别可高达 67.8%。华支睾吸虫病流行呈点状分布，不同地区、不同县乡甚至同一乡内的不同村庄感染率差别也很大，除人们饮食习惯的因素外，地理和水流因素也起着重要作用。人感染华支睾吸虫后可产生抗体，但不能防止再感染。

(五) 治疗原则及主要措施

1. 一般治疗　对重症感染和伴有营养不良和肝硬化的患者，应先予以支持疗法，如加强营养，保护肝脏，纠正贫血等，待患者情况好转时再予以驱虫治疗。

2. 驱虫治疗　目前常用药物为吡喹酮 (Praziquantel)。其作用是使虫体皮层受到破坏，从而丧失吸收能力，使虫体处于饥饿状态以致其耗竭。患者服药后 1~2 d，最快在 2 h 后，粪便中即有虫体排出。治疗后，肝脏肿胀减轻，胆管扩张程度减轻。

【主要护理诊断/问题】

1. 活动无耐力　与营养低于机体需要量有关。
2. 营养失调：低于机体需要量　与华支睾吸虫引起的消化吸收功能紊乱有关。
3. 疼痛　与继发细菌感染有关。
4. 有发育迟滞的危险　与严重感染所致儿童营养不良有关。

【护理目标】

1. 营养状况得到改善。
2. 患者疼痛得到控制或缓解，恐惧感减轻或消失。
3. 能正确的配合疾病治疗及康复。

【护理措施】

(一) 一般护理

1. 一般护理

(1) 隔离措施：严格消化道隔离，对患者粪便进行无害化处理。轻度感染感觉乏力者需适当休息，中重度感染者应卧床休息。

(2) 饮食护理：营养不良者应加强营养，纠正贫血，给予高热量、高蛋白、高维生素饮食。肝硬化伴腹水者给予低盐饮食。

(二)病情观察

观察生命体征、饮食情况、营养状态、皮肤黏膜颜色、腹痛情况，有无门脉高压的症状。

(三)用药的护理

1. 病原治疗 吡喹酮是治疗本病的首选药物，为广谱抗蠕虫药，毒性低，吸收、代谢、排泄快，对华支睾吸虫病有肯定而满意的疗效。治疗剂量为每次 20 mg/kg，每日 3 次，连服 2~3 天。少数患者出现头晕、头痛、乏力、恶心、腹痛、腹泻等不良反应，无需处理。个别患者可有心律失常、期前收缩等，治疗前宜做常规心脏检查(包括心电图)，心功能不良者慎用或剂量酌减。此外，丙硫咪唑于本病也有较好的去虫效果，剂量每次 5~10 mg/kg，2 次/d，连服 7 d，可获满意疗效，但疗程较长。

2. 对症和支持治疗 对重度感染有较重营养不良者，应加强营养，给予高蛋白、高热量饮食，少量多餐。如患者消化功能不好，不能接受过多饮食，则考虑静注葡萄糖液、复方氨基酸、水解蛋白等以供应热量及补充蛋白质。肝功能明显损害者，使用护肝降酶药物保护肝，待情况好转后方予驱虫。合并胆道细菌感染时，加用抗菌药物。若合并胆总管狭窄梗阻、胆石症，则予手术治疗，术后予以驱虫。

(四)对症护理

高热患者给予物理降温，持续高热者遵医嘱应用退热药物。降温过程中注意观察有无大汗、虚脱等不良反应，应用降温措施半小时后复测体温。腹痛者遵医嘱给予解痉药或止痛剂，肝功能异常者遵医嘱给予护肝药物。发生并发症需手术治疗者，完善术前、术后护理。

(五)心理护理

讲解本病的相关知识，了解患者的需要，尽量满足其合理要求，以缓解其紧张不安的情绪。鼓励患者树立康复的信心。

(六)健康指导

1. 对患者的指导 指导患者注意休息，加强饮食营养，避免服用对肝脏有损害的药物。向患者介绍疾病的感染过程、治疗方法及预后，加强心理护理，帮助患者树立康复信念。

2. 疾病预防指导

(1)管理传染源：彻底治疗患者和带虫者，对猫、狗、猪等家畜进行驱虫治疗。

(2)切断传播途径：做好卫生宣教，不吃未煮熟的淡水鱼虾，砧板、刀具生熟分开，不给家畜喂食生鱼虾；管理人畜粪便，进行无害化处理。

(3)保护易感人群：对流行区居民进行普查普治。

【护理评价】

1. 患者体温是否保持在正常范围，不适感是否减轻。

2. 通过实施及时有效的治疗和正确合理的护理措施，患者病情是否得到控制，肠道症状是否消失，食欲有否增加，营养状况是否改善。

【思考题】

1. 在生活中如何预防华支睾吸虫病？
2. 血吸虫病与华支睾吸虫病的鉴别要点。

课后习题答案

实训指导

实训一　传染病院(科)的设置、分区、隔离措施

【实训目的】

  1.掌握：传染病的常用隔离措施。

  2.熟悉：传染病房分区。

  3.了解：传染病院(科)的设置。

  4.树立传染病护理思维，深化个人防护观念。

【实训准备】

  1.物品　工作帽、口罩、护目镜、防护面罩、无菌手套。

  2.环境　传染病模拟病房。

【实训学时】

  2学时。

【实训方法】

  (一)传染病院(科)的设置及分区

  1.传染病院(科)的设置

  (1)传染病院：大多选址在远离城市人口稠密区，根据患者获得感染危险性的程度，将医院建筑分为低危险、中等危险、高危险、极高危险四个区域。

  (2)传染病科：传染病房则由患者生活区和医护人员工作区两个部分组成，它们之间通过较宽的内走廊分隔开。患者生活区面向的是开放式外走廊；医护人员工作区则包括了供医护人员使用的卫生间、医护办公室、治疗室等。病室内设有缓冲间，缓冲间供医护人员进行穿脱隔离衣、洗手、进出病室之用。病室与内走廊及外走廊之间设置有"清洁物传递窗"和"污染物传递窗"，分别供传递药品、器材和传递污物、标本之用。

  2.传染病房的区域划分　传染病区根据污染程度及工作需要分为"三区二缓冲二通道"。

三区是指清洁区、半污染区、污染区；二缓冲是指设在清洁区与半污染区及半污染区与污染区之间的医护人员准备间；二通道是指医护人员通道及患者通道(实训图1)。

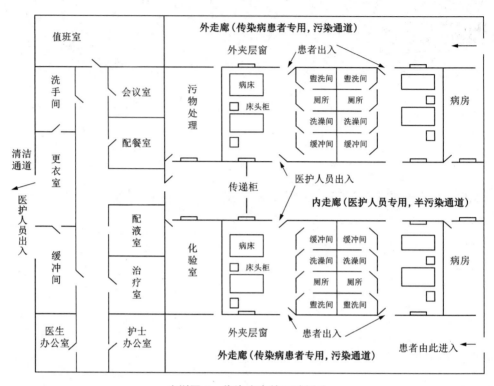

实训图1　传染病房的区域划分

(二) 常用隔离技术

1. **工作帽的使用**　工作帽可以防止灰尘及病原微生物附着在头发上，也可避免造成污染。进入污染区前应戴工作帽，帽子大小适宜。脱帽子时，清洗干净双手后伸进帽子里面，将帽子摘下，或单手轻拉帽子顶部，慢慢取下帽子后立即再次洗手。

2. **口罩的使用**

(1)医用外科口罩的使用方法：应将口罩罩住口、鼻及下颌，口罩下方系带系于颈后，上方系带系于头顶中部；双手的指尖放在鼻夹上，根据个人的鼻梁形状来塑造鼻夹；将口罩上下完全展开，使其全面遮盖口鼻，贴合面部。最后调节口罩系带的松紧程度(实训图2)。

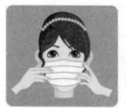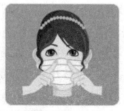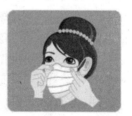

1.将口罩平展，双手平拉推向面部，长鼻梁条在上方

2.用指尖由内向外按压鼻梁条，顺着鼻梁形状向两侧移动

3.将口罩上下完全展开，使其全面遮盖口鼻，贴合面部

视频：一次性外科口罩佩戴方法

实训图2　医用外科口罩的佩戴

（2）医用防护口罩的佩戴方法：用一只手托住防护口罩，将鼻、口及下巴全部罩住，鼻夹部位向上紧贴面部；将下方系带用另一只手拉过头顶，放于颈后双耳下方；之后将上方系带拉至头顶中部；将双手指尖放在金属鼻夹上，用手指从中间位置开始向内按鼻夹，双手逐渐向两侧移动和按压塑造鼻夹形状。最后调节口罩系带的松紧程度（实训图3）。

（3）摘口罩方法：先解下方的系带，再解上部的系带；用一手仅捏住口罩的系带丢至医疗废物容器内。注意此过程中不要接触口罩污染面及面部（实训图4）。

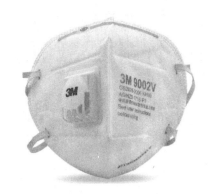

实训图3　医用防护口罩

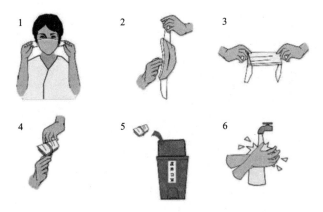

实训图4　摘口罩方法

3.护目镜或防护面罩的使用　护目镜或防护面罩可以有效防止患者的血液、体液等具有传染性的物质喷溅到眼部及面部。摘护目镜或面罩时，捏住靠近头部或耳朵的一边摘掉，放入回收或医疗废物容器内（实训图5）。

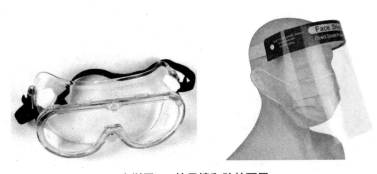

实训图5　护目镜和防护面罩

4. 无菌手套的使用

(1)戴无菌手套方法：首先打开手套包，一手掀起口袋的开口处，另一手捏住手套翻折部分，掀起另一只袋口，以戴着翻边内面，将手套戴好。然后将手套的翻转处套在工作衣袖外面。

(2)脱手套的方法：用戴着手套的手捏住另一只手套污染面的边缘将手套脱下。戴着手套的手握住脱下的手套，用脱下手套的手捏住另一只手套清洁面(内面)的边缘，将手套脱下。用手捏住手套的里面丢至医疗废物容器内。

实训二　穿脱隔离衣、防护服

【实训目的】

1. 掌握：隔离衣、防护服的穿脱方法。
2. 熟悉：隔离衣、防护服穿脱的注意事项。

【实训准备】

1. 物品　隔离衣、防护服、挂衣架。
2. 器械　刷手或洗手设备。
3. 环境　实训室。

视频：七部洗手法

【实训学时】

2 学时。

【实训方法】

视频：穿脱隔离衣

（一）穿脱隔离衣

1. 穿隔离衣方法

（1）工作服、帽子穿戴整齐，取下手表，洗手，戴口罩，卷袖过肘（冬季卷过前臂中部即可）。

（2）手持衣领取下隔离衣，清洁面向自己，将衣领两端向外反折，露出肩袖内口。

（3）一手持衣领，另一手伸入袖内，举起手臂，将衣袖穿上，换手持衣领，依上法穿好另一袖。

（4）两手持衣领，由领子中央顺着边缘由前向后理顺领边，扣上领扣，再扣肩扣、袖扣。

（5）两手分别从腰部自一侧衣缝向下约 5 cm 处稍向前拉，扭住衣边标记。

（6）两手在背后对齐边缘向后下方拉直，多余部分向一边卷好，以一手按住卷折处，一手解松腰带活结，将带拉至背后交叉，绕至前侧打一活结。

2. 脱隔离衣方法

（1）解开腰带，在前面打一活结。

（2）解开袖扣，在肘部将部分衣袖塞入工作服衣袖下。

（3）刷手或七步洗手法洗手，擦干。

（4）解领扣。

（5）右手示指、中指伸入左袖内拉下衣袖过手，用遮盖着的左手解右臂扣，然后用衣被遮住的手在外面拉下另一衣袖，右手解左臂扣，两手在袖内使衣袖对齐，双臂逐渐退出。

（6）两手持领，将隔离衣两边对齐，挂在衣钩上，需更换的隔离衣，脱下后清洁面向外，卷好投入污物袋中。

(二)穿脱防护服

1. 穿防护服顺序

(1)戴帽子,戴帽子时注意双手不接触面部。

(2)戴口罩,一只手托着口罩,扣于面部适当的部位,另一只手将口罩戴在合适的部位,压紧鼻夹,紧贴于鼻梁处。在此过程中,双手不接触面部任何部位。

(3)穿防护服,注意保持防护服清洁不被污染。

(4)戴上防护眼镜,注意双手不接触面部。

(5)穿上鞋套或胶鞋。

(6)戴上手套,将手套套在防护服袖口外面。

2. 脱防护服的顺序(脱防护用品处设置穿衣镜,脱防护服时动作尽量轻柔、熟练)

➤ 进入一脱间:

(1)手卫生;

(2)摘护目镜或防护面屏;

1)双手拉侧方系带,将护目镜或防护面屏轻轻摘下。

2)可复用物品放入指定专用回收容器中,一次性物品则投入医疗废物容器中。

(3)手卫生后脱防护服,外层靴套,外层手套:

1)解开密封胶条,拉开拉链,向上提拉翻帽,脱离头部。

2)双手从后方由上向下脱防护服,边脱边卷,污染面向里,直至连同靴套、外层手套全部脱下。

3)脱去的防护服投入医疗废物容器中。

(4)手卫生。

➤ 进入二脱间:

(1)脱内层鞋套,投入医疗废物容器中。

(2)脱内层手套,投入医疗废物容器中。

(3)手卫生。

(4)摘一次性帽子,投入医疗废物容器中。

(5)摘医用防护口罩,不要接触口罩前面(污染面),先解开下面的系带,再解开上面的系带,用手仅捏住口罩的系带,丢至医疗废物容器中。

(6)手卫生(优选流动水洗手)。

(7)戴一次性医用外科口罩(戴近视镜者清洁或消毒眼镜)。

1)摘下防护镜,放入消毒液中或医疗垃圾袋中。

2)解开防护服。

3)摘掉手套,一次性手套应将反面朝外,放入黄色医疗垃圾塑料袋中。

4)脱掉防护服,将里面朝外,放入黄色塑料袋中。

5)将手指反掏进帽子,将帽子轻轻摘,反面朝下,放入黄色塑料袋中。

6)摘口罩,一手按口罩,另一只手将口罩带摘下,放入黄色塑料袋中,注意双手不要接触面部。

7)脱下鞋套或胶鞋,将鞋套里面朝外,放入黄色塑料袋中,将胶鞋放入消毒液中。

8)洗手、消毒。

(三)注意事项

1.操作过程中,注意遵守隔离防护原则。

2.口罩气密性试验:口罩佩戴后,应双手按压口罩边缘,用力吹气,感觉口罩边缘是否漏气,然后用力吸气,感觉口罩是否有凹陷,如有漏气,应调整口罩的松紧度或更换合适大小的口罩。

3.操作完毕,应进行个人清洁。条件允许的情况下沐浴更衣后方可离开。

实训三　传染病职业暴露的预防和意外暴露的处置

【实训目的】

1. 掌握：职业暴露的防范及意外暴露后处置流程。
2. 熟悉：职业暴露报告程序。

【实训准备】

1. 物品　1%消毒碘伏、75%酒精、防水敷料等。
2. 器械　刷手及洗手设备。
3. 环境　实训室。

【实训学时】

1 学时。

【实训方法】

一、乙肝职业暴露

1. 挤压与消毒

发现暴露后，不要惊慌，应该立即从伤口近心端向远心端轻轻挤压，尽量挤出血液，同时用流动清水冲洗伤口，并用碘伏消毒伤口，必要时用防水敷料包扎。如果是黏膜暴露，就用大量生理盐水对局部进行反复冲洗。

2. 抽血检查

初步处理之后要抽血做乙肝的相关检查：HBV DNA、HBsAg、抗-HBs、HBeAg、抗-HBe、抗-HBc 和肝功能，酌情在暴露后 3 个月和 6 个月内复查。

3. 特殊处理

(1) 已知暴露者 HBsAg 阳性或抗-HBs 阳性，则可不予特殊处理，如抗-HBs 滴度低（<10 IU/mL），需加强乙肝疫苗 1 次（5 μg）。

(2) 已知暴露者 HBsAg 和抗-HBs 均阴性，尽快给暴露者肌内注射乙肝免疫球蛋白（HBIG）200 U 和乙肝疫苗，乙肝疫苗接种期间按第 0—1—2—12 月执行，并分别在暴露后即刻、4 周、8 周、12 周检测乙肝两对半，发现异常情况尽快报告预防保健科。

(3) 不明确暴露者 HBsAg 阳性或抗-HBs 是否阳性，立即抽血检验核心 HBsAg 和抗原HBs，并尽快给暴露者肌内注射乙肝免疫球蛋白（HBIG）200 U，并根据检验结果参照上述原则进行下一步处理。

◇ 二、HIV 职业暴露

（一）艾滋病病毒职业暴露的分级

1. 发生以下情形时，确定为一级暴露：

（1）暴露源为体液、血液或者含有体液、血液的医疗器械、物品；

（2）暴露类型为暴露源沾染了有损伤的皮肤或者黏膜，暴露量小且暴露时间短。

2. 发生以下情形时，确定为二级暴露：

（1）暴露源为体液、血液或者含有体液、血液的医疗器械、物品；

（2）暴露类型为暴露源沾染了有损伤的皮肤或者黏膜，暴露量大且暴露时间较长；或者暴露类型为暴露源刺伤或者割伤皮肤，但损伤程度较轻，为表皮擦伤或者针刺伤。

3. 发生以下情形时，确定为三级暴露：

（1）暴露源为体液、血液或者含有体液、血液的医疗器械、物品；

（2）暴露类型为暴露源刺伤或者割伤皮肤，但损伤程度较重，为深部伤口或者割伤物有明显可见的血液。

（二）暴露源的病毒载量水平分为轻度、重度和暴露源不明三种类型

（1）经检验，暴露源为艾滋病病毒阳性，但滴度低、艾滋病病毒感染者无临床症状、CD4计数正常者，为轻度类型。

（2）经检验，暴露源为艾滋病病毒阳性，但滴度高、艾滋病病毒感染者有临床症状、CD4计数低者，为重度类型。

（3）不能确定暴露源是否为艾滋病病毒阳性者，为暴露源不明型。

（三）局部应急处理措施

（1）立即用肥皂液和流动水清洗污染的皮肤，用生理盐水冲洗黏膜。

（2）如有伤口，应在伤口旁端轻轻挤压，尽可能挤出损伤处的血液，再用肥皂液和流动水进行冲洗。禁止进行伤口的局部挤压。

（3）受伤部位的伤口冲洗后，用消毒液如75%乙醇或1%碘伏进行消毒，并包扎伤口。

（4）衣物污染：尽快脱掉污染的衣物，进行消毒处理。

（5）污染物的泼溅：发生小范围的泼溅事故时，应立即进行消毒处理。发生大范围泼溅事故时，应立即通知实验室领导和安全负责人到达现场，查清情况，确定消毒范围和程序。

（四）发生艾滋病病毒职业暴露后的处理

1. 院感科和检验科对暴露的级别和暴露源的病毒载量水平进行评估和确定。

2. 实施预防性用药。

（1）用药时间

预防性用药应当在发生艾滋病病毒职业暴露后尽早开始，最好在4小时内实施，最迟不得超过24小时，超过24小时的，也应当实施预防性用药。

（2）用药原则

①发生一级暴露且暴露源病毒载量水平为轻度时，可以不使用预防性用药；发生一级暴露但暴露源病毒载量水平为重度或者发生二级暴露但暴露源病毒载量水平为轻度时，使用基

本用药程序。

②发生二级暴露且暴露源病毒载量水平为重度，发生三级暴露且暴露源病毒载量水平为轻度或重度时，使用强化用药程序。

③暴露源病毒载量水平不明时，可使用基本用药程序。

（3）用药方案

预防性用药方案分为基本用药程序和强化用药程序。

基本用药程序：两种逆转录酶抑制剂，使用常规治疗剂量，连续服用 28 天。如双汰芝（AZT 与 3TC 联合制剂）300 mg/次，每日 2 次，连续服用 28 天或参考抗病毒治疗指导方案。

强化用药程序：强化用药程序是在基本用药程序的基础上，同时增加一种蛋白酶抑制剂，如佳息患或利托那韦，均使用常规治疗剂量，连续服用 28 天。

3. 暴露者应分别在暴露后即刻、6 周、12 周、6 个月、12 个月对 HIV 抗体进行检测，并对服用药物的毒性进行监控和处理，发现异常情况尽快报告预防保健科。

4. 暴露者应如实填写"艾滋病职业暴露人员个案登记表"，完成后资料交预防保健科存稿。

三、职业暴露报告程序

1. 发生职业暴露后，尽快落实紧急处理措施，并在 30 分钟内向护士长报告，护士长在 2 小时内上报预防保健科，暴露源为 HIV 阳性或疑似患者，应当在暴露发生后 1 小时内上报。

2. 向上级部门报告的内容，包括损伤时间、地点、被何物损伤、伤口多大多深、现场处理措施、医疗处理措施、处理记录、用药记录。

3. 进行职业暴露后登记，要求当事人立即向科室主任和护士长报告，并填写职业暴露登记表，一式三份（所在科室、院感科、医务科或护理部）。

4. 检验科接到相应项目检验单后进行急查，迅速报告检验结果，并注意保存样本和资料。

实训四　三腔二囊管插管术

【实训目的】

1. 掌握：三腔二囊管插管术的术前、术中、术后护理。
2. 熟悉：三腔二囊管插管术操作步骤及注意事项。

【实训准备】

1. 物品　三腔二囊管，50 mL注射器，止血钳3把，治疗盘，无菌纱布，液体石蜡，0.5 kg重沙袋(或盐水瓶)，血压表，绷带，宽胶布、医用橡胶手套。
2. 环境　实训室。

【实训学时】

1学时。

【实训内容】

◆ 一、三腔两囊管

三腔二囊管：包括三腔管、胃气囊和食管气囊。胃气囊和食管气囊附在三腔管的一端，三腔管由一个截面是半圆的腔道和两个截面是四分之一圆的腔道构成，胃气囊导管和食管气囊导管分别装在四分之一圆腔道内，胃导管装在半圆腔道内，所述的胃导管截面呈半圆形，其外壁与半圆腔道的内壁密封配合，胃导管可在半圆腔道中活动。能有效降低吸入性肺炎及胃底或食管下段黏膜溃烂、坏死的发生率且护理方便、患者痛苦减轻。

◆ 二、术前准备

1. 了解，熟悉患者情况。与患者或家属谈话，用通俗的语言简略讲清楚应用三腔二囊管止血的意义作用及如何配合，也讲清楚操作过程中的风险及意外，争取清醒患者配合。
2. 检查有无鼻息肉，鼻甲肥厚和鼻中隔偏曲，选择鼻腔较大侧插管，清除鼻腔内的结痂及分泌物。

◆ 三、操作步骤

1. 洗手，戴口罩、帽子。
2. 认真检查三腔二囊管气囊有无松脱、漏气，充气后膨胀是否均匀，通向食管囊、胃囊和胃腔的管道是否通畅。找到管壁上45 cm、60 cm、65 cm三处的标记及三腔通道的外口。

3. 对躁动不安或不合作患者，可肌内注射安定 5~10 mg。清除鼻腔内的结痂及分泌物。

4. 抽尽双囊内气体，将三腔管之前端及气囊表面涂以液体石蜡。将三腔管从患者鼻腔送入，达咽部时嘱患者吞咽，使三腔管顺利送入至 65 cm 标记处，如能由胃管腔抽出胃内容物，表示管端已至幽门。

5. 用注射器先向胃气囊注入空气 250~300 mL（囊内压 5.33~6.67 kPa，即 40~50 mmHg），使胃气囊充气，用血管钳将此管腔钳住，然后将三腔管向外牵拉，感觉有中等度弹性阻力时，表示胃气囊已压于胃底部。再以 0.5 kg 重砂袋通过滑车持续牵引三腔管，以达到充分压迫之目的。

6. 经观察仍未能压迫止血者，再向食管囊内注入空气 100~200 mL（囊内压 4~5.33 kPa 即 30~40 mmHg），然后钳住此管腔，以直接压迫食管下段的曲张静脉。

7. 定时由胃管内抽吸胃内容物，以观察有否继续出血，并可自胃管进行鼻饲和有关治疗。

8. 每 2~3 小时检查气囊内压力一次，如压力不足应及时注气增压。每 8~12 小时食管囊放气并放松牵引一次，同时将三腔管再稍深入，使胃囊与胃底黏膜分离，放气前先口服液体石蜡 15~20 mL，以防胃底黏膜与气囊黏连或坏死。30 分钟后再使气囊充气加压。

9. 出血停止 24 小时后，取下牵引砂袋并将食管气囊和胃气囊放气，继续留置于胃内观察 24 小时，如未再出血，可嘱患者口服液体石蜡 15~20 mL，然后抽尽双囊气体，缓缓将三腔管拔出。

◆ 四、注意事项

1. 操作前做好患者的思想工作，争取配合。

2. 操作时手法要温柔，避免咽腔及食道撕裂伤。

3. 三腔二囊管下至咽腔时，要让患者做吞咽动作，以免误入气管造成窒息。

实训五　中心静脉压测量

【实训目的】

掌握中心静脉压手测法。

【实训准备】

1. 物品　标有 CmH_2O 的 CVP 尺、CVP 尺固定架、三通、测压管、弯盘、胶布、2 块纱布、生理盐水、输液器。

2. 环境　实训室。

【实训学时】

1 学时。

【实训方法】

1. 洗手戴口罩。

2. 备齐测压用物推车入病室。

3. 查对患者的姓名、床号，解释及核对，嘱患者取平卧位。

4. 安装测 CVP 简易装置：

(1)准备 2 条胶布；

(2)固定尺子在输液架上；

(3)查对延长管和三通管的有效日期，有无破损，有无潮湿，打开延长管；

(4)固定延长管。

5. 生理盐水插入输液器，排气备用；置弯盘于床头，接三通排气。夹住锁穿管，将三通管与锁穿管相连接。

6. 确定零点位置：暴露患者的胸部，零点位置在患者仰卧位时第 4 肋间腋中线处(相当于右心房水平)。

7. 固定好 CVP 木尺，木尺成直角，尺尖与患者第 4 肋间腋中线平齐(即右心房水平)。

8. 用三通连接 CVP 导管、输液器和测压管。

9. 测压时，先将三通转向生理盐水和测压管(阻断 CVP 导管)，待测压管内液体流至高于预计的 CVP 之上时，阻断生理盐水并放松 CVP 导管，使测压管内液体下降，到降至一定水平不再下降时，测压管液面在 CVP 尺上的刻度数即 CVP 值(中心静脉压或右心房压)。

10. 再将三通管的箭头朝向输液管与深静脉置管，调节输液速度(或换回原来的液体)。

11. 停止测压时，在测压软管末端盖上盖子(可用三通上的小盖)。

12. 整理床单位，向患者解释，询问患者的需要，整理用物，洗手，记录所测量的结果。

实训六 腹腔穿刺术的护理

【实训目的】

腹腔穿刺术是为了诊断和治疗疾病,用穿刺技术抽取腹腔液体,以明确腹水的性质、降低腹腔压力或向腹腔内注射药物,进行局部治疗的方法。

【实训准备】

1.物品 一次性无菌腹穿包一套、接有胶管的腹腔穿刺针、5 mL 和 50 mL 注射器各两个、12 G 套管针和 16 G 的深静脉穿刺针、血管钳、孔巾、纱布、无菌试管、量杯、多头腹带、皮尺、胶布和敷贴、手套 1 副、消毒物品 1 套。

2.药品 局麻药物。

3.环境 实训室。

【实训学时】

1 学时。

【实训内容】

1.适应症

(1)抽取腹腔液体进行各种实验室检查,以寻找原因。

(2)对大量腹水的患者,可适当抽放腹水,以缓解胸闷、气短等症状。

(3)腹腔内注射药物,以协助治疗疾病。

2.禁忌症

(1)有肝性脑病先兆者,紧急腹腔穿刺放腹水。

(2)确诊有黏连性结核性腹膜炎、包虫病、卵巢肿瘤者。

3.方法

(1)协助患者坐在靠椅上,或平卧、半卧、稍左侧卧位,屏风遮挡。

(2)选择适宜的穿刺点。一般常选择左下腹部脐与髂前上棘连线中外 1/3 交点处,也有取脐与耻骨联合中点上 1 cm,偏左或右 1.5 cm 处,或侧卧位脐水平线与腋前线或腋中线的交点。对少量或包裹性腹水,须在 B 超定位下穿刺。

(3)穿刺部位常规消毒,戴无菌手套,铺消毒洞巾,自皮肤至腹膜壁层用 2% 利多卡因逐层作局部浸润麻醉。

(4)术者左手固定穿刺部位皮肤,右手持针经麻醉处逐步刺入腹壁,待感到针尖抵抗突然消失时,表示针尖已穿过腹膜壁层,即可行抽取和引流腹水,并置腹水用于消毒试管中以备检验用。诊断性穿刺可选用 7 号针头进行穿刺,直接用无菌的 20 mL 或 50 mL 注射器抽取腹水。大量放腹水时可用针尾连接橡皮管的 8 号或 9 号针头,在放液过程中,用血管钳固定针头并夹持橡皮管。

(5)放液结束后拔出穿刺针，穿刺部位盖上无菌纱布，并用多头绷带将腹部包扎，如遇穿刺后继续有腹水渗漏时，可用蝶形胶布或涂上火棉胶封闭。

(6)术中密切观察患者有无头晕、恶心、呕吐、心悸、气短、面色苍白等，一旦出现应立即停止操作，并对症处理。注意腹腔放液速度不宜过快，以防覆压骤然降低，内脏血管扩张而发生血压下降甚至休克等现象。肝硬化患者一次放腹水一般不超过 3000 mL，过多放液可诱发肝性脑病和电解质紊乱，但在补充输注大量白蛋白的基础上，也可以大量放液。

4.护理

(1)术前护理

1)向患者解释穿刺的目的、方法及操作中可能会产生的不适，一旦出现立即告知术者。

2)检查前嘱患者排尿，以免穿刺时损伤膀胱。

3)放液前测量腹围、脉搏、血压，注意腹部体征，以观察病情变化。

(2)术后护理

1)术后卧床休息 8~12 小时。

2)测量腹围，观察腹水消长的情况。

3)观察患者面色、血压脉搏等变化，如有异常及时处理。

4)密切观察穿刺部位有无渗液、渗血，有无腹部压痛、反跳痛和腹肌紧张等腹膜炎征象。

实训七　胸腔穿刺术的护理

【实训目的】

明确胸腔内有无气体、血液或其他积液，并明确气胸的压力、积液的性状等，抽吸可减轻对肺脏的压迫，促使肺膨胀。

【实训准备】

1. 物品　无菌胸腔穿刺包、无菌手套、消毒用品、胶布等。
2. 药物　局麻药物、地西泮等。
3. 环境　实训室。

【实训学时】

1 学时。

【实训内容】

◆ 一、护理评估

1. 询问了解患者的身体状况及意识状态，有无咳嗽，呕吐，烦躁，是否可以配合治疗。
2. 评估患者胸腔积液情况、穿刺部位情况。

◆ 二、护理措施

1. 术前准备

(1)心理准备：向患者及家属解释穿刺目的、操作步骤以及术中注意事项，协助患者做好精神准备，配合穿刺。胸腔穿刺术是一种有创性操作，术前应确认患者签署知情同意书。

(2)患者指导：操作前指导患者练习穿刺体位，并告知患者在操作过程中保持穿刺体位，不要随意活动，不要咳嗽或深呼吸，以免损伤胸膜或肺组织。必要时给予镇咳药。

2. 术中配合与护理

(1)患者体位：抽液时，协助患者反坐于靠背椅上，双手平放椅背上；或取坐位，使用床旁桌支托；亦可仰卧于床上，举起上臂；完全暴露胸部或背部。如患者不能坐直，还可以采用侧卧位，床头抬高 30 度抽气时，协助患者取半卧位。

(2)穿刺部位：一般胸腔积液的穿刺点在肩胛线或腋后线第 7~8 肋间隙或腋前线第 5 肋间隙。气胸者取患侧锁骨中线第 2 肋间隙或腋前线第 4~5 肋间隙。

(3)病情观察：穿刺过程中应密切观察患者的脉搏、面色等变化，以判定患者对穿刺的耐受性。注意观察患者有无异常感觉，如患者有任何不适，应减慢或立即停止抽吸。抽吸时，若患者突然感觉头晕、心悸、冷汗、面色苍白、脉细、四肢发凉，提示患者可能出现"胸膜反应"，应立即停止抽吸，使患者平卧，密切观察血压，防止休克。必要时按医嘱皮下注射 0.1%肾上腺素 0.5 mL。

(4)抽液抽气：每次抽液、抽气时，不宜过快、过多，防止抽吸过多过快使胸腔内压骤然下降，发生复张后肺水肿或循环障碍、纵隔移位等意外。首次排液量不宜超过 700 mL，抽气量不宜超过 1000 mL，以后每次抽吸量不应超过 1000 mL。如治疗需要，抽液抽气后可注射药物。

3. 术后护理

(1)记录穿刺时间、抽液抽气量、胸水的颜色以及患者在术中的状态。

(2)监测患者穿刺后的反应，观察患者的脉搏和呼吸状况，注意有无血胸、气胸、肺水肿等并发症的发生。观察穿刺部位，如出现红、肿、热、痛，体温升高或液体溢出等及时通知医生。

(3)嘱患者静卧，24 小时后方可洗澡，以免穿刺部位感染。

(4)鼓励患者深呼吸，促进肺膨胀。

三、健康指导要点

1. 术前指导患者练习穿刺体位，并在操作过程中保持穿刺体位，不要随意活动，不要咳嗽或深呼吸。

2. 指导患者深呼吸及有效咳嗽的方法。

四、注意事项

1. 严格执行无菌操作，避免胸腔感染。

2. 术中患者应避免咳嗽、深呼吸及转动身体，有咳嗽症状者可遵医嘱在术前口服止咳药。

3. 术中如患者发生不适或胸膜反应，应立即停止抽吸，积极配合医生进行处理。

4. 标本应及时送检。

附　录

附录一　常用物品消毒灭菌方法

类别	消毒物品	清洁	消毒与灭菌方法	更换频率	注意事项
手术器械及物品	一般器械	1. 器械首选机械清洗 2. 精密和有机物污染较重器械应手工清洗 3. 有关节、缝隙、齿槽的器械，应尽量张开或拆卸到最小单位进行清洗 4. 手工清洗按照冲洗、洗涤、漂洗、终末漂洗步骤进行 5. 复杂及管腔器械使用超声清洗机、高压水枪清洗	1. 耐湿、耐热的物品压力蒸汽灭菌 2. 不耐高温、不耐湿热如电子仪器、光学仪器等物品低温灭菌 3. 耐热不耐湿的采用干热灭菌 4. 对不耐热、耐湿的首选低温灭菌，无条件的医疗机构可采用灭菌剂浸泡灭菌	一用一灭菌	应取消在手术室清洗，由供应室集中清洗
	锐利器械（含刀片、剪刀、穿刺针等）	1. 机械清洗或手工清洗 2. 穿刺针内腔用高压（气）水枪冲洗、超声波清洗	1. 压力蒸汽灭菌 2. 可选环氧乙烷、过氧化氢等离子体低温灭菌 3. 严禁戊二醛浸泡灭菌	一用一灭菌	镀铬器械、眼科精细器械不适宜采用超声波清洗
	腔镜及附件（腹腔镜、膀胱镜、关节镜、胸腔镜、脑室镜、宫腔镜、胆道镜等）	1. 所有腔镜都必须拆卸到最小单位进行清洗 2. 按照规范使用水枪、气枪，对腔镜进行冲洗、酶洗、清洗、干燥 3. 用超声清洗机清洗活检钳等附件	1. 压力蒸汽灭菌或过氧化氢等离子体灭菌或环氧乙烷灭菌 2. 2%戊二醛溶液浸泡10小时（将管腔内注满消毒液），使用前无菌水彻底冲洗干净包括内管腔，清除消毒剂残留	一用一灭菌	消毒剂保持有效性，定期更换。定期测试浓度并记录。胆道镜不宜采用过氧化氢等离子灭菌方法

续上表

类别	消毒物品	清洁	消毒与灭菌方法	更换频率	注意事项
手术器械及物品	蒸汽或气体不能穿透的物品（如油剂、粉剂等）		干热灭菌	包装一经打开，24 小时更换	油剂、粉剂灭菌时厚度 0.6 cm，凡士林纱布厚度 < 1.3 cm。建议使用一次性灭菌小包装产品
	手术缝线		压力蒸汽灭菌或环氧乙烷灭菌	不应重复灭菌	根据不同材质选择相应的灭菌方法，严禁戊二醛浸泡灭菌
	植入性产品	根据厂家提供要求进行器械清洗	1. 压力蒸汽灭菌 2. 根据厂家提供器械包装、灭菌方法和灭菌循环参数要求进行	一次性使用	1. 植入性产品灭菌时必须同时生物监测，检测结果合格才能放行 2. 紧急情况下灭菌植入型器械可在生物 PCD 中加用 5 类化学指示物，指示物合格可作为提前放行的标志，生物监测的结果及时通报使用部门
	手术用敷料（纱布类、棉球类、布类）	布类一用一清洗	压力蒸汽灭菌	1. 纱布类、棉球类等可一次性使用 2. 布类一用一清洗一灭菌	感染性疾病使用的布类应集中摆放，单独清洗消毒
麻醉用具	麻醉喉镜片	可用手工清洗；清洗程序按照冲洗、洗涤、漂洗、终末漂洗步骤进行	1. 清洗擦干后 500 mg/L 含氯消毒剂浸泡消毒 30 分钟 2. 热力消毒 90℃ 5 分钟或 93℃ 3 分钟	一用一灭菌	

续上表

类别	消毒物品	清洁	消毒与灭菌方法	更换频率	注意事项
麻醉用具	可视喉镜	流动水冲洗擦干	1. 接触主机部分采用75%酒精擦拭 2. 接触患者部分：酸性氧化电位水冲洗5分钟；2%戊二醛溶液浸泡10分钟；邻苯二甲醛5分钟。任选一种	一用一消毒	
	呼吸囊	用流动水洗净擦干	用500 mg/L含氯消毒剂擦拭	一用一消毒	
	氧气面罩；麻醉口罩等	用流动水洗净擦干	1. 热力消毒90℃5分钟或93℃3分钟 2. 用500 mg/L含氯消毒剂擦拭	一用一消毒	
	气管内套管	1. 手工清洗 2. 超声清洗机清洗	1. 压力蒸汽灭菌 2. 清洗消毒90℃5分钟或93℃3分钟 3. 酸性氧化电位水浸泡消毒30分钟或3%过氧化氢溶液浸泡30分钟 4. 煮沸消毒30分钟	一用一灭菌或消毒	
	硅橡胶螺纹管	1. 手工清洗需注意内腔的清洗 2. 清洗消毒机按管道清洗流程清洗	1. 清洗消毒90℃5分钟或93℃3分钟 2. 酸性氧化电位水浸泡消毒30分钟；500 mg/L含氯消毒剂浸泡30分钟 3. 低温等离子或环氧乙烷灭菌	一用一灭菌或消毒	由供应室集中处理

续上表

类别	消毒物品	清洁	消毒与灭菌方法	更换频率	注意事项
消毒内窥镜	胃镜、肠镜、十二指肠镜、喉镜、支气管镜等	1.按照规范在流动水槽内手工清洗、酶洗、清洗、干燥。内镜孔道必须刷洗并高压水枪充分冲洗 2.内镜冲洗后用流动滤过水清洗、75%乙醇干燥或高压气枪吹干 3.使用内镜清洗消毒机清洗消毒的必须按照要求先进行手工清洗	1. 2%戊二醛溶液浸泡胃镜、肠镜、十二指肠镜≥10分钟；浸泡支气管镜≥20分钟；浸泡结核分枝杆菌等感染内镜≥45分钟；当日内镜终末处理浸泡消毒≥30分钟 2.邻苯二甲醛浸泡消毒≥5分钟 3.酸性氧化电位水：适用于胃肠内镜 4.内镜消毒器消毒，详见产品说明书	清洗用具一用一消毒或一次性使用	1.消毒液按时测试浓度并记录，浓度不符随时更换； 2.消毒浸泡时必须将内镜孔道注满消毒液
	内镜附件：导丝、网篮、导管、细胞刷、异物钳、圈套等	按照规范在流动水槽内手工冲洗、超声清洗机中加入酶洗液超声清洗5~10分钟、高压水枪冲洗、高压气枪吹干	1.压力蒸汽灭菌 2.环氧乙烷、低温等离子等灭菌 3. 2%戊二醛溶液浸泡10小时	一用一灭菌	
	其他：口圈、注水瓶、连接管、吸引管、吸引瓶等	按照规范在流动水槽内手工冲洗（酶洗、清洗、干燥）	500 mg/L含氯消毒剂浸泡消毒30分钟，清水冲净残留消毒液干燥后备用	口圈一用一消毒；连接管等每日消毒	可以使用一次性口圈
皮肤黏膜	手术部位	术前沐浴，清洁皮肤	有效碘含量5000 mg/L碘伏原液涂擦2遍，作用2分钟		
	注射部位	局部清洁	有效碘含量5000 mg/L碘伏原液涂擦2遍		干燥后注射
	口腔黏膜		有效碘含量500 mg/L碘伏或氧化电位水或银尔通含漱		
	会阴及阴道	皂液棉球依次擦洗大、小阴唇、两侧大腿内侧上1/3、会阴及肛门周围，温水冲洗	1.会阴用有效碘含量5000 mg/L碘伏擦拭2遍，作用2分钟，或酸性氧化电位水冲洗 2.阴道冲洗用有效碘含量250 mg/L碘伏或醋酸洗必泰溶液或酸性氧化电位水冲洗或擦洗		

续上表

类别	消毒物品	清洁	消毒与灭菌方法	更换频率	注意事项
工作人员手	洗手	当手部有肉眼可见的血液或其他体液污染时，须流动水洗手	皂液及流动水按照六步法洗手，时间不少于40秒，皂液在手部揉搓不少于15秒	1.在下列情况下应洗手或速干手消毒剂消毒：进行清洁及无菌操作前；直接接触患者前后；接触患者体液、血液之后；直接接触患者周围环境之后等 2.下列情况下选择先洗手后手消毒：接触患者致病性微生物污染物品后；直接为传染病患者检查、治疗或处理其污物	
	卫生手消毒	当手部无肉眼可见污染时，可使用手消毒代替洗手	速干手消毒剂消毒双手代替洗手		
	外科洗手	1.摘除手部饰物，修剪指甲 2.用适量清洁剂清洗双手、前臂、上臂下1/3并认真揉搓，流动水冲净擦干	1.取适量免洗外科手消毒液均匀涂抹至双手的每个部位、前臂和上臂下1/3，并认真揉搓直至消毒剂干燥 2.取适量需冲洗外科手消毒液均匀涂抹至双手的每个部位、前臂和上臂下1/3，并认真揉搓2~5分钟；采用净化水冲洗并擦干	医护人员外科手术前均应外科洗手	1.清洁双手时，应注意清洁指甲污垢和皮肤的皱褶处 2.不主张长时间刷洗双手 3.采用免洗外科消毒剂前的干手可采用清洁纸巾 4.需冲洗的消毒剂应用净化水做最后冲洗，并用无菌纸巾或灭菌小毛巾擦干
一般科室常用器械类	杯、钳、罐、盘、碗；开口器、舌钳、压舌板等	机械清洗或手工清洗	1.压力蒸汽灭菌 2.清洗消毒90℃5分钟或93℃3分钟	1.一用一消毒或一用一灭菌 2.杯钳罐干式保存每4~6小时更换一次。有污染时及时更换	用后立即冲洗器械上血迹、污渍；密闭送供应室集中处理

续上表

类别	消毒物品	清洁	消毒与灭菌方法	更换频率	注意事项
玻璃类	体温表	流动水清洗、擦干	500 mg/L 含氯消毒剂盖盒浸泡 30 分钟，冷开水冲净，纱布擦干。腋表也可采用酒精擦拭，终末用 500 mg/L 含氯消毒剂盖盒浸泡 30 分钟	1. 一用一消毒 2. 消毒液每日更换	体温表离心机盒使用后，清水冲洗；含氯消毒液 500 mg/L 浸泡 30 分钟，流动水冲洗晾干
	盛酒精或碘伏消毒液的玻璃瓶	弃去消毒液，密闭送供应室集中清洗	压力蒸汽灭菌	每周灭菌 2 次	
	吸引瓶、引流瓶	流动水冲洗、晾干	1. 湿热消毒 2. 500 mg/L 含氯消毒剂浸泡 30 分钟，流动水冲净、晾干	1 次/天	尽可能使用一次性吸引、引流装置
	无菌玻璃试管	流动水冲洗、晾干	干热灭菌或压力蒸汽灭菌	一用一灭菌	
搪瓷类	痰盂、便器	流动水冲洗、晾干	1. 90℃ 5 分钟或 93℃ 3 分钟 2. 500 mg/L 含氯消毒剂浸泡 30 分钟、流动水冲洗	专人专用，用后冲洗，出院终末消毒	
	餐具	用洗涤剂擦洗，清水冲洗干净	1. 流动蒸汽消毒 20 分钟或煮沸 10~20 分钟 2. 自动冲洗消毒洗碗机 3. 远红外消毒箱，温度达 125℃，维持 15 分钟	一人一用一消毒	
	研钵	流动水冲洗、晾干	1. 清洗消毒 90℃ 5 分钟或 93℃ 3 分钟 2. 500 mg/L 含氯消毒剂浸泡 30 分钟，流动水冲洗		
塑料及橡胶类	呼吸机的螺纹管、雾化器	1. 清洗消毒机按管道清洗流程清洗 2. 流动水冲洗、晾干	1. 清洗消毒机清洗消毒（清洗消毒 90℃ 5 分钟或 93℃ 3 分钟）烘干自然完成 2. 新生成酸性氧化电位水浸泡 30 分钟 3. 500 mg/L 含氯消毒剂中消毒 30 分钟 4. 低温等离子或环氧乙烷	螺纹管一人一用或每周更换 1 次，污染时随时更换	1. 呼吸机螺纹管、雾化器送供应室集中处理 2. 一次性使用螺纹管不得重复使用

续上表

类别	消毒物品	清洁	消毒与灭菌方法	更换频率	注意事项
塑料及橡胶类	呼吸机湿化罐	流动水冲洗、晾干	1. 湿热消毒 2. 用 500 mg/L 含氯消毒剂浸泡 30 分钟后，流动水冲洗 3. 新生成氧化电位水冲洗浸泡 10~15 分钟 4. 自动清洗消毒机 90℃ 5 分钟	1. 湿化罐每周更换 1 次 2. 湿化液每天更换	湿化液必须用无菌水
	氧气湿化瓶氧气连接管	1. 氧气湿化瓶流动水清洗、晾干 2. 长期吸氧患者氧气连接管每次用后清水清洁，晾干备用	1. 清洗消毒机清洗消毒（清洗消毒 90℃ 5 分钟或 93℃ 3 分钟） 2. 用 500 mg/L 含氯消毒剂浸泡 30 分钟后，流动水冲洗，晾干备用	1. 湿化瓶每周消毒更换 1 次。湿化液用无菌水每天更换 2. 一次性吸氧装置每周更换一次	
	PICC 置管静脉留置针	一次性无菌包装，不得重复使用		1. PICC 换管时间，应根据其材质及厂家说明确定。一般 1~6 个月 2. 静脉留置针每 3 天更换 1 次	PICC 置管局部纱布敷料每 2 天更换 1 次，敷贴则每周更换 1 次，遇敷料松动、潮湿或玷污及时更换
	留置胃管	一次性无菌包装，不得重复使用		每月更换或根据胃管材质、厂家说明书更换	1. 口腔护理 2 次/d 2. 每次鼻饲营养液前后均用温开水冲洗，末端用纱布包裹固定
	留置尿管	一次性无菌包装，不得重复使用		1. 导尿管 2~4 周更换一次 2. 普通尿袋每周更换 2 次 3. 精密集尿袋每周更换 1 次	1. 每日评价留置尿管的必要性；尽早拔除尿管 2. 尿道口每日清洁

续上表

类别	消毒物品	清洁	消毒与灭菌方法	更换频率	注意事项
塑料及橡胶类	各种引流管	手工清洗	湿热消毒	1.硅胶等特殊引流管按规范清洗、消毒 2.一般引流袋 1～3 日更换，胸腔闭式引流水封瓶根据病情 1～7 日更换 1 次	建议使用一次性引流管
	血压计、袖带、听诊器	血压计袖带清洗、晾干	1.血压计及听诊器必要时用 75% 乙醇或 250 mg/L 含氯消毒剂擦拭 2.血压计袖带可用 250～500 mg/L 含氯消毒剂浸泡 30 分钟后清洗干燥备用	1.血压计袖带每周清洗、晾干备用 2.有污染时消毒剂浸泡消毒处理	
	热水袋、冰袋、橡皮气圈、橡胶中单	流动水清洗、擦干	必要时 250 mg/L 含氯消毒剂浸泡或擦拭	一人一用一清洗	
	脸盆	流动水清洗、擦干	1.必要时清洗消毒剂清洗消毒(清洗消毒 90℃ 5 分钟或 93℃ 3 分钟) 2.必要时 500 mg/L 含氯消毒剂浸泡或擦拭	一人一用一清洗	
	奶嘴、奶瓶	流水冲洗干净	1.煮沸或蒸汽消毒 15～20 分钟； 2.压力蒸汽灭菌	一用一消毒或灭菌	干燥储存
	止血带	流动水清洗、晾干	1.清洗消毒机清洗消毒(清洗消毒 90℃ 5 分钟或 93℃ 3 分钟)烘干自然完成 2. 250 mg/L 含氯消毒剂浸泡 30 分钟，清水冲净晾干	一用一消毒	

续上表

类别	消毒物品	清洁	消毒与灭菌方法	更换频率	注意事项
布类	床上用品	床单、被套及枕套定期送指定地点清洗	1. 热力清洗（洗衣机70℃ 25 分钟洗涤） 2. 感染患者的被服单独清洗（洗衣机80℃ 30分钟并加相关消毒剂洗涤）	1. 一人一用一消毒 2. 污染随时更换	感染患者使用过的床单、被套及枕套，用有色标识袋送指定地点清洗消毒
	工作服、病员服	定期送指定地点清洗	热力清洗（洗衣机70℃ 25 分钟洗涤）	1. 定期更换 2. 污染随时更换	
	枕心、棉絮、床垫	定期更换	1. 床单元消毒器消毒30分钟 2. 暴晒 6 小时 3. 紫外线照射 30~60分钟	1. 定期更换 2. 有污染随时更换	
环境及物体表面	空气	1. 开窗通风 2. 自然通风不良时，可安装通风设备，如风机、风扇	必要时使用动态空气消毒器消毒或紫外线消毒	每日上、下午开窗通风2 次，每次20~30分钟	
	暖箱、新生儿辐射台	清水擦拭	1. 75%酒精擦拭消毒 2. 必要时 500 mg/L 含氯消毒液擦拭 3. 床垫使用床单位消毒器消毒或曝晒	1. 箱单一用一消毒，床垫每周更换，有污染随时更换 2. 箱体每周集中擦拭消毒，擦拭后至少 15 分钟方可安置患儿入内 3. 暖箱内保湿水每日更换	
	患者的床单元(床、床头柜、椅子、热水瓶、储存柜)	清水擦拭	1. 床单元每日清水擦拭，有污染时随时擦拭或消毒 2. 床单元终末处理：250 mg/L 含氯消毒液擦拭消毒	1. 抹布一人一巾 2. 对床单元实行终末消毒处理 3. 有污染时随时消毒剂擦拭	

续上表

类别	消毒物品	清洁	消毒与灭菌方法	更换频率	注意事项
环境及物体表面	各种推车、轮椅、推床	清水擦拭	必要时用 250 mg/L 含氯消毒液擦拭	每日清水擦拭一次，有污染时随时擦拭消毒	
	电脑、电话各种仪器表面	保持清洁	必要时用 75% 乙醇擦拭	有污染时随时擦拭消毒	
	病历夹、病历车	保持清洁	必要时 500 mg/L 含氯消毒液擦拭	1. 每周擦拭 2. 有污染时随时消毒处理	病历夹不应带入病房
	门窗、墙壁、桌椅、楼梯扶手	清水擦拭，保持无尘和清洁	必要时 500 mg/L 含氯消毒液擦拭	1. 每天或每周清水擦拭 2. 有污染时随时消毒擦拭	
	开饭车	1. 清水擦拭 2. 饭车应流动水刷洗干净	1. 流动蒸汽消毒 20 分钟 2. 必要时含氯消毒 500 mg/L 擦拭	1. 每日消毒一次 2. 有污染时随时消毒擦拭	
	水龙头、水池	清水擦拭，保持清洁	必要时含氯消毒液 500 mg/L 擦拭	1. 每天擦拭 2. 有污染时及时消毒擦拭	
	地面	湿式清扫	必要时含氯消毒液 500 mg/L 拖地	1. 每日湿式清扫 2 次以上 2. 有污染随时清扫消毒。地面被呕吐物、分泌物或粪便污染时，应先去除污染物再使用消毒剂覆盖消毒	1. 每个拖布清洁面积不超过 20 m² 2. 拖把要有明显标识，专区专用
	空调滤网	定期清洗		每 1~3 个月清洗一次	

续上表

类别	消毒物品	清洁	消毒与灭菌方法	更换频率	注意事项
清洁工具	拖把	清水清洗	1. 清洗机类清洗(程序包括水洗、洗涤剂洗、清洗、消毒、烘干) 2. 含氯消毒液 500 mg/L 浸泡 30 分钟,冲净消毒液干燥备用		分区使用
	擦拭布巾	清水清洗	1. 清洗机类清洗(程序包括水洗、洗涤剂洗、清洗、消毒、烘干) 2. 含氯消毒液 250 mg/L 浸泡 30 分钟,冲净消毒液干燥备用		分区使用

附录二　常见传染病潜伏期、隔离期和观察期

病名		潜伏期		传染期	隔离期	接触者观察期及管理办法
		最短—最长	常见			
鼠疫	腺鼠疫	2~8 天	3~6 天	自发病起直至痊愈为止的整个病程	腺鼠疫隔离至淋巴腺完全痊愈，肺鼠疫应在临床症状消失后，痰连续培养 6 次阴性方能出院	留验 9 天同时接种鼠疫菌苗
	肺鼠疫	数小时~3 天	1~3 天			
霍乱		数小时~6 天	1~3 天	潜伏期末即可排菌，临床症状期传染性最大，病后带菌自数天至 4 周不等，少数可数月至 1 年以上	临床症状消失后，隔日大便培养，连续 2 次阴性或症状消失后 14 天解除隔离	留验 5 天，并连续作粪便培养 2 次，阴性者解除隔离
病毒性肝炎	甲型	15~50 天	3~4 周	潜伏期末至发病 2 周内传染性最大，少数在病后某段时期仍可排病毒	临床症状消失，肝功能恢复正常，但不少于病后 30 天，幼托机构要隔离 40 天	密切接触者医学观察 45 天，接触后 2 周内注射正常人免疫球蛋白可防止发病或减轻症状
	乙型	50~180 天	100 天左右	潜伏期末即有传染性，长者可达 1 年以上	急性期应隔离到 HBsAg 阴转，恢复期仍不阴转者按 HBsAg 携带者处理	作 HBsAg，抗 HBc，抗 HBs，HBeAg，抗 HBe 检测，均阴性者接种乙肝疫苗
	丙型	2~26 周	40 天	潜伏期末即有传染性，临床症状期传染最大，慢性患者亦有传染性，最长达 6 年	急性期隔离至病情稳定，慢性病例按病原携带者处理	目前无法定措施
	丁型	2 周~6 个月		急性感染后 HDAg 血症可持续 25 天，慢性感染者在 HDAg 与抗-HD 消失前均有传染性	同乙型肝炎	目前无法定措施
	戊型	2~9 周	6 周	发病前 2 周至发病后 2 周从粪便中排出	自发病起隔离 3 周	医学观察 45 天

续上表

病名	潜伏期		传染期	隔离期	接触者观察期及管理办法
	最短—最长	常见			
细菌性痢疾	数小时~7天	1~3天	潜伏期末即可排出病原体，临床症状期传染性最大，病后带菌常见，多为间歇排菌，绝大部分在病后1~2周停止，少数可长达数年	临床症状消失后，连续2~3次粪检阴性或大便正常后1周可解除隔离	医学观察7天，饮食行业人员观察期间应送粪便培养1次，阴性者方可复工
流行性脑脊髓膜炎	1~10天	3~4天	潜伏期末即有传染性，普通型患者传染性可持续6~7周	临床症消失后3天，但不少于病后7天	医学观察7天，可服利福平预防发病
流行性感冒	数小时~3天	1~2天	潜伏期末出现退热时止，传染期约1周	退热后2天	在大流行时，集体单位应进行检疫，出现发热等症状者，应早期隔离
麻疹	6~21天，被动免疫后可延至28天	10~11天	潜伏期末至出疹后5天	隔离至出疹后5天	医学观察21天，如接受过被动免疫者应延至28天
百日咳	2~21天	7~10天	潜伏期的最后1~2天至发病2~3周内传染性最大，一般在病后4周即无传染性	发病起40天或自痉咳后30天	医学观察21天
白喉	1~7天	2~4天	潜伏期末至整个病程均有传染性，部分患者在恢复期仍继续排菌	症状消失后鼻咽分泌物2次（间隔2天）培养阴性或症状消失后30天可解除隔离	医学观察7天
猩红热	1~12天	2~5天	潜伏期末至整个病程均有传染性，至皮肤脱屑阶段则无传染性	症状消失后咽拭子培养3次阴性，可解除隔离，一般不少于病后1周	医学观察7~12天
水痘	10~21天	15天	潜伏期末至皮肤发疹和水泡时传染性最强	隔离至脱痂为止，但不得少于发病后2周	医学观察21天
流行性腮腺炎	8~30天	14~21天	腮腺肿大前7天至肿大后9天	从发病起至腮腺肿大完全消退	成人一般不检疫，托幼机构儿童医学观察21天

续上表

病名	潜伏期		传染期	隔离期	接触者观察期及管理办法
	最短—最长	常见			
流行性乙型脑炎	4~21 天	10~14 天	病毒血症时间短，一般在发病后 5 天内	隔离至体温正常为止，室内做好防蚊、灭蚊	不检疫
疟疾 间日疟	10 天~数月	14 天	疟疾现症患者和无症状带虫者，当其周围血液中有成熟配子体时就有传染性	不需隔离，但患者应给以系统治疗，居室内应做好防蚊、灭蚊	不检疫
疟疾 三日疟	10~45 天	30 天			
疟疾 恶性疟	5~12 天	10 天			
登革热	3~15 天	5~7 天	潜伏期末至病后 3 天，少数至病后 6 天	起病后 7 天	不检疫
布鲁菌病	3 天~1 年左右	7~14 天	发病后第 2 周可在尿中发现病原体，可保持 2~3 个月	临床症状消失后解除隔离	不检疫
流行性出血热	5~46 天	7~14 天	急性期血液、尿液中有病原体具有传染性，可经破损皮肤感染	隔离至急性症状消失止	不检疫
钩端螺旋体病	1~30 天	7~13 天	发病后第 2 周可在尿中发现病原体，可保持 2~4 个月，个别 1 年以上，但作为传染源意义不大	隔离至症状消失，应注意尿的消毒处理，防止接触传播	不检疫
炭疽病	12 小时~12 天	1~3 天	主要为动物病，人经动物感染，人与人之间亦可经分泌物而受感染，但较少见，肺炭疽可经呼吸道传染	皮肤炭疽隔离至创伤口痊愈、痂皮脱落为止，其他类型患者在症状消失后细菌培养 2 次阴性后取消隔离	医学观察 8 天，与患者和病畜接触之物品应进行消毒
狂犬病	12 天~1 年或 5 天至 19 年	30~60 天	个别情况下，可从唾液中分离到病毒，但未见人传人之事例	患者须住院隔离	不检疫
阿米巴痢疾	4 天~数月或更长	10~18 天	从发病早期排出滋养体到晚期粪便中含有大量包囊都有传染性	隔离至症状消失，大便连续 3 次检查滋养体及包囊阴性解除隔离	对饮食行业从业人员进行包囊检查、阳性者停止工作进行治疗

续上表

病名	潜伏期		传染期	隔离期	接触者观察期及管理办法
	最短—最长	常见			
伤寒	3~42 天	12~14 天	潜伏期末即可排菌；患者从大、小便排菌，相当一部分患者在恢复期仍可继续排菌 2~3 周，少数在 1 年以上，甚至终身	体温正常 15 天可解除隔离，可热退后 5 天和 10 天作 2 次大便培养，阴性者可解除隔离	医学观察 21 天，副伤寒为 15 天，饮食行业人员观察期间应送大便培养 1 次，阴性者方可工作
副伤寒	2~15 天	8~10 天			
脊髓灰质炎	3~35 天	7~14 天	发病前 10 天至病后 4 周均有传染性，少数可达 4 个月	隔离期不少于病后 40 天	医学观察 20 天，对 5 岁以下儿童注射胎盘球蛋白或丙种球蛋白，可防止发病或减轻症状
艾滋病	6 个月~10 年以上	9~10 年	血中检出 HIV 抗体起即有传染性	应立即采取隔离措施，并送卫生行政部门指定单位治疗	严密观察，长期迫踪，在观察的 6 个月及 1 年时采血检测

附录三　中华人民共和国传染病防治法

第一章　总　则

第一条　为了预防、控制和消除传染病的发生与流行，保障人体健康和公共卫生，制定本法。

第二条　国家对传染病防治实行预防为主的方针，防治结合、分类管理、依靠科学、依靠群众。

第三条　本法规定的传染病分为甲类、乙类和丙类。

甲类传染病是指：鼠疫、霍乱。

乙类传染病是指：传染性非典型肺炎、艾滋病、病毒性肝炎、脊髓灰质炎、人感染高致病性禽流感、麻疹、流行性出血热、狂犬病、流行性乙型脑炎、登革热、炭疽、细菌性和阿米巴性痢疾、肺结核、伤寒和副伤寒、流行性脑脊髓膜炎、百日咳、白喉、新生儿破伤风、猩红热、布鲁氏菌病、淋病、梅毒、钩端螺旋体病、血吸虫病、疟疾、新型冠状病毒感染。

丙类传染病是指：流行性感冒（含甲型 H1N1 流感）、流行性腮腺炎、风疹、急性出血性结膜炎、麻风病、流行性和地方性斑疹伤寒、黑热病、包虫病、丝虫病，除霍乱、细菌性和阿米巴性痢疾、伤寒和副伤寒以外的感染性腹泻病、手足口病。

上述规定以外的其他传染病，根据其暴发、流行情况和危害程度，需要列入乙类、丙类传染病的，由国务院卫生行政部门决定并予以公布。

第四条　对乙类传染病中传染性非典型肺炎、炭疽中的肺炭疽和人感染高致病性禽流感，采取本法所称甲类传染病的预防、控制措施。其他乙类传染病和突发原因不明的传染病需要采取本法所称甲类传染病的预防、控制措施的，由国务院卫生行政部门及时报经国务院批准后予以公布、实施。

省、自治区、直辖市人民政府对本行政区域内常见、多发的其他地方性传染病，可以根据情况决定按照乙类或者丙类传染病管理并予以公布，报国务院卫生行政部门备案。

第五条　各级人民政府领导传染病防治工作。

县级以上人民政府制定传染病防治规划并组织实施，建立健全传染病防治的疾病预防控制、医疗救治和监督管理体系。

第六条　国务院卫生行政部门主管全国传染病防治及其监督管理工作。县级以上地方人民政府卫生行政部门负责本行政区域内的传染病防治及其监督管理工作。

县级以上人民政府其他部门在各自的职责范围内负责传染病防治工作。

军队的传染病防治工作，依照本法和国家有关规定办理，由中国人民解放军卫生主管部门实施监督管理。

第七条　各级疾病预防控制机构承担传染病监测、预测、流行病学调查、疫情报告以及其他预防、控制工作。

医疗机构承担与医疗救治有关的传染病防治工作和责任区域内的传染病预防工作，城市社区和农村基层医疗机构在疾病预防控制机构的指导下，承担城市社区、农村基层相应的传染病防治工作。

第八条　国家发展现代医学和中医药等传统医学，支持和鼓励开展传染病防治的科学研究，提高传染病防治的科学技术水平。

国家支持和鼓励开展传染病防治的国际合作。

第九条　国家支持和鼓励单位和个人参与传染病防治工作。各级人民政府应当完善有关制度，方便单位和个人参与防治传染病的宣传教育、疫情报告、志愿服务和捐赠活动。

居民委员会、村民委员会应当组织居民、村民参与社区、农村的传染病预防与控制活动。

第十条　国家开展预防传染病的健康教育。新闻媒体应当无偿开展传染病防治和公共卫生教育的公益宣传。

各级各类学校应当对学生进行健康知识和传染病预防知识的教育。

医学院校应当加强预防医学教育和科学研究，对在校学生以及其他与传染病防治相关人员进行预防医学教育和培训，为传染病防治工作提供技术支持。

疾病预防控制机构、医疗机构应当定期对其工作人员进行传染病防治知识、技能的培训。

第十一条　对在传染病防治工作中做出显著成绩和贡献的单位和个人，给予表彰和奖励。

对因参与传染病防治工作致病、致残、死亡的人员，按照有关规定给予补助、抚恤。

第十二条　在中华人民共和国领域内的一切单位和个人，必须接受疾病预防控制机构、医疗机构有关传染病的调查、检验、采集样本、隔离治疗等预防、控制措施，如实提供有关情况。疾病预防控制机构、医疗机构不得泄露涉及个人隐私的有关信息、资料。

卫生行政部门以及其他有关部门、疾病预防控制机构和医疗机构因违法实施行政管理或者预防、控制措施，侵犯单位和个人合法权益的，有关单位和个人可以依法申请行政复议或者提起诉讼。

第二章　传染病预防

第十三条　各级人民政府组织开展群众性卫生活动，进行预防传染病的健康教育，倡导文明健康的生活方式，提高公众对传染病的防治意识和应对能力，加强环境卫生建设，消除鼠害和蚊、蝇等病媒生物的危害。

各级人民政府农业、水利、林业行政部门按照职责分工负责指导和组织消除农田、湖区、河流、牧场、林区的鼠害与血吸虫危害，以及其他传播传染病的动物和病媒生物的危害。

铁路、交通、民用航空行政部门负责组织消除交通工具以及相关场所的鼠害和蚊、蝇等病媒生物的危害。

第十四条　地方各级人民政府应当有计划地建设和改造公共卫生设施，改善饮用水卫生条件，对污水、污物、粪便进行无害化处置。

第十五条　国家实行有计划的预防接种制度。国务院卫生行政部门和省、自治区、直辖市人民政府卫生行政部门，根据传染病预防、控制的需要，制定传染病预防接种规划并组织实施。用于预防接种的疫苗必须符合国家质量标准。

国家对儿童实行预防接种证制度。国家免疫规划项目的预防接种实行免费。医疗机构、疾病预防控制机构与儿童的监护人应当相互配合，保证儿童及时接受预防接种。具体办法由国务院制定。

第十六条 国家和社会应当关心、帮助传染病病人、病原携带者和疑似传染病病人,使其得到及时救治,任何单位和个人不得歧视传染病病人、病原携带者和疑似传染病病人。

传染病病人、病原携带者和疑似传染病病人,在治愈前或者在排除传染病嫌疑前,不得从事法律、行政法规和国务院卫生行政部门规定禁止从事的易使该传染病扩散的工作。

第十七条 国家建立传染病监测制度。

国务院卫生行政部门制定国家传染病监测规划和方案。省、自治区、直辖市人民政府卫生行政部门根据国家传染病监测规划和方案。制定本行政区域的传染病监测计划和工作方案。

各级疾病预防控制机构对传染病的发生、流行以及影响其发生、流行的因素,进行监测;对国外发生、国内尚未发生的传染病或者国内新发生的传染病,进行监测。

第十八条 各级疾病预防控制机构在传染病预防控制中履行下列职责:

(一)实施传染病预防控制规划、计划和方案;

(二)收集、分析和报告传染病监测信息,预测传染病的发生、流行趋势;

(三)开展对传染病疫情和突发公共卫生事件的流行病学调查、现场处理及其效果评价;

(四)开展传染病实验室检测、诊断、病原学鉴定;

(五)实施免疫规划,负责预防性生物制品的使用管理;

(六)开展健康教育、咨询,普及传染病防治知识;

(七)指导、培训下级疾病预防控制机构及其工作人员开展传染病监测工作;

(八)开展传染病防治应用性研究和卫生评价,提供技术咨询。

国家、省级疾病预防控制机构负责对传染病发生、流行以及分布进行监测,对重大传染病流行趋势进行预测,提出预防控制对策,参与并指导对暴发的疫情进行调查处理,开展传染病病原学鉴定,建立检测质量控制体系,开展应用性研究和卫生评价。

设区的市和县级疾病预防控制机构负责传染病预防控制规划、方案的落实,组织实施免疫、消毒、控制病媒生物的危害,普及传染病防治知识,负责本地区疫情和突发公共卫生事件监测、报告,开展流行病学调查和常见病原微生物检测。

第十九条 国家建立传染病预警制度。

国务院卫生行政部门和省、自治区、直辖市人民政府根据传染病发生、流行趋势的预测,及时发出传染病预警,根据情况予以公布。

第二十条 县级以上地方人民政府应当制定传染病预防、控制预案,报上一级人民政府备案。

传染病预防、控制预案应当包括以下主要内容:

(一)传染病预防控制指挥部的组成和相关部门的职责;

(二)传染病的监测、信息收集、分析、报告、通报制度;

(三)疾病预防控制机构、医疗机构在发生传染病疫情时的任务与职责;

(四)传染病暴发、流行情况的分级以及相应的应急工作方案;

(五)传染病预防、疫点疫区现场控制,应急设施、设备、救治药品和医疗器械以及其他物资和技术的储备与调用。

地方人民政府和疾病预防控制机构接到国务院卫生行政部门或者省、自治区、直辖市人民政府发出的传染病预警后，应当按照传染病预防、控制预案，采取相应的预防、控制措施。

第二十一条　医疗机构必须严格执行国务院卫生行政部门规定的管理制度、操作规范，防止传染病的医源性感染和医院感染。

医疗机构应当确定专门的部门或者人员，承担传染病疫情报告、本单位的传染病预防、控制以及责任区域内的传染病预防工作；承担医疗活动中与医院感染有关的危险因素监测、安全防护、消毒、隔离和医疗废物处置工作。

疾病预防控制机构应当指定专门人员负责对医疗机构内传染病预防工作进行指导、考核，开展流行病学调查。

第二十二条　疾病预防控制机构、医疗机构的实验室和从事病原微生物实验的单位，应当符合国家规定的条件和技术标准，建立严格的监督管理制度，对传染病病原体样本按照规定的措施实行严格监督管理，严防传染病病原体的实验室感染和病原微生物的扩散。

第二十三条　采供血机构、生物制品生产单位必须严格执行国家有关规定，保证血液、血液制品的质量。禁止非法采集血液或者组织他人出卖血液。

疾病预防控制机构、医疗机构使用血液和血液制品，必须遵守国家有关规定，防止因输入血液、使用血液制品引起经血液传播疾病的发生。

第二十四条　各级人民政府应当加强艾滋病的防治工作，采取预防、控制措施，防止艾滋病的传播。具体办法由国务院制定。

第二十五条　县级以上人民政府农业、林业行政部门以及其他有关部门，依据各自的职责负责与人畜共患传染病有关的动物传染病的防治管理工作。

与人畜共患传染病有关的野生动物、家畜家禽，经检疫合格后，方可出售、运输。

第二十六条　国家建立传染病菌种、毒种库。

对传染病菌种、毒种和传染病检测样本的采集、保藏、携带、运输和使用实行分类管理，建立健全严格的管理制度。

对可能导致甲类传染病传播的以及国务院卫生行政部门规定的菌种、毒种和传染病检测样本，确需采集、保藏、携带、运输和使用的，须经省级以上人民政府卫生行政部门批准。具体办法由国务院制定。

第二十七条　对被传染病病原体污染的污水、污物、场所和物品，有关单位和个人必须在疾病预防控制机构的指导下或者按照其提出的卫生要求，进行严格消毒处理；拒绝消毒处理的，由当地卫生行政部门或者疾病预防控制机构进行强制消毒处理。

第二十八条　在国家确认的自然疫源地计划兴建水利、交通、旅游、能源等大型建设项目的，应当事先由省级以上疾病预防控制机构对施工环境进行卫生调查。建设单位应当根据疾病预防控制机构的意见，采取必要的传染病预防、控制措施。施工期间，建设单位应当设专人负责工地上的卫生防疫工作。工程竣工后，疾病预防控制机构应当对可能发生的传染病进行监测。

第二十九条　用于传染病防治的消毒产品、饮用水供水单位供应的饮用水和涉及饮用水卫生安全的产品，应当符合国家卫生标准和卫生规范。

饮用水供水单位从事生产或者供应活动，应当依法取得卫生许可证。

生产用于传染病防治的消毒产品的单位和生产用于传染病防治的消毒产品，应当经省级以上人民政府卫生行政部门审批，具体办法由国务院制定。

第三章　疫情报告、通报和公布

第三十条　疾病预防控制机构、医疗机构和采供血机构及其执行职务的人员发现本法规定的传染病疫情或者发现其他传染病暴发、流行以及突发原因不明的传染病时，应当遵循疫情报告属地管理原则，按照国务院规定的或者国务院卫生行政部门规定的内容、程序、方式和时限报告。

军队医疗机构向社会公众提供医疗服务，发现前款规定的传染病疫情时，应当按照国务院卫生行政部门的规定报告。

第三十一条　任何单位和个人发现传染病病人或者疑似传染病病人时，应当及时向附近的疾病预防控制机构或者医疗机构报告。

第三十二条　港口、机场、铁路疾病预防控制机构以及国境卫生检疫机关发现甲类传染病病人、病原携带者、疑似传染病病人时，应当按照国家有关规定立即向国境口岸所在地的疾病预防控制机构或者所在地县级以上地方人民政府卫生行政部门报告并互相通报。

第三十三条　疾病预防控制机构应当主动收集、分析、调查、核实传染病疫情信息。接到甲类、乙类传染病疫情报告或者发现传染病暴发、流行时，应当立即报告当地卫生行政部门。由当地卫生行政部门立即报告当地人民政府，同时报告上级卫生行政部门和国务院卫生行政部门。

疾病预防控制机构应当设立或者指定专门的部门、人员负责传染病疫情信息管理工作，及时对疫情报告进行核实、分析。

第三十四条　县级以上地方人民政府卫生行政部门应当及时向本行政区域内的疾病预防控制机构和医疗机构通报传染病疫情以及监测、预警的相关信息。接到通报的疾病预防控制机构和医疗机构应当及时告知本单位的有关人员。

第三十五条　国务院卫生行政部门应当及时向国务院其他有关部门和各省、自治区、直辖市人民政府卫生行政部门通报全国传染病疫情以及监测、预警的相关信息。

毗邻的以及相关的地方人民政府卫生行政部门，应当及时互相通报本行政区域的传染病疫情以及监测、预警的相关信息。

县级以上人民政府有关部门发现传染病疫情时，应当及时向同级人民政府卫生行政部门通报。

中国人民解放军卫生主管部门发现传染病疫情时，应当向国务院卫生行政部门通报。

第三十六条　动物防疫机构和疾病预防控制机构，应当及时互相通报动物间和人间发生的人畜共患传染病疫情以及相关信息。

第三十七条　依照本法的规定负有传染病疫情报告职责的人民政府有关部门、疾病预防控制机构、医疗机构、采供血机构及其工作人员，不得隐瞒、谎报、缓报传染病疫情。

第三十八条　国家建立传染病疫情信息公布制度。

国务院卫生行政部门定期公布全国传染病疫情信息，省、自治区、直辖市人民政府卫生行政部门定期公布本行政区域的传染病疫情信息。

传染病暴发、流行时，国务院卫生行政部门负责向社会公布传染病疫情信息，并可以授权省、自治区、直辖市人民政府卫生行政部门向社会公布本行政区域的传染病疫情信息。

公布传染病疫情信息应当及时、准确。

第四章　疫情控制

第三十九条　医疗机构发现甲类传染病时，应当及时采取下列措施：

（一）对病人、病原携带者，予以隔离治疗，隔离期限根据医学检查结果确定；

（二）对疑似病人，确诊前在指定场所单独隔离治疗；

（三）对医疗机构内的病人、病原携带者、疑似病人的密切接触者，在指定场所进行医学观察和采取其他必要的预防措施。

拒绝隔离治疗或者隔离期未满擅自脱离隔离治疗的，可以由公安机关协助医疗机构采取强制隔离治疗措施。

医疗机构发现乙类或者丙类传染病病人，应当根据病情采取必要的治疗和控制传播措施。

医疗机构对本单位内被传染病病原体污染的场所、物品以及医疗废物，必须依照法律、法规的规定实施消毒和无害化处置。

第四十条　疾病预防控制机构发现传染病疫情或者接到传染病疫情报告时，应当及时采取下列措施：

（一）对传染病疫情进行流行病学调查，根据调查情况提出划定疫点、疫区的建议，对被污染的场所进行卫生处理，对密切接触者，在指定场所进行医学观察和采取其他必要的预防措施、并向卫生行政部门提出疫情控制方案；

（二）传染病暴发、流行时，对疫点、疫区进行卫生处理，向卫生行政部门提出疫情控制方案，并按照卫生行政部门的要求采取措施；

（三）指导下级疾病预防控制机构实施传染病预防、控制措施。组织、指导有关单位对传染病疫情的处理。

第四十一条　对已经发生甲类传染病病例的场所或者该场所内的特定区域的人员，所在地的县级以上地方人民政府可以实施隔离措施，并同时向上一级人民政府报告；接到报告的上级人民政府应当即时作出是否批准的决定。上级人民政府作出不予批准决定的，实施隔离措施的人民政府应当立即解除隔离措施。

在隔离期间，实施隔离措施的人民政府应当对被隔离人员提供生活保障；被隔离人员有工作单位的，所在单位不得停止支付其隔离期间的工作报酬。

隔离措施的解除，由原决定机关决定并宣布。

第四十二条　传染病暴发、流行时，县级以上地方人民政府应当立即组织力量，按照预防、控制预案进行防治，切断传染病的传播途径，必要时，报经上一级人民政府决定，可以采取下列紧急措施并予以公告：

（一）限制或者停止集市、影剧院演出或者其他人群聚集的活动；

（二）停工、停业、停课；

（三）封闭或者封存被传染病病原体污染的公共饮用水源、食品以及相关物品；

（四）控制或者扑杀染疫野生动物、家畜家禽；

（五）封闭可能造成传染病扩散的场所。

上级人民政府接到下级人民政府关于采取前款所列紧急措施的报告时，应当即时作出决定。

紧急措施的解除，由原决定机关决定并宣布。

第四十三条　甲类、乙类传染病暴发、流行时，县级以上地方人民政府报经上一级人民政府决定，可以宣布本行政区域部分或者全部为疫区；国务院可以决定并宣布跨省、自治区、直辖市的疫区；县级以上地方人民政府可以在疫区内采取本法第四十二条规定的紧急措施，并可以对出入疫区的人员、物资和交通工具实施卫生检疫。

省、自治区、直辖市人民政府可以决定对本行政区域内的甲类传染病疫区实施封锁；但是，封锁大、中城市的疫区或者封锁跨省、自治区、直辖市的疫区，以及封锁疫区导致中断干线交通或者封锁国境的，由国务院决定。

疫区封锁的解除，由原决定机关决定并宣布。

第四十四条　发生甲类传染病时，为了防止该传染病通过交通工具及其乘运的人员、物资传播，可以实施交通卫生检疫，具体办法由国务院制定。

第四十五条　传染病暴发、流行时，根据传染病疫情控制的需要，国务院有权在全国范围或者跨省、自治区、直辖市范围内，县级以上地方人民政府有权在本行政区域内紧急调集人员或者调用储备物资，临时征用房屋、交通工具以及相关设施、设备。

紧急调集人员的，应当按照规定给予合理报酬；临时征用房屋、交通工具以及相关设施、设备的，应当依法给予补偿；能返还的，应当及时返还。

第四十六条　患甲类传染病、炭疽死亡的，应当将尸体立即进行卫生处理，就近火化患其他传染病死亡的患者，必要时，应当将尸体进行卫生处理后火化或者按照规定深埋。

为了查找传染病病因，医疗机构在必要时可以按照国务院卫生行政部门的规定，对传染病病人尸体或者疑似传染病病人尸体进行解剖查验，并应当告知死者家属。

第四十七条　疫区中被传染病病原体污染或者可能被传染病病原体污染的物品，经消毒可以使用的，应当在当地疾病预防控制机构的指导下，进行消毒处理后，方可使用、出售和运输。

第四十八条　发生传染病疫情时，疾病预防控制机构和省级以上人民政府卫生行政部门指派的其他与传染病有关的专业技术机构，可以进入传染病疫点、疫区进行调查、采集样本、技术分析和检验。

第四十九条　传染病暴发、流行时，药品和医疗器械生产、供应单位应当及时生产、供应防治传染病的药品和医疗器械。铁路、交通、民用航空经营单位必须优先运送处理传染病疫情的人员以及防治传染病的药品和医疗器械。县级以上人民政府有关部门应当做好组织协调工作。

第五章　医疗救治

第五十条　县级以上人民政府应当加强和完善传染病医疗救治服务网络的建设，指定具备传染病救治条件和能力的医疗机构承担传染病救治任务，或者根据传染病救治需要设置传染病医院。

第五十一条　医疗机构的基本标准、建筑设计和服务流程，应当符合预防传染病医院感染的要求。

医疗机构应当按照规定对使用的医疗器械进行消毒；对按照规定一次使用的医疗器具，应当在使用后予以销毁。

医疗机构应当按照国务院卫生行政部门规定的传染病诊断标准和治疗要求,采取相应措施,提高传染病医疗救治能力。

第五十二条 医疗机构应当对传染病病人或者疑似传染病病人提供医疗救护、现场救援和接诊治疗,书写病历记录以及其他有关资料,并妥善保管。

医疗机构应当实行传染病预检、分诊制度;对传染病病人、疑似传染病病人,应当引导至相对隔离的分诊点进行初诊。医疗机构不具备相应救治能力的,应当将患者及其病历记录复印件一并转至具备相应救治能力的医疗机构,具体办法由国务院卫生行政部门规定。

第六章 监督管理

第五十三条 县级以上人民政府卫生行政部门对传染病防治工作履行下列监督检查职责:

(一)对下级人民政府卫生行政部门履行本法规定的传染病防治职责进行监督检查;

(二)对疾病预防控制机构、医疗机构的传染病防治工作进行监督检查;

(三)对采供血机构的采供血活动进行监督检查;

(四)对用于传染病防治的消毒产品及其生产单位进行监督检查,并对饮用水供水单位从事生产或者供应活动以及涉及饮用水卫生安全的产品进行监督检查;

(五)对传染病菌种、毒种和传染病检测样本的采集、保藏、携带、运输、使用进行监督检查;

(六)对公共场所和有关单位的卫生条件和传染病预防、控制措施进行监督检查。

省级以上人民政府卫生行政部门负责组织对传染病防治重大事项的处理。

第五十四条 县级以上人民政府卫生行政部门在履行监督检查职责时,有权进入被检查单位和传染病疫情发生现场调查取证,查阅或者复制有关的资料和采集样本。被检查单位应当予以配合,不得拒绝、阻挠。

第五十五条 县级以上地方人民政府卫生行政部门在履行监督检查职责时,发现被传染病病原体污染的公共饮用水源、食品以及相关物品,如不及时采取控制措施可能导致传染病传播、流行的,可以采取封闭公共饮用水源、封存食品以及相关物品或者暂停销售的临时控制措施,并予以检验或者进行消毒。经检验,属于被污染的食品,应当予以销毁;对未被污染的食品或者经消毒后可以使用的物品,应当解除控制措施。

第五十六条 卫生行政部门工作人员依法执行职务时,应当不少于两人,并出示执法证件,填写卫生执法文书。

卫生执法文书经核对无误后,应当由卫生执法人员和当事人签名。当事人拒绝签名的,卫生执法人员应当注明情况。

第五十七条 卫生行政部门应当依法建立健全内部监督制度,对其工作人员依据法定职权和程序履行职责的情况进行监督。

上级卫生行政部门发现下级卫生行政部门不及时处理职责范围内的事项或者不履行职责的,应当责令纠正或者直接予以处理。

第五十八条 卫生行政部门及其工作人员履行职责,应当自觉接受社会和公民的监督。单位和个人有权向上级人民政府及其卫生行政部门举报违反本法的行为,接到举报的有关人民政府或者其卫生行政部门,应当及时调查处理。

第七章　保障措施

第五十九条　国家将传染病防治工作纳入国民经济和社会发展计划，县级以上地方人民政府将传染病防治工作纳入本行政区域的国民经济和社会发展计划。

第六十条　县级以上地方人民政府按照本级政府职责负责本行政区域内传染病预防、控制、监督工作的日常经费。

国务院卫生行政部门会同国务院有关部门，根据传染病流行趋势，确定全国传染病预防、控制、救治、监测、预测、预警、监督检查等项目。中央财政对困难地区实施重大传染病防治项目给予补助。

省、自治区、直辖市人民政府根据本行政区域内传染病流行趋势，在国务院卫生行政部门确定的项目范围内，确定传染病预防、控制、监督等项目，并保障项目的实施经费。

第六十一条　国家加强基层传染病防治体系建设，扶持贫困地区和少数民族地区的传染病防治工作。

地方各级人民政府应当保障城市社区、农村基层传染病预防工作的经费。

第六十二条　国家对患有特定传染病的困难人群实行医疗救助，减免医疗费用。具体办法由国务院卫生行政部门会同国务院财政部门等部门制定。

第六十三条　县级以上人民政府负责储备防治传染病的药品、医疗器械和其他物资，以备调用。

第六十四条　对从事传染病预防、医疗、科研、教学、现场处理疫情的人员，以及在生产、工作中接触传染病病原体的其他人员，有关单位应当按照国家规定，采取有效的卫生防护措施和医疗保健措施，并给予适当的津贴。

第八章　法律责任

第六十五条　地方各级人民政府未依照本法的规定履行报告职责，或者隐瞒、谎报、缓报传染病疫情，或者在传染病暴发、流行时，未及时组织救治、采取控制措施的，由上级人民政府责令改正，通报批评；造成传染病传播、流行或者其他严重后果的，对负有责任的主管人员，依法给予行政处分；构成犯罪的，依法追究刑事责任。

第六十六条　县级以上人民政府卫生行政部门违反本法规定，有下列情形之一的，由本级人民政府、上级人民政府卫生行政部门责令改正，通报批评；造成传染病传播、流行或者其他严重后果的，对负有责任的主管人员和其他直接责任人员，依法给予行政处分；构成犯罪的，依法追究刑事责任。

（一）未依法履行传染病疫情通报、报告或者公布职责，或者隐瞒、谎报、缓报传染病疫情的；

（二）发生或者可能发生传染病传播时未及时采取预防、控制措施的；

（三）未依法履行监督检查职责，或者发现违法行为不及时查处的；

（四）未及时调查、处理单位和个人对下级卫生行政部门不履行传染病防治职责的举报的；

（五）违反本法的其他失职、渎职行为。

第六十七条　县级以上人民政府有关部门未依照本法的规定履行传染病防治和保障职责

的，由本级人民政府或者上级人民政府有关部门责令改正，通报批评；造成传染病传播流行或者其他严重后果的，对负有责任的主管人员和其他直接责任人员，依法给予行政处分；构成犯罪的，依法追究刑事责任。

第六十八条　疾病预防控制机构违反本法规定，有下列情形之一的，由县级以上人民政府卫生行政部门责令限期改正，通报批评，给予警告；对负有责任的主管人员和其他直接责任人员，依法给予降级、撤职、开除的处分，并可以依法吊销有关责任人员的执业证书；构成犯罪的，依法追究刑事责任：

（一）未依法履行传染病监测职责的；

（二）未依法履行传染病疫情报告、通报职责，或者隐瞒、谎报、缓报传染病疫情的；

（三）未主动收集传染病疫情信息，或者对传染病疫情信息和疫情报告未及时进行分析、调查、核实的；

（四）发现传染病疫情时，未依据职责及时采取本法规定的措施的；

（五）故意泄露传染病病人、病原携带者、疑似传染病病人、密切接触者涉及个人隐私的有关信息、资料的。

第六十九条　医疗机构违反本法规定，有下列情形之一的，由县级以上人民政府卫生行政部门责令改正，通报批评，给予警告；造成传染病传播、流行或者其他严重后果的，对负有责任的主管人员和其他直接责任人员，依法给予降级、撤职、开除的处分，并可以依法吊销有关责任人员的执业证书；构成犯罪的，依法追究刑事责任：

（一）未按照规定承担本单位的传染病预防、控制工作、医院感染控制任务和责任区域内的传染病预防工作的；

（二）未按照规定报告传染病疫情，或者隐瞒、谎报、缓报传染病疫情的；

（三）发现传染病疫情时，未按照规定对传染病病人、疑似传染病病人提供医疗救护、现场救援、接诊、转诊的，或者拒绝接受转诊的；

（四）未按照规定对本单位内被传染病病原体污染的场所、物品以及医疗废物实施消毒或者无害化处置的；

（五）未按照规定对医疗器械进行消毒，或者对按照规定一次使用的医疗器具未予销毁，再次使用的；

（六）在医疗救治过程中未按照规定保管医学记录资料的；

（七）故意泄露传染病病人、病原携带者、疑似传染病病人、密切接触者涉及个人隐私的有关信息、资料的。

第七十条　采供血机构未按照规定报告传染病疫情，或者隐瞒、谎报、缓报传染病疫情，或者未执行国家有关规定，导致因输入血液引起经血液传播疾病发生的，由县级以上人民政府卫生行政部门责令改正，通报批评，给予警告；造成传染病传播、流行或者其他严重后果的，对负有责任的主管人员和其他直接责任人员，依法给予降级、撤职、开除的处分，并可以依法吊销采供血机构的执业许可证；构成犯罪的，依法追究刑事责任。

非法采集血液或者组织他人出卖血液的，由县级以上人民政府卫生行政部门予以取缔，没收违法所得，可以并处十万元以下的罚款；构成犯罪的，依法追究刑事责任。

第七十一条　国境卫生检疫机关、动物防疫机构未依法履行传染病疫情通报职责的，由有关部门在各自职责范围内责令改正，通报批评；造成传染病传播、流行或者其他严重后果的，对负有责任的主管人员和其他直接责任人员，依法给予降级、撤职、开除的处分；构成犯罪的，依法追究刑事责任。

第七十二条　铁路、交通、民用航空经营单位未依照本法的规定优先运送处理传染病疫情的人员以及防治传染病的药品和医疗器械的，由有关部门责令限期改正，给予警告；造成严重后果的，对负有责任的主管人员和其他直接责任人员，依法给予降级、撤职、开除的处分。

第七十三条　违反本法规定，有下列情形之一，导致或者可能导致传染病传播、流行的，由县级以上人民政府卫生行政部门责令限期改正，没收违法所得，可以并处五万元以下的罚款；已取得许可证的，原发证部门可以依法暂扣或者吊销许可证；构成犯罪的，依法追究刑事责任：

（一）饮用水供水单位供应的饮用水不符合国家卫生标准和卫生规范的；

（二）涉及饮用水卫生安全的产品不符合国家卫生标准和卫生规范的；

（三）用于传染病防治的消毒产品不符合国家卫生标准和卫生规范的；

（四）出售、运输疫区中被传染病病原体污染或者可能被传染病病原体污染的物品，未进行消毒处理的；

（五）生物制品生产单位生产的血液制品不符合国家质量标准的。

第七十四条　违反本法规定，有下列情形之一的，由县级以上地方人民政府卫生行政部门责令改正，通报批评，给予警告，已取得许可证的，可以依法暂扣或者吊销许可证；造成传染病传播、流行以及其他严重后果的，对负有责任的主管人员和其他直接责任人员，依法给予降级、撤职、开除的处分，并可以依法吊销有关责任人员的执业证书；构成犯罪的，依法追究刑事责任：

（一）疾病预防控制机构、医疗机构和从事病原微生物实验的单位，不符合国家规定的条件和技术标准，对传染病病原体样本未按照规定进行严格管理，造成实验室感染和病原微生物扩散的；

（二）违反国家有关规定，采集、保藏、携带、运输和使用传染病菌种、毒种和传染病检测样本的；

（三）疾病预防控制机构、医疗机构未执行国家有关规定，导致因输入血液、使用血液制品引起经血液传播疾病发生的。

第七十五条　未经检疫出售、运输与人畜共患传染病有关的野生动物、家畜家禽的，由县级以上地方人民政府畜牧兽医行政部门责令停止违法行为，并依法给予行政处罚。

第七十六条　在国家确认的自然疫源地兴建水利、交通、旅游、能源等大型建设项目，未经卫生调查进行施工的、或者未按照疾病预防控制机构的意见采取必要的传染病预防、控制措施的，由县级以上人民政府卫生行政部门责令限期改正，给予警告，处五千元以上三万元以下的罚款；逾期不改正的，处三万元以上十万元以下的罚款，并可以提请有关人民政府依据职责权限，责令停建、关闭。

第七十七条　单位和个人违反本法规定，导致传染病传播、流行，给他人人身、财产造成损害的，应当依法承担民事责任。

第九章 附　则

第七十八条　本法中下列用语的含义：

（一）传染病病人、疑似传染病病人：指根据国务院卫生行政部门发布的《中华人民共和国传染病防治法规定管理的传染病诊断标准》，符合传染病病人和疑似传染病病人诊断标准的人；

（二）病原携带者：指感染病原体无临床症状但能排出病原体的人；

（三）流行病学调查：指对人群中疾病或者健康状况的分布及其决定因素进行调查研究，提出疾病预防控制措施及保健对策；

（四）疫点：指病原体从传染源向周围播散的范围较小或者单个疫源地；

（五）疫区：指传染病在人群中暴发、流行，其病原体向周围播散时所能波及的地区；

（六）人畜共患传染病：指人与脊椎动物共同罹患的传染病，如鼠疫、狂犬病、血吸虫病等；

（七）自然疫源地：指某些可引起人类传染病的病原体在自然界的野生动物中长期存在和循环的地区；

（八）病媒生物：指能够将病原体从人或者其他动物传播给人的生物，如蚊、蝇、蚤类等。

（九）医源性感染：指在医学服务中，因病原体传播引起的感染；

（十）医院感染：指住院病人在医院内获得的感染，包括在住院期间发生的感染和在医院内获得出院后发生的感染，但不包括入院前已开始或者入院时已处于潜伏期的感染。医院工作人员在医院内获得的感染也属医院感染；

（十一）实验室感染：指从事实验室工作时，因接触病原体所致的感染；

（十二）菌种、毒种：指可能引起本法规定的传染病发生的细菌菌种、病毒毒种；

（十三）消毒：指用化学、物理、生物的方法杀灭或者消除环境中的病原微生物；

（十四）疾病预防控制机构：指从事疾病预防控制活动的疾病预防控制中心以及与上述机构业务活动相同的单位；

（十五）医疗机构：指按照《医疗机构管理条例》取得医疗机构执业许可证，从事疾病诊断、治疗活动的机构。

第七十九条　传染病防治中有关食品、药品、血液、水、医疗废物和病原微生物的管理以及动物防疫和国境卫生检疫，本法未规定的，分别适用其他有关法律、行政法规的规定。

第八十条　本法自 2004 年 12 月 1 日起施行。

附录四　扩大国家免疫规划疫苗免疫程序

疫苗	接种对象月(年)龄	接种剂次	接种部位	接种途径	接种剂量/剂次	备注
乙型肝炎疫苗	0、1、6月龄	3	上臂三角肌	肌内注射	酵母苗5 μg/0.5 mL，CHO苗10 μg/1 mL，20μ g/1 mL	出生后24小时内接种第1剂次，第1、2剂次间隔≥28日
卡介苗	出生时	1	上臂三角肌中部略下处	皮内注射	0.1 mL	
脊灰疫苗	2、3、4月龄，4周岁	4		口服	1粒	第1、2剂次，第2、3剂次间隔均≥28日
百白破疫苗	3、4、5月龄，18~24月龄	4	上臂外侧三角肌	肌内注射	0.5 mL	第1、2剂次，第2、3剂次间隔均≥28日
白破疫苗	6周岁	1	上臂三角肌	肌内注射	0.5 mL	
麻风疫苗（麻疹疫苗、疹疫苗）	8月龄	1	上臂外侧三角肌下缘附着处	皮下注射	0.5 mL	
麻腮风疫苗（麻腮疫苗、麻疹疫苗）	18~24月龄	1	上臂外侧三角肌下缘附着处	皮下注射	0.5 mL	
乙脑减毒活疫苗	8月龄，2周岁	2	上臂外侧三角肌下缘附着处	皮下注射	0.5 mL	
A群流脑疫苗	6~18月龄	2	上臂外侧三角肌附着处	皮下注射	30 μg/0.5 mL	第1、2剂次间隔3个月
A+C流脑疫苗	3周岁，6周岁	2	上臂外侧三角肌附着处	皮下注射	100 μg/0.5 mL	2剂次间隔≥3年；第1剂次与A群流脑疫苗第2剂次间隔≥12个月
甲型肝炎减毒活疫苗	18月龄	1	上臂外侧三角肌附着处	皮下注射	1 mL	

续上表

疫苗	接种对象月(年)龄	接种剂次	接种部位	接种途径	接种剂量/剂次	备注
出血热疫苗（双价）	16~60周岁	3	上臂外侧三角肌	肌内注射	1 mL	接种第1剂次后14日接种第2剂次，第3剂次在第1剂次接种后6个月接种
炭疽疫苗	炭疽疫情暴发时，病例或病畜间接接触者及疫点周围高危人群	1	上臂外侧三角肌附着处	皮上划痕	0.05 mL（2滴菌苗）	病例或病畜的直接接触者不能接种
钩体疫苗	流行地区可能接触疫水的7~60岁高危人群	2	上臂外侧三角肌附着处	皮下注射	成人第1剂0.5 mL，第2剂1.0 mL，7~13岁剂量减半，必要时7岁以下儿童依据年龄、体重酌量注射，不超过成人剂量1/4	接种第1剂次后7~10日接种第2剂次
乙脑灭活疫苗	8月龄（2剂次），2周岁，6周岁	4	上臂外侧三角肌下缘附着处	皮下注射	0.5 mL	第1、2剂次间隔7~10日
甲型肝炎灭活疫苗	18月龄，24~30月龄	2	上臂三角肌附着处	肌内注射	0.5 mL	2剂次间隔≥6个月

注：1. CHO疫苗用于新生儿母婴阻断的剂量为20 μg/mL。

2. 未收入药典的疫苗，其接种部位、途径和剂量参见疫苗使用说明。

参考文献

［1］陈璇.传染病护理学［M］.北京：人民卫生出版社，2021.

［2］孙美兰.传染病护理学［M］.北京：人民卫生出版社，2020.

［3］陈瑞领，刘英莲.传染病护理学［M］.北京：人民军医出版社，2012.

［4］华桂春，缪文玲.传染病护理学［M］.南京：江苏科学技术出版社，2011.

［5］王美芝.传染病护理学［M］.北京：人民卫生出版社，2010.

［6］罗琼.妇产科护理技术［M］.武汉：华中科技大学出版社，2010.

［7］王明琼.传染病学［M］.4版.北京：人民卫生出版社，2009.

［8］杨绍基，任红.传染病学［M］.7版.北京：人民卫生出版社，2008.

［9］王勤怀，郭雁宾.传染病学［M］.3版.北京：北京大学医学出版社，2008.

［10］石宏，石雪松，江智霞.传染病护理学［M］.2版.上海：第二军医大学出版社，2008.

［11］尤黎明，吴瑛.内科护理学［M］.4版.北京：人民卫生出版社，2007.